医药应用数理统计

（第 3 版）

主　编　高祖新　言方荣　韩可勤

副主编　阎航宇　刘颖博　江　波

编　委　（以姓氏笔画为序）

王　菲　刘颖博　刘甜甜　江　波

言方荣　房婧雅　高祖新　阎航宇

韩可勤　蒋丽芸

东南大学出版社

·南　京·

内 容 提 要

本书依据高等医药院校药学类专业本科学生培养目标和本课程的教学目标、内容与任务要求编写而成。内容涵盖数据处理与图表展示、概率论基础、数理统计的基本原理与知识、常用统计推断和统计分析方法、统计软件 SPSS 的实际操作应用等,具有编写内容系统全面、理论阐述简明扼要、医药案例经典实用、统计软件同步指导、叙述解释通俗易懂、医药特色学以致用等特点。

本书可供全国高等医药院校药学类、药品类等相关专业教学使用,也可供各类专业人员特别是医药卫生工作者学习参考。

图书在版编目(CIP)数据

医药应用数理统计 / 高祖新,言方荣,韩可勤主编
. — 3 版. — 南京:东南大学出版社,2023.12
　　ISBN 978 - 7 - 5766 - 1197 - 7

　　Ⅰ. ①医… Ⅱ. ①高… ②言… ③韩… Ⅲ. ①医用数
学—数理统计 Ⅳ. ①R311

中国国家版本馆 CIP 数据核字(2024)第 015137 号

责任编辑:张　慧(1036251791@qq.com)　　　责任校对:韩小亮
封面设计:逸美设计　　　　　　　　　　　　　　责任印制:周荣虎

医药应用数理统计(第 3 版)
Yiyao Yingyong Shuli Tongji (Di 3 Ban)

主　　编	高祖新　言方荣　韩可勤
出版发行	东南大学出版社
社　　址	南京四牌楼 2 号　邮编:210096
出 版 人	白云飞
网　　址	http://www.seupress.com
电子邮件	press@seupress.com
经　　销	全国各地新华书店
印　　刷	广东虎彩云印刷有限公司
开　　本	850 mm×1168 mm　1/16
印　　张	13.75
字　　数	407 千字
版　　次	2023 年 12 月第 3 版
印　　次	2023 年 12 月第 1 次印刷
书　　号	ISBN 978 - 7 - 5766 - 1197 - 7
定　　价	42.00 元

东大版图书若有印装质量问题,请直接与营销部联系。电话(传真):025-83791830

前　言

医药应用数理统计是应用概率论与数理统计原理,对医药、生物等相关领域的数据资料进行搜集、整理、分析和解释,以显示其统计规律性的应用科学。

本教材作为高等医药院校药学类专业本科教材,是基于前两版全新修订而成的,内容包括数据资料的描述与统计整理、概率论简明理论、抽样分布、参数估计、参数假设检验、非参数假设检验、方差分析、相关与回归分析、试验设计等共九章,加之权威统计软件 SPSS 的实际操作应用指导等,使教材结构体系更加合理完善,强化对药学专业学生的简明知识理论、统计软件应用和自主学习能力的全面培养。

本次修订以"夯实概率统计基础、强化医药行业应用、融入统计软件实训、提升知识能力素养"为指导方针,具有编写内容系统全面、理论阐述简明扼要、医药案例典型实用、软件指导具体翔实、医药结合学以致用、知识能力全面提高等特点,主要表现在以下几个方面:

1. 内容凝练,日臻完善　本次修订对各章内容进行了凝练完善,增加了医药应用中常用的方差分析等章节,并对数据的描述与图表显示、非参数假设检验、正交设计等章节的内容进行了重点完善,统计理论方法与 SPSS 软件应用密切结合,使其内容系统更加精炼务实,便于学生理解掌握。

2. 案例务实,解析透彻　教材各章通过大量翔实的医药应用实际案例的解析,让学生充分了解并掌握统计知识和方法在医药领域中的应用。

3. 软件权威,学以致用　本次修订选用目前应用最广且易于掌握的国际权威统计软件 SPSS 来进行软件应用的教学,并与教材内容有机结合,对各章主要实例的解析均给出 SPSS 的操作简明指导与分析,并辅之以 SPSS 上机实训题,使学生能够真正掌握数据处理与统计分析的统计技能,达到"学以致用"的目的。

4. 知识链接,拓宽视野　各章新增的知识链接等,介绍统计思政案例、统计典故趣史、统计大师简介逸事、知识拓展延伸等,从而拓宽了学生的统计知识视野,提高其统计科学素养,也增强了教材阅读的趣味性。

本教材的编著修订结合了我们多年的教学实践和教材编写经验,并注重博采众长,参考了国内外多种教材和参考文献,同时还得到东南大学出版社、广大师生读者等的大力支持和帮助,在此一并表示衷心的感谢。

本教材虽经认真修订,但由于编者编写时间和学识水平所限,书中疏漏和不妥之处在所难免,恳请各位专家、读者批评指正,以便今后修正完善。所提宝贵意见和教学所需的配套 SPSS 数据集等事宜请与 gaozuxin@aliyun.com 联系。

编　者

2023 年 8 月

目　录

第一章　数据资料的描述与统计整理

　　医药应用数理统计是应用概率论与数理统计的原理和方法,对医药、生物等相关领域研究对象的数据资料信息进行搜集、整理、分析和解释,以显示其总体特征和统计规律性的应用科学。其中**概率论**(probability)是从数量侧面来研究随机现象统计规律性的数学学科,而**数理统计**(mathematical statistics)则是以概率论为基础,通过对随机现象观察数据的搜集整理和分析推断来研究其统计规律的学科。

　　目前,我们所从事的医药研究和生产中,无论是疾病防治、药物研发、临床试验、公共卫生等各领域,还是新药研制、药物鉴定、药理分析、试验设计、药政管理、处方筛选、医药信息等医药领域的各个方面,都需要进行大量的数据资料的整理和分析。医药统计作为利用相关数据资料进行医药科学研究的重要前提和手段,其理论方法及应用已广泛渗透到医药研究与实践的各个领域,正起着越来越重要的作用。

知识链接

"科幻小说之父"威尔斯关于统计学的预言

　　1903 年,被誉为"科幻小说之父"的英国作家和思想家威尔斯(H. G. Wells,1866—1946 年)曾经预言,"在未来社会,统计学思维将像阅读能力一样成为社会人必不可少的能力。"

　　在现代统计学还处于黎明期的 1903 年,威尔斯为何做出这样的预言,我们无从得知。但是在 100 多年后的今天,统计学思维对我们来说毫无疑问已经成为与阅读能力同样重要的能力。就好像一个没有阅读能力的人在现代社会寸步难行一样,没有统计学思维的人同样难以在现代社会正常生存。

第一节　数据的分类和整理

　　统计学(statistics)作为对研究对象的数据资料进行搜集、整理、分析和研究的学科,其研究对象是客观事物的数量特征和数据资料。在英文中,"statistics"以单数名词出现时表示统计学,而以复数名词出现时则表示统计数据或资料,可见,统计学与统计数据是密不可分的。

一、数据的类型

　　数据(data)或资料是对客观现象计量的结果。例如,对药品质量的计量可得到药品是正品或次品的数据;对药物在试验对象血液中含量的计量可得到血液浓度数据等。统计数据是利用统计方法进行分析的基础,不同的统计数据应采用不同的统计分析方法。

　　(一)数据的类型

　　由于对事物计量的精确程度不同,得到的数据类型也有所不同,需用不同的统计分析方法进行分析处理。在实际统计应用中,对应于不同的计量尺度,数据可分为定类数据(或名义数据、计数数据)、定序数据(或有序数据、等级数据)和数值数据(或计量数据)三种类型。

　　1. 定类数据(categorical data)[或**名义数据**(nominal data)、**计数数据**(count data)]

　　定类数据是对事物按照其属性进行分类或分组的计量结果,其数据表现为文字型的无序类别,可以进行每一类别出现频数的计算,但不能进行排序和加减乘除的数学运算。例如,人的性别分为男、女两类,人的血型分为 O 型、A 型、B 型和 AB 型 4 类等,均属于定类数据。

2. 定序数据(ordinal data)[或**有序数据**、**等级数据**(rank data)]

定序数据是对事物之间等级或顺序差别进行计量的结果,其数据表现为有序类别,可以进行类别的频数计算和排序,但不能进行加减乘除的数学运算。例如,药物的疗效可分为"有效"和"无效"两类,考试等级成绩可分为优、良、中、及格和不及格 5 类等均属于定序数据。

3. 数值数据(numerical data)[或**计量数据**(scale data)]

数值数据是对事物按照自然或度量衡单位进行计量的结果,其数据表现为具体的数值,既可进行频数计算和排序,又可进行加减乘除的数学运算。例如,医药企业销售收入,人的身高、体重、血压等均属于数值数据;"百分制"考试成绩也属于数值数据。

定类数据和定序数据反映的是事物的品质特征,其结果通常表现为类别,故可统称为**定性数据**(qualitative data)或**品质数据**。数值数据反映的是事物的数量特征,是用数值来表示的,其结果通常表现为量化的具体数字,故又称为**定量数据**(quantitative data)。

实际问题中的绝大多数数据资料是定量数据,本书所介绍的统计方法也主要用于定量数据的分析处理,只有非参数方法等可用于定性数据的研究。虽然只有定量数据可转化为定性数据,但是也可通过每类赋值(即编码)的方法使定量数据的统计分析方法应用于定性数据。

(二)变量及其类型

在统计中,将说明现象的某种属性或标志称为**变量**(variable),对变量进行测量或观察的值称为**观察值**(observation)或**变量值**(variable value)。统计数据就是统计变量的观察值。根据变量的记录形式可分为定类数据、定序数据和数值数据。相应地,变量可分为**定类变量**(categorical variable)或**名义变量**(nominal variable)、**定序变量**(ordinal variable)或**等级变量**(rank variable)、**数值变量**(numerical variable)或**计量变量**(scale variable)。

数值变量中,如果变量可以取有限个值或可列无穷多个数值,即可以一一列举,则称为**离散变量**(discrete variable),如制药公司个数、仪器台数等。如果数值变量可以取无穷多个值,其取值是连续不断的,不能一一列举,就称为**连续变量**(continuous variable),如时间、温度、血药浓度等。在实际应用时,当离散变量的取值很多时,也可以当作连续变量来处理。

由于在实际中,应用最多的是数值变量,大多数统计方法所处理的也都是数值变量,因此我们一般将数值变量简称为变量,即通常所说的变量主要是数值变量。

区分数据的类型非常重要,如表 1-1 所示,对不同类型的数据必须采用不同的统计方法来进行处理和分析。

表 1-1 不同数据类型比较

数据类型	定量数据	定性数据(品质数据)	
	数值数据(计量数据)	定类数据(计数数据)	定序数据(等级数据)
表现形式	数值($+$、$-$、$\times$、$\div$)	类别(无序)	类别(有序)
对应变量	数值变量(离散变量、连续变量)	定类变量	定序变量
主要统计方法	计算各种统计量,进行参数估计和检验、回归分析、方差分析等参数方法	计算各组频数,进行列联表分析、χ^2 检验等非参数方法	

(三)两类数据的转换

根据统计分析的需要,定量数据与定性数据之间经常要做数据类型的转换。

1. 定量数据的定性化转换

例如,作为定量数据的成年男子的血清胆固醇值,按是否小于 6 mmol/L 划分为血脂正常和血脂异常两类,就转换为定性数据。若将成年男性的血红蛋白按含量(g/L)的多少分为 5 级:<60(重度贫血)、60～<90(中度贫血)、90～<120(轻度贫血)、120～160(血红蛋白正常)、>160(血红蛋白增高),这时定量数据就转换为定性数据。

2. 定性数据的定量化转换

为了便于统计处理,我们有时需要对定性数据赋值进行定量化转换。例如,对定性变量性别中的定性数据"男""女"可以分别取值为"1"和"0",此时取值 1 和 0 之间没有量的差别,只是一种"数据代码"。又如,若文化程度按文盲或半文盲、小学、初中、高中、大学及以上这 5 组进行分类,则文化程度变量属于定序变量,对这 5 类数据赋值时我们可分别取值为 1、2、3、4、5,此时取值 1、2、3、4、5 之间不仅是一种"数据代码",而且有量的区别。

（四）统计数据的搜集和来源

统计数据资料的搜集是指根据统计研究的目的,采用科学研究或调查方法,向研究或调查对象搜集数据的过程,它是统计分析的基础。统计数据资料的搜集的基本要求是:准确性、及时性和系统性。通过数据搜集,我们可得到两类不同来源的数据资料:

（1）**原始资料**(primary data 或一手资料):通过专门进行的科学试验或调查来采集得到的直接来源数据资料。其中科学试验是取得自然科学数据的重要手段,而专门调查是取得社会经济数据的重要手段。

（2）**次级资料**(secondary data 或二手资料):利用已公开出版(报道)的信息资料或尚未公开的信息资料来搜集的间接来源数据资料,包括图书资料和报纸杂志、广播电视等媒体和互联网中的各种数据资料,使用时应注意数据的含义、计算口径和方法,并在引用时注明数据来源。

二、常用统计软件简介

统计软件是利用计算机软件技术呈现统计数据,进行数据分析,模拟和实现统计过程的一类专业应用软件,是统计方法应用的重要载体,在医药统计数据处理和统计分析中具有日益重要的地位。

在实际处理时,尤其是对数据量较大的实际问题,一般通过计算机利用有关统计软件进行有关数据整理、统计图表显示和统计分析等工作。目前常用的统计软件主要有 SAS(Statistical Analysis System,统计分析系统)、SPSS(Statistical Product and Service Solutions,统计产品与服务解决方案)、R 软件等。

（一）SAS

SAS 是模块化、集成化的大型应用软件系统,具有完备的数据管理、数据分析、数据存取、数据显示等功能,在数据处理方法和统计分析领域被誉为国际上的标准软件和最具权威的优秀统计软件包。SAS 中提供的主要分析功能包括统计分析、经济计量分析、时间序列分析、决策分析、财务分析、全面质量管理、运筹规划、地理信息系统分析和医药临床研究等,已广泛应用于自然科学、社会科学、经济管理、医药研究等领域,为全球 100 多个国家和地区的众多用户所采用,是当今国际上最著名的数据分析软件系统。

然而,由于 SAS 是从大型机上的系统发展而来的,其全面的操作仍以编程为主,系统学习与掌握需要花费较多的精力。

（二）SPSS

SPSS 是世界著名的统计分析软件之一。20 世纪 60 年代末,美国斯坦福大学的 Norman H. Nie 等 3 位研究生研制开发了一个统计分析软件(Statistical Package for the Social Science),SPSS 是该软件的首字母缩写。2000 年,随着 SPSS 产品服务领域的扩大和服务深度的增加,SPSS 的全称更改为 Statistical Product and Service Solutions,意为"统计产品与服务解决方案"。2009 年,SPSS 公司被 IBM 公司并购,全名修改为 IBM SPSS Statistics。

SPSS是一个组合式软件包，集数据整理、分析功能于一身，基本功能包括数据管理、统计分析、图表分析、输出管理等。SPSS统计分析过程包括描述性统计、均值比较、一般线性模型、相关分析、回归分析、对数线性模型、聚类分析、数据简化、生存分析、时间序列分析、多重响应等十几个大类，每类中又分为若干个统计过程，每个过程中又允许用户选择不同的方法及参数。同时，SPSS也有专门的绘图系统，可以根据数据绘制各种图形。SPSS可以直接读取Excel及DBF等数据文件，并已推广到多种操作系统的计算机上，全面适应互联网。目前SPSS已成为世界上最为流行、应用最为广泛的专业统计分析软件之一。

SPSS不仅具有强大的统计分析功能、灵活的表格式报告及精美的图形展现等特点，而且使用Windows的窗口方式展示各种管理和分析数据方法的功能，用对话框展示出各种功能选择项，其操作简单易用，应用非常广泛。本书将结合各章的内容，介绍SPSS软件相应的统计分析与运算处理操作应用，以提高和拓展数据处理和统计分析的应用能力。

【SPSS软件应用基础】

SPSS的主要窗口

SPSS软件是由多个窗口组成的，实际应用中常用的有两个基本窗口：数据编辑窗口和结果输出窗口。

启动SPSS后，系统会自动打开数据编辑窗口，它是SPSS的核心窗口界面（图1-1）。

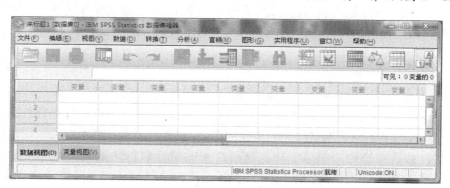

图1-1　SPSS的数据编辑窗口

数据编辑窗口又包括【数据视图】窗口和【变量视图】窗口，其中【数据视图】窗口用于录入、编辑和管理数据，显示SPSS数据的内容，主要由窗口标题栏、菜单栏、工具栏、变量名栏、数据编辑区、观测序号和系统状态显示区组成。SPSS的统计分析操作主要通过各种菜单的选择来完成。【变量视图】窗口用于定义或显示SPSS数据的结构即变量的11个属性，其意义如表1-2所示。

表1-2　【变量视图】窗口的变量属性意义

属性	说明
名称	变量名称：变量名的字符不能超过64个（汉字不超过32个），首字母必须是字母或汉字，结尾不能是圆点、句号或下划线
类型	变量取值的类型：主要包括数值型、字符型和日期型3种基本数据类型
宽度	变量格式宽度：即变量所占单元格的列宽度，可通过该列中的上下按钮来调整
小数	变量小数位数：系统默认为2位，可通过该列中的上下按钮来调整其小数位数
标签	变量名标签：是对变量名含义的解释说明，可用中文，总长度可达120个字符
值	变量值标签：对变量取值含义的解释说明，对定性变量通常需定义其变量值标签

续表

属性	说明
缺失	变量的缺失值：用于定义变量缺失值，默认的缺失值 SPSS 中用".."表示
列	变量显示的列宽：用于定义变量值的列显示宽度，默认宽度为 8
对齐	变量值的对齐方式：变量在单元格中的对齐方式有居左、居右和居中 3 种
度量标准	变量的测度水平：可根据变量数据的实际类型，选择计量（数值型数据）、有序（定序或等级数据）或名义（定类数据）三种测度水平
角色	变量的角色：定义变量在统计分析中的功能作用，可选择 Input、Target 等类型

结果输出窗口一般随执行统计分析命令而自动打开，用于显示统计分析结果，主要包括统计报告、统计图表等内容，其左半部分为输出结果的导航目录，右半部分为统计分析的具体输出的图表等内容（图 1-2）。

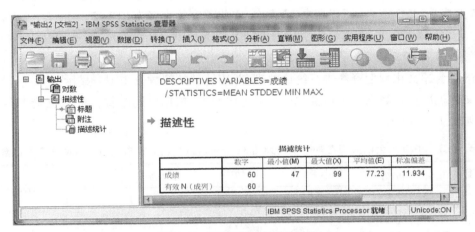

图 1-2　SPSS 的结果输出窗口

知识链接

乔布斯的癌症治疗与大数据分析

史蒂夫·乔布斯（Steve Jobs，1955—2011 年）是美国发明家、企业家、苹果公司联合创始人。他的卓越才智、热情和活力是苹果产品（苹果电脑、iPhone 手机、iPad 等）不断创新的源泉，从而"改变了世界"。2003 年乔布斯被诊断出患胰腺癌，2011 年 10 月不幸病逝。

乔布斯在与癌症的斗争中，成为世界上第一个对自身所有 DNA（多达 30 亿碱基对的序列）进行排序的人，从而得到了他个人的包括整个基因密码的数据文档。这样，乔布斯的医生们能够基于他的特定基因组成分析这些 DNA 序列的特征，按所需效果用药；并在癌症病变导致药物快失效时，医生可以及时更换另一种药物。这种获得基因的所有数据而不仅仅是样本的大数据分析的治疗使乔布斯的生命延长了好几年。

三、数据资料的统计整理

数据的统计整理就是根据统计研究的任务，对搜集到的数据资料进行科学的汇总和处理，使数据资料系统化，以反映研究总体的特征、规律和趋势。数据整理和图示通常包括数据的审核筛选、分类或分组、汇总、给出统计图表或报告等步骤。

在对数据进行统计整理时，首先要进行数据的审核筛选，以保证数据的质量；然后再根据不同的数据类型进行处理，对定性数据（定类数据和定序数据）主要进行分类整理，对定量数据（数值数据）主要进行分组整理。

（一）定性数据的整理和图示

定性数据包括定类数据和定序数据,其数据本身就是对事物的一种分类或类别排序,进行数据整理时,只需按不同数据(类别)进行分组,算出各组的频数或频率、百分比(对于定序数据,还可以算出各组的累积频数或累积频率、累积百分比),列出频数分布表,再用条形图或圆形图等统计图形显示其整理结果。

频数(frequence 或 absolute frequency)是指落在各类别中的数据个数;**频率**(frequency 或 relative frequency)则是指各类别的数据个数占数据总个数的比例值;将各个类别及其相应的频数(或频率、百分比)用表格形式全部列出来就是**频数分布表**(frequency table)。

例 1-1 根据 2021 年 5 月由国家统计局公布的《第七次全国人口普查公报(第六号)》所提供的 2020 年 11 月 1 日零时全国人口普查中我国大陆 31 个省、自治区、直辖市人口受教育情况,将我国人口的文化程度分为文盲、小学、初中、高中、大学共 5 类。全国人口中,拥有大学(指大专及以上)文化程度的人口为 218 360 767 人;拥有高中(含中专)文化程度的人口为 213 005 258 人;拥有初中文化程度的人口为 487 163 489 人;拥有小学文化程度的人口为 349 658 828 人;另外,有文盲人口(15 岁及以上不识字的人)为 37 750 200 人。

问题:试对上述文化程度资料进行统计整理,并用统计的频数分布图表显示。

解: 该文化程度资料数据属于定性数据中的定序数据,根据例题中提供的数据资料,可整理成频数分布表,如表 1-3 所示。

表 1-3　2020 年全国人口普查中我国大陆 31 个省、自治区、直辖市人口受教育程度人口数

受教育程度	文盲	小学	初中	高中	大学	合计
人数/亿	0.377 5	3.496 6	4.871 6	2.130 1	2.183 6	13.059 4
百分比/%	2.90	26.77	37.30	16.31	16.72	100.00

＊数据来源:国家统计局《第七次全国人口普查公报(第六号)》,国家统计局官网,2021.5。

【SPSS 软件应用基础】

SPSS 数据文件的建立 1:直接输入法

在 SPSS 软件中,直接录入数据建立 SPSS 数据文件的方法可按下列步骤进行。

当启动 SPSS 系统后,界面显示数据编辑窗口(或者选择菜单栏中的【文件】→【新建】→【数据】),即可按照需求在其【变量视图】页面定义变量,然后在其【数据视图】页面直接输入数据,保存后便形成 SPSS 数据文件(后缀名为.sav)。

下面以例 1-1 的数据(表 1-3)为例,来建立对应的 SPSS 数据集。

其操作步骤为:

首先启动 SPSS 软件,在数据编辑窗口的【变量视图】页面进行变量的定义,如图 1-3 所示。

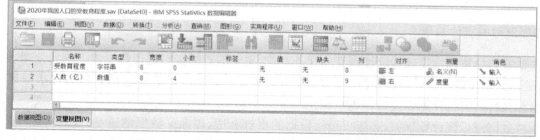

图 1-3　对例 1-1 数据进行变量定义的【变量视图】

其次在数据编辑窗口的【数据视图】页面录入数据，如图1-4所示。

最后选择菜单【文件】→【保存】，如图1-5所示，在文件名框中输入"2020年我国人口的受教育程度"，点击【保存】，即可建成SPSS数据集＜2020年我国人口的受教育程度＞。

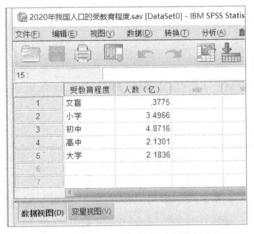

图1-4　将例1-1数据录入【数据视图】

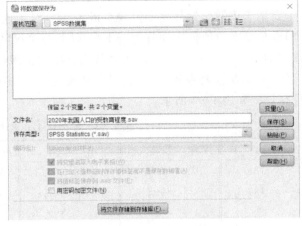

图1-5　将数据保存为SPSS数据集

例1-1(续一)　对例1-1的数据集＜2020年我国人口的受教育程度＞，试利用SPSS软件来制作其对应的受教育程度人口数的条形图。

【SPSS软件应用】根据表1-3频数分布表中的数据建立对应的SPSS数据集＜2020年我国人口的受教育程度＞，包括两个变量：受教育程度和人数。

在SPSS中打开该数据集，选择菜单【图形】→【旧对话框】→【条形图】→【简单箱图】(选定⊙个案值)→定义，在对话框【定义简单条形图：个案值】中选定人数(亿)→条的表征(B)；受教育程度→⊙变量选项，点击 确定 ，如图1-6所示。

对输出的条形图稍做图形编辑后，即可制得条形图(图1-7)，它直观地反映了2020年全国人口普查中我国大陆31个省、自治区、直辖市人口受教育程度的分布状态。

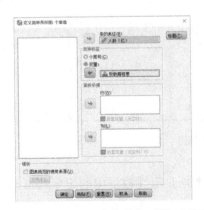

图1-6　对话框【定义简单条形图：个案值】

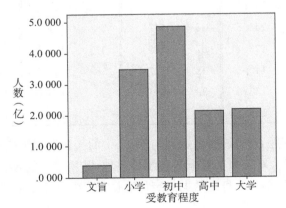

图1-7　我国大陆31个省、自治区、直辖市人口受教育程度垂直条形图

对于定性数据或离散变量数据而言，条形图和圆图是反映数据分布特征和构成比的常用统计图形，在统计图表显示中起着很好的作用。条形图和圆图等的统计图表介绍见本章第三节。

(二)定量数据的整理和图示

定量数据统计整理的目的是为了了解定量数据的分布规律和类型，并根据分布类型选用适当的统计指标描述其集中趋势、离散趋势及形状等统计特征。其整理和图示主要包括按数量标志进行分组,编制频数分布表,并采用直方图及频数折线图等统计图形来表示其整理结果,以便更直观清晰地表示其频数分布状态。

定量数据统计分组方法有单变量值分组和组距分组两种。单变量值分组是按每个变量值作为一组,主要用于离散变量且变量值较少的情形。对于连续变量或变量值较多的情形,通常采用组距分组,即将全部变量值依次划分为若干个区间,每个区间作为一组。在组距分组中,每个组的最小值称为该组的**下限**(lower limit)、最大值称为该组的**上限**(upper limit)。

例 1-2(男孩身高资料) 为研究某地区 12 岁男孩身高的分布情况,随机地抽取 120 名男孩,测得身高数据如表 1-4 所示:

表 1-4　某地区 120 名 12 岁男孩身高数据

序号	身高/cm	序号	身高/cm	序号	身高/cm	序号	身高/cm	序号	身高/cm	序号	身高/cm
1	128.1	21	144.4	41	150.3	61	146.2	81	140.6	101	139.7
2	134.1	22	124.3	42	147.9	62	143.0	82	143.1	102	142.7
3	126.0	23	125.6	43	127.7	63	154.4	83	142.7	103	141.2
4	133.4	24	131.0	44	126.4	64	130.3	84	146.3	104	146.8
5	142.7	25	137.6	45	136.9	65	122.7	85	131.8	105	147.7
6	135.8	26	134.8	46	139.1	66	139.0	86	132.3	106	134.7
7	138.4	27	136.6	47	136.2	67	141.6	87	141.0	107	138.4
8	145.1	28	141.4	48	139.9	68	140.6	88	140.2	108	131.0
9	150.4	29	142.7	49	144.3	69	136.4	89	134.5	109	132.3
10	152.7	30	148.1	50	139.6	70	138.9	90	136.1	110	135.9
11	140.3	31	137.3	51	134.6	71	145.2	91	128.2	111	135.9
12	140.2	32	136.6	52	139.6	72	135.7	92	139.8	112	129.1
13	141.4	33	139.7	53	136.2	73	138.4	93	138.1	113	132.9
14	142.9	34	144.7	54	138.8	74	138.3	94	135.3	114	140.6
15	142.6	35	152.1	55	142.4	75	142.7	95	136.2	115	135.0
16	154.3	36	147.9	56	141.3	76	143.2	96	138.1	116	139.7
17	127.4	37	146.0	57	155.8	77	141.2	97	146.4	117	139.4
18	140.8	38	127.7	58	150.7	78	160.3	98	148.5	118	147.5
19	138.9	39	123.1	59	126.0	79	150.0	99	143.7	119	156.9
20	133.1	40	142.8	60	136.8	80	133.1	100	144.5	120	142.4

问题:(1)该身高数据与例 1-1 的受教育程度资料有何区别?

(2)对该身高数据进行统计整理,并用统计的频数分布表显示。

解:(1)该身高数据是定量数据,而例 1-1 的受教育程度数据是定性数据中的定序数据,属于不同类型的数据。

(2)下面结合该身高数据的整理和图示,给出定量数据组距分组法编制频数分布表的步骤。

1. 确定组数

组数 k 的确定应以能够显示数据的分布特征和规律为目的,一般设 5~15 组,可根据数据本身的特征和数据的个数来确定。通常当数据个数不足 50 时,可分为 4~6 组;当数据个数为 100 左右时,可分为 6~9 组;当数据个数超过 500 时,可分为 10~15 组。在实际分组时,也可按改进的 Sturges 经验公式来确定组数 k:

$$k = 1 + 3.3\ln(N^2/100)$$

式中:ln 是以 e 为底的自然对数;N 为数据个数,对计算结果取整数后即是组数,在实际应用中可参考使用。例如,在本例中,$N = 120$,则

$$k = 1 + 3.3 \times \ln(120^2/100) = 7.194$$

即大致可分为 7 组。

2. 确定组距

在分组中,**组距**(class width)d 是指该组的上限与下限之差,一般多采用等组距。此时,组距 d 可以由全部数据的最大值、最小值和组数 k 来确定:

$$d = \frac{最大值 - 最小值}{组数}(取整)$$

取整是为了便于数据整理。本例中,最大值 $= 160.3$,最小值 $= 122.7$,故组距

$$d = \frac{160.3 - 122.7}{7} = 5.37$$

为便于计算,组距一般取 5 或 10 的倍数,而且第一组的下限应低于数据的最小值,最后一组的上限应不低于数据的最大值。因此,本例中组距 d 取 5,首组的下限为 120,实际分组数是 9 组。

3. 计算频数,形成频数分布表

对本例中的数据进行分组,采用手工划记法或计算机软件汇总(如用 SPSS、Excel 软件等),计算各组的频数,列出频数分布表,如表 1-5 所示。

表 1-5　身高数据频数分布表

身高分组	频数	频率	百分比/%
[120.0, 125.0)	3	0.025	2.5
[125.0, 130.0)	10	0.083	8.3
[130.0, 135.0)	15	0.125	12.5
[135.0, 140.0)	36	0.300	30.0
[140.0, 145.0)	32	0.267	26.7
[145.0, 150.0)	13	0.108	10.8
[150.0, 155.0)	8	0.067	6.7
[155.0, 160.0)	2	0.017	1.7
[160.0, 165.0]	1	0.008	0.8
合　计	120	1.000	100.0

组距分组时,应该遵循"不重不漏"的原则,即:数据在计入分组频数时,不重复、不遗漏。对连续变量采用相邻两组组限重叠时,一般规定"组上限不在内",只有最后一组包括上限。如在表 1-5 的分组中,[120.0, 125.0)表示其上限 125.0 在分组时不计入该组,而应该计入下一组。另外,为避免出现空白组(数据频数为 0)或个别极端值被漏掉,第一组和最后一组还可以采用开口组"××以下"及"××以上",开口组通常以相邻组的组距作为其组距。

上面的分组是组距相等的等距分组。有时,为了特定研究的需要,也可采用组距不相等的不等距分组。例如,对人口年龄的分组,人口学研究中常分为 0~14 岁(少年儿童人口)、15~59 岁(劳动年龄人口)、60 岁及以上(老年人口)的不等距分组。

此外，为反映各组数据的一般水平，通常用**组中值**(class mid-value)作为该组数据的代表值，其中

$$组中值＝\frac{下限值＋上限值}{2}$$

组中值在利用频数分布表中数据进行均值、方差等计算或制作频数折线图时将起重要作用。

为了统计分析需要，有时还需要观察某一数值以下(或以上)的频数或频率之和，这称为**累积频数**(cumulative frequence)或**累积频率**(cumulative frequency)。如表 1－6 为身高数据相应的组中值、累积频数和累积频率。

表 1－6　身高数据累积频数分布表

身高分组	组中值	频数	累积频数	累积频率
[120.0,125.0)	122.5	3	3	0.025
[125.0,130.0)	127.5	10	13	0.108
[130.0,135.0)	132.5	15	28	0.233
[135.0,140.0)	137.5	36	64	0.533
[140.0,145.0)	142.5	32	96	0.800
[145.0,150.0)	147.5	13	109	0.908
[150.0,155.0)	152.5	8	117	0.975
[155.0,160.0)	157.5	2	119	0.992
[160.0,165.0]	162.5	1	120	1.000

频数分布表的用途如下：

(1) 揭示频数分布特征。从表 1－5 中可看出频数分布有两个重要特征：一是 12 岁男孩身高虽有高有低，但过高或过矮的是少数，而中等身高的居多，称为集中趋势；二是身高参差不齐，称为离散趋势。本章后面将进一步讨论测定集中趋势和离散趋势的方法，以便全面地认识和分析被研究的事物。

(2) 便于发现某些特大或特小的异常值。对异常值应进一步检验是否有测定上的差错，核对原始数据，进而经过统计判断，决定取舍。

(3) 提供分组数据，以便进一步计算和分析。

4. 整理结果的统计图示

为了展示定量数据的整理结果，一般绘制频数直方图等专门用于展示分组数据频数分布特征，以便直观全面地认识和分析定量数据的分布特征和规律。

【SPSS 软件应用基础】

SPSS 数据文件的建立 2：Excel 文件导入法

在 SPSS 软件中可以很方便地导入 Excel 数据文件。下面以例 1－2 的男孩身高数据为例，介绍如何通过 Excel 文件导入数据的途径来建立相应的 SPSS 数据集。

首先将例 1－2 的男孩身高数据建成 Excel 数据文件"男孩身高.xlsx"，其第一行是变量名"身高"，第二行起为数据，如图 1－8 所示。

其次在 SPSS 软件的数据编辑窗口选择菜单栏中的【文件】→【打开】→【数据】，弹出对话框【打开数据】，如图 1－9 所示，文件类型选中"Excel"，文件名选中"男孩身高.xlsx"，单击【打开】按钮，即可在 SPSS 中打开该 Excel 数据文件，导入身高数据。需要时，可对新导入的数据重新定义其变量的有

关属性。

　　最后选择菜单【文件】→【另存为】,定义其 SPSS 的文件名为"男孩身高数据",即建成了相应的 SPSS 数据集。

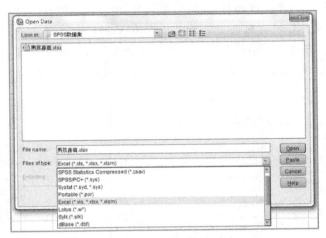

图 1-8　Excel 数据文件"男孩身高.xlsx"　　　图 1-9　对话框【打开数据】

　　例 1-2(续一)　根据例 1-2 的 120 名 12 岁男孩的身高数据,利用 SPSS 软件制作其频数直方图。

　　【SPSS 软件应用】首先建立对应的 SPSS 数据集＜男孩身高数据＞,包括一个变量:身高,如图 1-10 所示。

　　在 SPSS 中打开该数据集,选择菜单【图形】→【旧对话框】→【直方图】,在对话框【直方图】中选定:身高→变量(V);点击 确定 。即可得如图 1-11 所示的男孩身高数据的频数直方图(默认格式)。

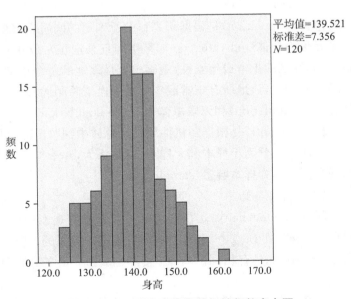

图 1-10　SPSS 数据集＜男孩身高数据＞　　　图 1-11　男孩身高数据的初始频数直方图

　　在输出窗口中,双击分析结果中的频数直方图,即可进入图形编辑窗口【图表编辑器】,单击图形中需要改动的相应部分,即可进入相应的属性对话框进行编辑调整。

首先单击直方图中的条形部分,即进入对话框【属性】(图1-12),选择【分箱化】→X轴⊙定制→⊙区间宽度,输入5,即可将直方图的区间宽度改为5。再点击☑用于定位的定制值,输入120。再点击 应用 。

其次单击直方图中 X 轴的刻度值(如130),即进入 X 轴对话框【属性】,选择【刻度】→【范围】,将"主增量"改为5,点击 应用 ,即可改变 X 轴的刻度值。

最后在图表编辑器工具栏中点击图标 ,即可在直方图的条形上标出其频数值。关闭其图表编辑器后,输出窗口中最后所得的男孩身高数据的频数直方图如图1-13所示。

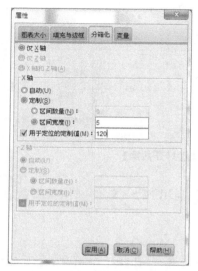

图 1-12　对话框【属性】

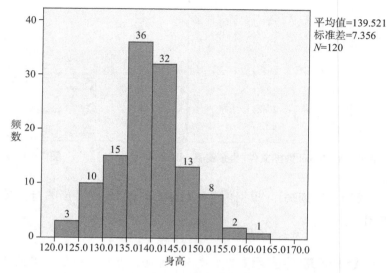

图 1-13　编辑调整后男孩身高数据的频数直方图

四、数理统计的基本概念

(一)总体与样本

总体(population)是根据研究目的所确定的同质观察单位某项变量值的集合。组成总体的每一个单元称为**个体**(individual)。如某年调查某地正常成年女子的血清总胆固醇,同质是指同时间、同地区、同性别的正常成年女性,观察单位是该地的每个正常成年女子,变量值是每一个人的血清总胆固醇的测量值,该地所有正常成年女子的血清总胆固醇测量值就构成一个总体。总体又分为**有限总体**(finite population)和**无限总体**(infinite population)。

样本(sample)是根据随机性原则从总体中抽取出部分具有代表性的观察单位某种指标变量值的集合。样本又分为小样本和大样本,通常认为,$n \geqslant 30$ 称为大样本,$n < 30$ 称为小样本。样本中所含的观察例数称为**样本容量**(sample size)。

(二)同质与变异

同质(homogeneity)是指在某项研究中所有观察单位(研究个体)的影响因素相同或基本相同。但在人群健康的研究中,有些影响因素是难以控制的,甚至是未知的,如遗传、营养、心理等。因此,在实际工作中,如具有相同的背景、条件、属性等可控制的因素达到相同或基本相同,就可以认为是同质。

变异(variation)是指同质观察单位个体间某项指标数值上存在的差异。变异是由生物个体的各种指标所受极其复杂的影响因素造成的,如同班级学生的医学统计学期末考试成绩参差不齐,这就是变异。因此,同质是相对的,变异是绝对的。统计学的任务就是在同质的基础上对个体变异进行分析研究,揭示由变异所掩盖的同质事物内在的本质和规律。

（三）参数与统计量

参数（parameter）是用来描述总体特征的统计指标，一般是未知的常数。通常用希腊字母表示总体参数，如 μ 表示总体均值，σ 表示总体标准差，π 表示总体率等。

统计量（statistic）是用来描述样本特征的统计指标，可以由样本信息得到。通常用英文字母表示统计量，如 $\overline{X}$ 表示样本均值，S 表示样本标准差等。

（四）误差

误差（error）是指实测值与真实值之间的差异及样本指标与总体指标之间的差异。按其产生的原因和性质可分为系统误差、随机误差和抽样误差。

1. 系统误差

系统误差（systematical error）是指由于仪器未校准确、测量方法不正确、试剂不标准或操作人员掌握的标准不一致等原因所产生的误差。系统误差的特点是测量结果向一个方向偏离，其数值按一定规律变化，具有重复性、单向性。在实践中可以通过事先校正仪器、采用标准试剂或对操作人员进行岗前培训等措施来消除系统误差。

2. 随机误差

随机误差（random error）也称为偶然误差和不定误差，是在消除系统误差的前提下，由于受一些偶然因素的影响，对同一对象的多次测量结果不完全一致，结果有时偏高，有时偏低，没有倾向性。随机误差是不可避免的，但可以通过多次测量获得的均数对真实值进行准确的估计，使其控制在一定的允许范围内。

3. 抽样误差

抽样误差（sampling error）是指在抽样过程中所产生的样本统计量与总体参数或样本同一统计量之间的差异。这种误差是由个体变异所造成的。抽样误差是抽样研究所固有的，虽然无法避免，但是可以用统计方法进行分析。通常情况下样本容量越大，则抽样误差越小，样本统计量与总体参数就越接近。因此，抽样误差又被称为可控制的误差。

第二节　数据分布特征的统计描述

前面我们通过数据整理得到的频数分布表或统计图表等，可以大致了解数据分布的形状和特征，而对于数据分布的特征和规律的全面掌握和定量刻画，则需要了解反映数据分布特征不同侧面的统计指标即统计量。这里我们介绍描述数据分布的集中趋势和离散程度等统计特征的常用统计量。

一、数据分布集中趋势的测度

针对不同类型的统计数据，描述数据分布集中趋势的统计量主要有均值、众数和中位数等，它们又被称为数据分布的位置测度，其中应用最多的是均值。

（一）均值

均值（mean）也称为**均数**或**算术平均值**（arithmetic mean），是全部数据的算术平均，记为 $\overline{x}$。均值是反映数据分布集中趋势的最主要的统计量，在统计学中具有重要的地位。它适用于数值数据，不能用于定类数据和定序数据。均值的计算公式将根据数据形式的不同而不同。

对原始数据，设数据为 $x_1, x_2, \cdots, x_n$，则均值的计算公式为

$$\overline{x} = \frac{x_1 + x_2 + \cdots + x_n}{n} = \frac{1}{n}\sum_{i=1}^{n} x_i$$

对分组整理的数据，设原始数据被分为 k 组，各组的组中值为 $m_1, m_2, \cdots, m_k$，各组观察值出现

的频数分别为$f_1, f_2, \cdots, f_k$,其中$\sum_{i=1}^{k} f_i = n$,则均值的计算公式为

$$\overline{x} \approx \frac{m_1 f_1 + m_2 f_2 + \cdots + m_k f_k}{f_1 + f_2 + \cdots + f_k} \approx \frac{1}{n} \sum_{i=1}^{k} m_i f_i$$

例1-3 两药厂生产同一种药品,每天分别各抽取100件进行检查,连续抽查10天,其次品数如表1-7所示。

表1-7 两药厂生产同一种药品的次品数

甲厂(x)	9	5	1	6	5	4	5	5	4	6
乙厂(y)	0	10	2	9	7	9	0	10	10	2

试比较两厂生产药品的优劣。

解:显然,每天的次品数多的质量就差,但两厂每天抽检到的次品数有高有低,所以应该比较两厂平均每天抽检到的次品数的均值。

$$\overline{x} = \frac{1}{n} \sum_{i=1}^{n} x_i = \frac{9 + 5 + \cdots + 6}{10} = 5$$

$$\overline{y} = \frac{1}{n} \sum_{i=1}^{n} y_i = \frac{0 + 10 + \cdots + 2}{10} = 5.9$$

可见,甲厂平均每天抽检到的次品数小于乙厂,即甲厂生产的药品质量较好。

均值是我们进行统计分析和统计推断的基础,因为均值是一组数据的重心所在,是数据误差相互抵消的结果,同时,它还具有以下良好的数学性质:

(1) 各数据与均值的离差之和为零,即

$$\sum_{i=1}^{n} (x_i - \overline{x}) = 0$$

(2) 各数据与其均值离差的平方和为最小值,即对任意实数a,有

$$\sum_{i=1}^{n} (x_i - \overline{x})^2 \leqslant \sum_{i=1}^{n} (x_i - a)^2$$

上述性质表明,均值是误差最小的全体数据的代表值,因此当数据分布为对称或近似对称时,均值是集中趋势的最好代表值。但是当数据分布的偏斜程度较大时,均值易受数据极端值的影响,不能很好地反映数据的集中趋势,此时宜考虑使用下面介绍的中位数等。

(二)中位数

中位数(median)是将一组数据排序后处于中间位置的值,记为Me。显然,中位数将全部数据等分成两部分,上下各有一半的数据值。中位数可用于定序数据和数值数据,但不能用于定类数据。

对于n个数据,中位数的位置$=(n+1)/2$,即当n为奇数时,数据的中间值取作中位数;当n为偶数时,两个中间值的平均值取作中位数。

例如,对于例1-2的男孩身高数据,$n=120$为偶数,中位数的位置$=(n+1)/2=60.5$,将身高数据按大小排序后,两个中间值第60、61个数据观察值均为139.7,故中位数

$$Me = \frac{139.7 + 139.7}{2} = 139.7$$

对于已分组的频数分布,一般只求中位数所在组,即累积频数超过$n/2$(或累积频率超过0.5)的

那个最低组。例如，对于表 1-5 给出的频数分布，由表 1-6 知累积频数超过 120/2＝60 的最低组为[135.0,140.0)，即为中位数所在组。

中位数是典型的位置平均数，其数值不受极端值的影响，具有稳健性的特点，其不足是灵敏度和计算功能较差。同时中位数还具有与各数据观察值的距离之和最短的性质，即

$$\sum_{i=1}^{n} \mid x_i - Me \mid = 最小$$

该性质在工程设计中有较好的应用。

（三）众数

众数（mode）是数据中出现次数最多的观察值，用 Mo 表示。主要用于描述定性数据的集中趋势；对于定量数据，有时可能有多个众数或没有众数，意义不大。

例如，根据表 1-3 频数分布表所列出的 2020 年我国人口普查数据中，初中教育程度的人口数最大，则 2020 年我国人口普查的受教育程度的众数是初中。

对于分组且等距的频数分布，一般只求众数所在组，即频数最大的组。例如，对于表 1-5 给出的身高频数分布，频数最大的组为[135.0,140.0)，故众数所在组为[135.0,140.0)。

众数的特点是易理解，不受数据极端值的影响。但其灵敏度、计算功能和稳定性差，具有不唯一性，故当数据集中趋势不明显或有两个以上分布中心时不宜使用。

二、数据分布离散程度的测度

上一节讨论了数据集中趋势测度的方法，而要把握一组数据的数量变化规律仅考察其集中趋势的测度往往是不够的，通常还要了解数据的离散程度。

数据的离散程度反映了各数据观察值偏离其中心值的程度。如果数据是测量的结果，那么离散程度可以说明测量方法或仪器是精密还是粗糙；如果数据是产品质量检验结果，那么离散程度可以说明生产是否稳定。

例 1-4　甲、乙两名化验员分析同一样品各 5 次，所得结果如表 1-8 所示。

表 1-8　两名化验员对同一样品的分析结果

甲	5.2	5.1	5.0	4.9	4.8
乙	6.0	5.5	5.0	4.5	4.0

两者的均值都是 5.0，能否认为两人的分析技术水平相同？只要稍为留意观察一下就会发现，甲的各次分析结果比较接近均值，而乙的各次分析结果较为离散。

描述数据离散程度的常用统计量有极差、方差、标准差、变异系数等，其中最重要的是方差、标准差。

（一）极差

极差（range）又称**全距**，是一组数据的最大值与最小值之差，用 R 来表示，即极差

$$R = 最大值 - 最小值$$

例如，对于例 1-2 的男孩身高数据，最大值＝160.3，最小值＝122.7，故极差

$$R = 160.3 - 122.7 = 37.6$$

极差的特点是简单易算，但只利用了数据的两个极端值信息，不能反映中间数据的离散性，故难以准确描述数据的离散程度。

(二)分位数和四分位间距

分位数(quantile)就是将数据等分后位于等分点上的数据值。常用的分位数主要有四分位数。

四分位数(quartile)也称四分位点,是用 3 个点将已从小到大排序的全部数据四等分后在分位点上的数值。其中,第一个等分点称为**下四分位数**(lower quartile),记为 Q_1;第二个等分点就是中位数 Me,记为 Q_2;第三个等分点称为**上四分位数**(upper quartile),记为 Q_3。

当四分位数的位置不在某个数值上时,应该根据其位置,按比例分摊四分位数位置两侧数值的差值。

例如,对于例 1-2 的男孩身高数据,可计算得

$$\text{下四分位数 } Q_1 = 135.4; \text{上四分位数 } Q_3 = 143.55$$

四分位间距(quartile range 或**四分位差**、**内距**)是上四分位数 Q_3 与下四分位数 Q_1 之差,记为 Q_d。其计算公式为

$$Q_d = Q_3 - Q_1$$

四分位间距反映了中间 50% 数据的离散程度,其数值越小,说明中间的数据越集中;数值越大,说明中间的数据越分散。它具有不受极端值影响的特点,在一定程度上克服了用极差描述数据离散程度的不足。四分位间距只适用于描述定序数据或数值数据的离散程度,而不适用于定类数据。

(三)方差和标准差

方差(variance)是各数据观测值与均值间离差的平方和的平均,是有关定量数据离散程度的最重要的统计量,方差的平方根就是**标准差**(standard deviation)。

在统计学中,如果观察数据是研究对象的全体数据,称为**总体数据**(population data);如果观察数据是研究对象的部分个体的数据,称为**样本数据**(sample data)。由于通常医药应用领域中进行研究的观察数据一般为样本数据,因此我们主要给出有关样本数据的方差和标准差的定义公式。

设给定的样本数据为 $x_1, x_2, \cdots, x_n$,则其方差即**样本方差**(sample variance)的计算公式为

$$S^2 = \frac{1}{n-1} \sum_{i=1}^{n} (x_i - \overline{x})^2$$

标准差即**样本标准差**(sample standard deviation)是相应方差的平方根,其计算公式为

$$S = \sqrt{S^2} = \sqrt{\frac{1}{n-1} \sum_{i=1}^{n} (x_i - \overline{x})^2}$$

这里的方差、标准差都反映了每个数据偏离其均值的平均程度,其中标准差具有与实际观察值相同的量纲,其意义较方差更明确,故比方差更常用。

为化简方差等的计算,通常还可采用下列等价的简化公式:

$$S^2 = \frac{1}{n-1} \left(\sum_{i=1}^{n} x_i^2 - n\overline{x}^2 \right)$$

在实际计算时,通常可用计算器上的统计功能来帮助计算。对于较大的数据集,往往利用电子计算机由统计软件(如 SPSS、SAS 软件等)来进行处理。

例如,对于例 1-2 的男孩身高数据,已知 $n = 120$,均值 $\overline{x} = 139.521$,故样本方差和样本标准差分别为

$$S^2 = \frac{1}{n-1} \sum_{i=1}^{n} (x_i - \overline{x})^2$$

$$= \frac{1}{119} \left[(128.1 - 139.521)^2 + (134.1 - 139.521)^2 + \cdots + (142.4 - 139.521)^2 \right]$$

$$\approx 54.105$$

$$S = \sqrt{S^2} = \sqrt{54.105} \approx 7.356$$

该结果表明,每个男孩的身高与平均身高 139.521 cm 相比,平均相差 7.356 cm。

下面我们来考察例 1-4 的两名化验员分析技术水平的差异。

例 1-4 解:对于例 1-4 的数据,由于甲、乙两组数据的均值相同:

$$\overline{x}_甲 = \overline{x}_乙 = 5.0$$

再计算其各自的样本方差:

$$S^2_甲 = \frac{1}{n-1} \sum_{i=1}^{n} (x_i - \overline{x})^2 = \frac{1}{4} \times \left[(5.2-5)^2 + (5.1-5)^2 + \cdots + (4.8-5)^2 \right] = 0.025$$

$$S^2_乙 = \frac{1}{n-1} \sum_{i=1}^{n} (x_i - \overline{x})^2 = \frac{1}{4} \times \left[(6.0-5)^2 + (5.5-5)^2 + \cdots + (4.0-5)^2 \right] = 0.625$$

由于 $S^2_甲 < S^2_乙$,因此,化验员甲的分析技术水平较化验员乙更为稳定。

(四)样本标准误

样本标准误(standard error)也是描述离散程度的统计量,其计算公式为:

$$S_{\overline{x}} = \frac{S}{\sqrt{n}}$$

式中:S 是数据的标准差。当我们用样本均值来推断估计总体均值时,标准误反映了样本均值偏离总体均值的平均程度,故又称为**均值的标准差**(standard deviation for mean)。

例 1-5 某医院测得 7 名硅肺病人治疗前血液黏度(MPa·s)为:

$$6.5 \quad 7.3 \quad 3.0 \quad 7.3 \quad 5.6 \quad 6.2 \quad 7.3$$

试求该样本的均值、方差、标准差、标准误、中位数、众数和极差。

解:已知 $n=7$,又

$$\sum_{i=1}^{7} x_i = 6.5 + 7.3 + \cdots + 7.3 = 43.2$$

$$\sum_{i=1}^{7} x_i^2 = 6.5^2 + 7.3^2 + \cdots + 7.3^2 = 280.92$$

均值

$$\overline{x} = \frac{1}{n} \sum_{i=1}^{n} x_i = \frac{43.2}{7} \approx 6.17$$

方差

$$S^2 = \frac{1}{n-1} \left(\sum_{i=1}^{n} x_i^2 - n\overline{x}^2 \right) = \frac{1}{6} \times (280.92 - 7 \times 6.17^2) \approx 2.406$$

标准差

$$S = \sqrt{S^2} = \sqrt{2.406} \approx 1.551$$

标准误

$$S_{\overline{x}} = \frac{S}{\sqrt{n}} = \frac{1.551}{\sqrt{7}} \approx 0.586$$

将样本值按大小顺序排列,有

$$3.0 \quad 5.6 \quad 6.2 \quad 6.5 \quad 7.3 \quad 7.3 \quad 7.3$$

则其中位数 $Me = 6.5$,众数 $Mo = 7.3$,其极差为

$$R = x_{max} - x_{min} = 7.3 - 3.0 = 4.3$$

（五）变异系数

前面介绍的方差、标准差和极差等都反映了数据分布离散程度的绝对水平,其大小与原数据的均值水平和计量单位有关。而**变异系数**(coefficient of variation)则是描述数据离散程度的相对指标,是标准差与均值之比,常用百分比表示,其计算公式为

$$CV = \frac{S}{\lceil \overline{x} \rceil} \times 100\%$$

变异系数是无量纲的相对变异性的统计量,其大小反映了数据偏离其均值的相对偏差。在比较不同总体,特别是不同量纲的两组数据的离散程度时,通常不能用方差、标准差和极差等变异性统计量,而应该用变异系数。

例 1-6 现有某市 20 岁男子 80 人,测得其身高的均值为 172.06 cm,标准差为 4.95 cm;其体重均值为 63.72 kg,标准差为 4.96 kg。试比较身高与体重的变异程度是否有差异。

解:由于身高和体重的量纲不同,因此不能直接由其标准差比较,而应比较其变异系数。

$$CV(身高) = \frac{S}{\lceil \overline{x} \rceil} \times 100\% = \frac{4.95}{172.06} \times 100\% = 2.88\%$$

$$CV(体重) = \frac{S}{\lceil \overline{x} \rceil} \times 100\% = \frac{4.96}{63.72} \times 100\% = 7.78\%$$

显然身高与体重的变异程度不相同,其体重的变异程度较大,即数据较分散,或说身高比体重更稳定。

三、数据分布形状的测度

集中趋势和离散程度是数据分布的两个重要特征,但要全面了解数据分布的特点,还需知道数据分布的形状特征。偏度和峰度是关于数据分布形状的统计量。

（一）偏度

偏度(skewness,又称**偏态系数**)是描述数据分布非对称性的统计量,记为 Sk。计算偏度的方法很多,在对未分组的原始数据计算偏度时,通常采用下面的公式:

$$Sk = \frac{n \sum_{i=1}^{n} (x_i - \overline{x})^3}{(n-1)(n-2)S^3}$$

式中: S 是样本标准差。即偏度约为离差三次方的平均数再除以标准差的三次方。

偏度 Sk 描述了数据分布的非对称性程度。当分布对称时,离差三次方的正负离差可以相互抵消,则偏度 $Sk=0$;当分布不对称时,正负离差不能抵消,就形成了正或负的偏度 Sk。当 $Sk>0$ 时,表示正偏离差值较大,称为正偏或右偏;反之,当 $Sk<0$ 时,表示负偏离差值较大,称为负偏或左偏。Sk 的绝对数值越大,表示偏斜程度就越大。

例如,对例 1-2 中的身高原始数据计算的偏度 $Sk=0.08$,表明身高的分布为正偏或右偏,但偏斜程度不大,这一点可从图 1-13 的直方图中显示出来。

实际上,比较众数、中位数和均值之间的相对位置关系就可以大体判断数据分布是否对称。图 1-14 给出了对称、左偏(负偏)和右偏(正偏)的频数分布图形,其特点如下:

(1) 对称分布的众数、中位数和均值在相同的位置,三者合一;

(2) 具有偏斜性的分布,中位数总是介于众数与均值之间,均值则突出在外,偏向分布的尾端。

即对于单峰分布,其关系为(图1-14):

$$对称:\overline{x} = Me = Mo;左偏:\overline{x} < Me < Mo;右偏:Mo < Me < \overline{x}$$

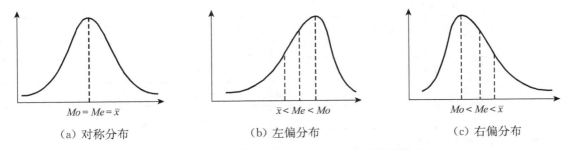

（a）对称分布　　　　　　　（b）左偏分布　　　　　　　（c）右偏分布

图 1-14　众数、中位数和均值之间的相对位置关系

（二）峰度

峰度(kurtosis,又称**峰态系数**)是描述数据分布平峰或尖峰程度的统计量,记为 Ku。在根据原始数据计算峰度 Ku 时,通常采用下面的公式:

$$Ku = \frac{\sum\limits_{i=1}^{n}(x_i - \overline{x})^4}{nS^4} - 3$$

式中:S 是样本标准差。

峰态通常是与标准正态分布相比较而言的。如果一组数据服从标准正态分布,则峰度值 $Ku = 0$;若峰度值 $Ku \neq 0$,则表明该分布比正态分布更平或更尖;当 $Ku > 0$ 时为尖峰分布,当 $Ku < 0$ 时为平峰分布。

例如,对例1-2的身高原始数据计算的峰度 $Ku = 0.208 > 0$,说明身高的分布与标准正态分布相比略有些尖峰状态。

例 1-2(续二)　根据例1-2的男孩身高数据,利用 SPSS 软件计算其常用统计量的结果。

【SPSS 软件应用】 在 SPSS 中,对于数据集<男孩身高数据>(图1-10),选择菜单【分析】→【描述统计】→【探索】,在打开的对话框【探索】中,如图1-15,选定变量:身高→因变量列表(D)。

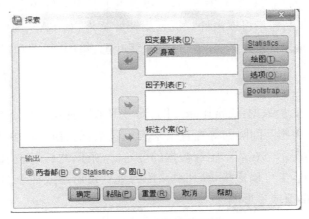

图 1-15　对话框【探索】

最后点击 确定 ,即可得到男孩身高数据集的各主要统计量的结果,如图1-16中"描述性"表中的"统计"所在列结果所示。其中有些术语不够准确的由括号内的准确统计专业术语指明。

描述性

		统计	标准误差(标准误)
身高	平均值(均值)	139.521	.671 5
	平均值的95%置信区间　下限值 　　　　　　　　　　　上限值	138.191 140.850	
	5%截尾平均值	139.448	
	中位数	139.700	
	方差	54.105	
	标准偏差(标准差)	7.355 6	
	最小值	122.7	
	最大值	160.3	
	范围(极差)	37.6	
	四分位间距	8.1	
	偏度	.080	.221
	峰度	.208	.438

图1-16　【描述统计:探索】对身高数据的计算结果

第三节　数据的直观描述:统计图表

统计图和统计表是对统计资料进行描述的重要工具,它能使分组统计结果的对比关系和数据分布规律比用文字更加简洁清晰。统计图表的合理采用可以使统计数据资料得以准确表达,使人一目了然,容易理解,更便于数据资料的对比、分析和全面了解。

一、统计图

统计图(statistical chart)是利用点、线、面等各种直观和形象的几何图形将复杂的统计数据表现出来的一种形式,其特点是简单明了、形象全面,可以直观地看出数量变化的统计特征和规律。

统计图的种类很多,其制作均可以由计算机利用统计软件(如 SAS、SPSS)来完成。这里介绍几种常用的统计图:条形图、圆图、直方图、频数折线图、茎叶图、箱图、线图和时间序列图等,并用 SPSS 统计软件来制作图形。

(一)条形图

对于定性数据或离散变量数据,通常用条形图、圆形图来反映数据的分布特征和构成比。

条形图(bar chart)是用相互间隔的等宽直条来表示各指标数值大小的图形,主要用于定性数据及离散型数值变量分布的图示。在表示定性数据的分布时,条形的长短表示各类别数据的频数或频率,图中的各直条可以纵列,也可以横排,纵列时又称为垂直条形图或柱形图(如前面第一节的图1-7),横排时又称为水平条形图或带形图。

(二)圆图

圆图(pie chart)也称**饼图**,是用整个圆的面积表示研究对象总体,圆内各扇形的面积来表示组成总体的各构成部分所占比例的一种统计图形,主要用来表示定性数据的构成比。

例1-1(续二)　利用例1-1给出的表1-3的2020年我国各种受教育程度的人口数及对应的

SPSS 数据集＜2020 年我国人口的受教育程度＞,制作我国各种受教育程度人口数的圆图。

【SPSS 软件应用】 在 SPSS 中打开该数据集＜2020 年我国人口的受教育程度＞,选择菜单【图形】→【旧对话框】→【饼图】,在对话框【饼图】(图 1-17)选定⊙个案值,点击定义。在打开的对话框【定义饼图:个案的值】中选定人数→分区的表征(B);受教育程度→变量(V);点击确定,稍做编辑后,即可得全面反映 2020 年我国各种受教育程度人口数构成比的圆图,如图 1-18 所示。

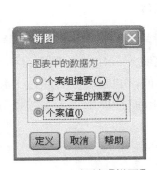

图 1-17　对话框【饼图】

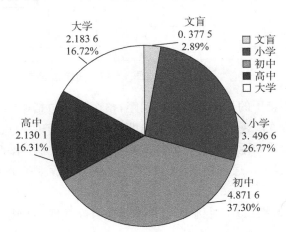

图 1-18　我国各种受教育程度人口数的圆图(单位:亿人)

(三) 直方图

对于已分组的连续变量数据,通常用直方图和频数折线图来直观表示其数据分布特征。

直方图(histogram)是用一组无间隔的直条图来表示连续变量数据频数分布特征的统计图,又称频数分布图。直方图中,每一直条的高度表示相应组别的频数或频率(百分比),宽度则表示各组的组距。注意:直方图的各直条是连续排列的,形成一密闭的图形,而条形图的各直条则是分开排列的。

例如,根据前面第一节例 1-2 的男孩身高数据所制作的该身高数据的频数直方图如图 1-13 所示。

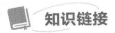 **知识链接**

图基——首创"探索数据分析法"的统计学家

约翰·图基(J. W. Tukey,1915—2000 年),美国著名的计算机专家、统计学家,20 世纪统计学发展的关键人物。图基自小在家接受父母的家庭教育,后来获得布朗大学的化学学士和硕士学位,以及美国普林斯顿大学的数学博士学位。

1946 年图基将二进位制(binary)与数字(digit)结合起来,创造出比特(bit)的概念,开创了计算机时代;"software"一词就是他为计算机程序新创的新名词。20 世纪 60～70 年代他提出一套能够汇总和演示大量数据的图形描述方法——"探索数据分析法",包括所发明的茎叶图和箱图等,已成为现代统计软件包的标准功能。

图基在统计学的许多领域,诸如介绍评估时间序列的现代技术、统计资料分析法的改革、多重比较法等都有重要建树,并为统计学在物理学、社会科学和工程学方面的应用做出了突出贡献。1973 年图基获美国国家科学奖章。

（四）箱图

箱图(box plot)又称**箱线图、盒状图**,是用数据的最大值、最小值、中位数和上、下四分位数这5个特征值制成的,反映原始数据分布状况的统计图形。如图1-19所示,箱图由一个箱子和两条线段组成,其中箱子两端边线分别是下四分位数 Q_1 和上四分位数 Q_3,箱子中间线是中位数,连线两端分别是除异常值之外的最大值和最小值,异常值和极端值则另外标记。

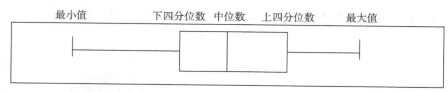

最小值　　　下四分位数　中位数　上四分位数　　　最大值

图1-19　简单箱图与其5个特征值

箱图中箱子的长度是四分位间距,整个箱子包括中间50%样本的数值分布范围。箱子越大,数据的变异程度就越大。如果中间线即中位数在箱子的中点,则表明分布对称;否则不对称。异常值是指与箱子边线的距离超过四分位间距(箱子长度)1.5倍的数据值,用"○"表示;超过3倍的为极端值,用" * "表示。通过箱图,不仅可以反映一组数据的分布特征,而且可用于多组数据分布特征的比较。

例1-2(续三)　对例1-2中的男孩身高数据,制作其身高的箱图。

【SPSS软件应用】在SPSS中打开＜男孩身高数据＞数据集(图1-7),选择菜单【图形】→【旧对话框】→【箱图】,在对话框【箱图】(图1-20)中选定【简单】,并选定⊙ 各个变量的摘要 ,点击 定义 。在打开的对话框【定义简单箱图:各个变量的摘要】中,如图1-21所示,选定:身高→框的表征(B),点击 确定 。

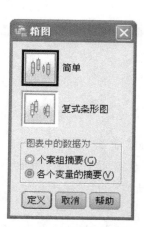

图1-20　对话框【箱图】

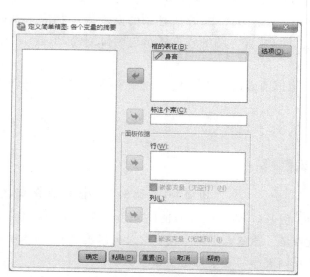

图1-21　对话框【定义简单箱图】

由此即可得男孩身高数据的简单箱图,如图1-22所示。

在图1-22的箱图中,中位数=139.7、上四分位数 Q_3=143.55和下四分位数 Q_1=135.4。而序号为78(身高160.3 cm)、119(身高156.9 cm)、57(身高155.8 cm)的点为偏大的异常值,序号为39(身高123.1 cm)、65(身高122.7 cm)的点为偏小的异常值,由此即可直观地了解该组身高数据分布的主要特征。

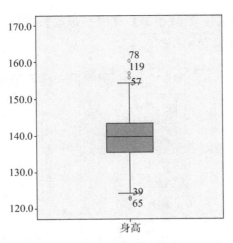

图 1-22　身高数据的箱图

（五）线图和时间序列图

线图（line plot）又称**折线图**,是在平面坐标上用折线反映数量变化特征和规律的统计图。当横轴指标为时间变量时,又称为**时间序列图**（time sequence plot）。线图形式简单易懂,尤其在同一图上进行多组现象比较时应用更广。

GDP 是国内生产总值（Gross Domestic Product）的缩写,是衡量一个国家的经济规模和发展水平的最重要的指标。表 1-9 是 1978 年即我国改革开放以来,我国国内生产总值 GDP 的统计数据,根据该表数据就可制作自 1978 年以来反映我国 GDP 变化趋势的时间序列图,如图 1-26 所示。

表 1-9　1978—2019 年我国的 GDP 数据

单位:亿元

年份	GDP	年份	GDP	年份	GDP
1978	3 679	1992	27 209	2006	219 028
1979	4 100	1993	35 599	2007	270 704
1980	4 588	1994	48 548	2008	321 230
1981	4 934	1995	60 357	2009	347 935
1982	5 380	1996	70 780	2010	410 354
1983	6 044	1997	78 802	2011	483 392
1984	7 315	1998	83 818	2012	537 330
1985	9 124	1999	89 366	2013	588 141
1986	10 375	2000	99 066	2014	644 381
1987	12 167	2001	109 276	2015	685 572
1988	15 174	2002	120 480	2016	742 695
1989	17 189	2003	136 576	2017	830 945
1990	18 924	2004	161 415	2018	915 243
1991	22 051	2005	185 999	2019	983 751

* 数据来源:国家统计局《中国统计年鉴 2021》。

例 1-7　根据表 1-9 给出的 1978—2019 年我国的 GDP 数据,制作对应的时间序列图。

【SPSS 软件应用】首先根据表 1-9 的 1978—2019 年我国 GDP 数据建立对应的 SPSS 数据集＜我国 GDP 数据＞,包括一个定序变量年份和一个数值变量 GDP。如图 1-23 所示。

在 SPSS 中打开该数据集,选择菜单【图形】→【旧对话框】→【折线图】,在对话框【折线图】中(图 1-24)选定【简单】,并选定 ⊙ 个案值,点击 定义 。

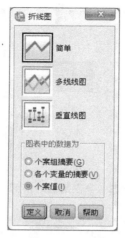
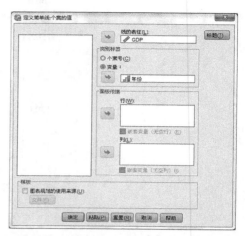

图 1-23　数据集<我国 GDP 数据>　图 1-24　对话框【折线图】　图 1-25　对话框【定义简单线:个案的值】

在打开的对话框【定义简单线:个案的值】中(图 1-25)选定作图变量:GDP→线的表征(L);年份→⊙变量;点击 确定 。由此即可得自 1978—2019 年我国 GDP 变化趋势的时间序列图,在图形编辑器中点击将点连接的图标 ,所得的图形结果如图 1-26 所示。

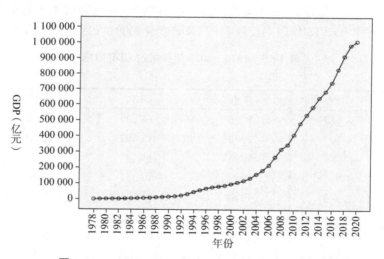

图 1-26　1978—2019 年我国 GDP 的时间序列图

该时间序列图形象地反映了自 1978 年改革开放以来的 40 多年间,我国经济实现了长期快速的增长,2019 年 GDP 比 1978 年 GDP 增长了 260 多倍,创造了我国经济快速发展的世界奇迹。

统计图还有很多种,其中散点图我们将在第八章介绍,其他还有面积图、雷达图、高低图、误差条形图、统计地图、人口金字塔图等,这里就不一一介绍,需要时可参阅有关参考书。

二、统计表

统计表(statistical table)是以表格的形式列出统计分析的事物及指标,用于统计结果的精确表达和对比分析。统计表结构要求简洁,一般一张表只包括一个中心内容,使数据资料具有条理性,一目了然。

知识链接

司马迁——统计表的创建人

司马迁,字子长,是我国2 000多年前西汉时期的史学家、文学家、社会思想家。他官至太史令,继承父业,著述历史。他撰写的我国第一部纪传体史书《史记》,被公认为是中国史书的典范。

司马迁对统计的贡献主要是创建了统计表,并提出了统计表的理论。他早年漫游各地,了解风俗,采集传闻,进行大量的社会调查,收集了不少经济史料和统计资料。他撰写的《史记》中共列有"三代世表""十二诸侯年表""六国年表"等10个统计表,这10个表是中国现存的第一批统计表。虽然远在我国西周时期《尚书·禹贡》中已有统计表的资料,但是无统计表的编制。司马迁创建的统计表已具备了近现代统计表的各项要素:总标题、纵栏和横栏标题、指标名称、计算单位和指标数值等。

(一)统计表的结构

表的基本结构一般由标题、标目、线条、数字4部分组成(有时附有备注),如表1-10所示。

表1-10　2019年末我国各年龄段的人口数

各年龄段	人口数/万	百分比/%
少年儿童(0～14岁)	24 977	17.8
劳动年龄(15～59岁)	89 640	64.0
老年(60岁及以上)	25 388	18.1
合计	140 005	100.0

* 数据来源:国家统计局《2019年国民经济和社会发展统计公报》。

(二)统计表的绘制要求

绘制统计表的基本要求是:

(1)标题。位于表的上方,简要说明表的内容,有时包括时间和空间范围等信息。若有多张表时,则应在标题前加表序号,如表1、表2或表3-1、表3-2等。

(2)标目。用以指明表内数字的含义,分为横标目与纵标目。横标目用来表示被研究的事物,是表的主语,位于表的左侧;纵标目用来表示横标目的统计指标,是表的谓语,通常位于表的右上方,必要时纵标目应注明计量单位;横、纵标目连读可以组成一句完整而通顺的话。需要时,横标目下方与纵标目右边可以设合计栏。

(3)线条。不宜过多,除必须绘制的顶线、底线、标目线与合计上面的分隔线外,其余线条一般均省略,以突出表中的数字。

(4)数字。一律采用阿拉伯数字,必须完整准确无误。同一指标的小数位数应一致,位次对齐。表内不宜留空格,暂缺或无记录的可用"…"表示,无数字的用"—"表示,数字为0时则填明"0"。

(5)备注。不是表的必备项目,用以说明资料来源及对表中的有关内容做必要的说明等,可用"*"号标出,列在表的底线下方。

(三)统计表的种类

统计表按其主语的分类标志的多少,可以分为简单表和复合表两类。

(1)**简单表**(simple table):只按单一变量分组,即主语只有一个分类标志,如表1-10是按不同年龄分组的简单表。

(2)**复合表**(combinative table):按两个及以上变量分组,即主语的分类标志不止一个,通常对纵标目分层列示。如表1-11是2015年我国各高等教育类型研究生、本科生、专科生人数的比较,它有两个分类标志:高等教育类型和学历,这样结合分组的统计表称为复合表。

表 1 - 11　2015 年我国各高等教育类型的学生数

高等教育类型	招生数/万人			在校生数/万人		
	研究生	本科生	专科生	研究生	本科生	专科生
普通高等教育	64.51	389.42	348.43	191.14	1 576.69	1 048.61
成人高等教育	12.79	101.47	135.28	58.75	279.34	356.60
网络高等教育	0	74.87	128.54	0	229.48	398.99

* 资料来源:国家统计局《中国统计年鉴 2016》。

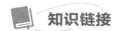 **知识链接**

描绘一场惨烈战争的统计图

图 1-27 是法国工程师、拿破仑撤退时的道路与桥梁监督官查尔斯·约瑟夫·米纳德(C. J. Minaral,1781—1870 年)于 1861 年绘制的拿破仑 1812 年入侵俄国时遭受惨败命运的经典统计图。该图在地图上绘制,按照军队的行军路线画出条形,以浅色条表示进攻莫斯科的路线,深色条表示由莫斯科撤退的路线,条形的宽度表现了军队的人数,图的下方标了由莫斯科大撤退后几个战役和寒冬困扰的时间、地点和气温,是一张集数据、地图和时间序列等于一体的统计图。

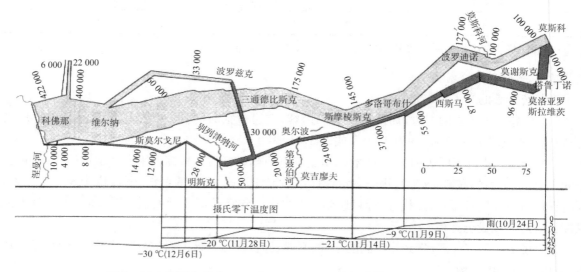

图 1 - 27　法国拿破仑 1812 年入侵俄国时遭受惨败命运的统计地图

1812 年 6 月出发时(图 1-27 左边浅色宽带形),法军 42 万大军浩浩荡荡进攻俄国;最后在 12 月中旬法军惨败撤离俄国时(图 1-27 左边黑色窄条形),士兵已折损殆尽,仅剩 1 万人。拿破仑希望用闪电战术征服俄国,但在交战地区就地补充给养的策略使法军无法在冰封荒野的俄国大地获得足够的战争必需品,加上俄军的顽强反击,惨败也就在所难免。

这张图之所以被一些统计学家誉为“历史上最好的统计图”,就是因为简单的图示中包含大量的统计信息,图中标出 6 个变量:军队的人数(带形宽度)、军队的挺进方向、军队前行中的地理位置、从莫斯科撤退期间的不同日期和气温等,再结合地图,使这场持续半年的惨烈战争主要过程完全展现在一张简单的统计图中。

综合练习一

一、填空题

1. 统计数据可以分为_____数据、_____数据和_____数据三类,其中_____数据、_____数据属于定性数据。

2. 表示定性数据整理结果的统计图有_____、_____;而_____、_____、_____等是专用于表示定量数据的特征和规律的统计图。

3. 用于数据整理和统计分析的常用统计软件有_____、_____等。

4. 描述数据集中趋势的常用统计量主要有_____、_____和_____等,其中最重要的是_____;描述数据离散程度的常用统计量主要有_____、_____、_____、_____等,其中最重要的是_____、_____。

二、选择题

1. 关于样本标准差,以下哪项是错误的?　　　　　　　　　　　　　　　　　　　（　　）

A. 反映样本观察值的离散程度 　　　　　　　B. 度量数据偏离样本均值的大小

C. 反映均值代表性的好坏 　　　　　　　　　D. 不会小于样本均值

2. 比较腰围和体重两组数据的变异度大小宜采用　　　　　　　　　　　　　　　（　　）

A. 变异系数(CV) 　　　　　　　　　　　　B. 方差(S^2)

C. 极差(R) 　　　　　　　　　　　　　　　D. 标准差(S)

3. 各样本观察值均加同一常数 c 后　　　　　　　　　　　　　　　　　　　　（　　）

A. 样本均值不变,样本标准差改变 　　　　　B. 样本均值改变,样本标准差不变

C. 两者均不变 　　　　　　　　　　　　　　D. 两者均改变

三、计算题

1. 在某药合成过程中,测得的转化率(%)如下:

$$94.3 \quad 92.8 \quad 92.7 \quad 92.6 \quad 93.3 \quad 92.9 \quad 91.8 \quad 92.4 \quad 93.4 \quad 92.6$$
$$92.2 \quad 93.0 \quad 92.9 \quad 92.2 \quad 92.4 \quad 92.2 \quad 92.8 \quad 92.4 \quad 93.9 \quad 92.0$$
$$93.5 \quad 93.6 \quad 93.0 \quad 93.0 \quad 93.4 \quad 94.2 \quad 92.8 \quad 93.2 \quad 92.2 \quad 91.8$$
$$92.5 \quad 93.6 \quad 93.9 \quad 92.4 \quad 91.8 \quad 93.8 \quad 93.6 \quad 92.1 \quad 92.0 \quad 90.8$$

(1) 取组距为 0.5,最低组下限为 90.5,试作出频数分布表;

(2) 根据频数分布表的分组数据,计算样本均值和样本标准差。

2. 在某次实验中,用洋地黄溶液分别注入 10 只家鸽内,直至动物死亡,将致死量折算至原来洋地黄粉的质量,其数据记录为(单位:mg/kg):

$$97.3 \quad 91.3 \quad 102 \quad 129 \quad 92.8 \quad 98.4 \quad 96.3 \quad 99.0 \quad 89.2 \quad 90.1$$

试计算该组数据的均值、中位数、方差、标准差、极差、标准误和变异系数。

3. 已知某年某城市居民家庭月人均支出分组数据如下表所示:

按月人均支出分组/元	家庭户数占总户数的百分比/%
200 以下	1.5
200～500	18.2
500～800	46.8
800～1000	25.3
1 000 及以上	8.2
合计	100

(1) 试计算该市平均每户月人均支出的均值和标准差;

(2) 指出其家庭月人均支出的中位数与众数所在组。

四、上机实训题

1. 根据《中华人民共和国 2020 年国民经济和社会发展统计公报》,在 2020 年我国的国内生产总值 1 015 986 亿元中,第一产业为 77 754 亿元,第二产业为 384 255 亿元,第三产业为 553 977 亿元。试用 SPSS 绘制 2020 年我国的国内生产总值中各产业产值的条形图和圆图(饼图)。

2. 对计算题第 1 题的某药合成过程中的转化率数据,试利用 SPSS 建立其数据集。

(1) 计算其常用的描述统计量;

(2) 取组距(条形的区间宽度)为 0.5、最低组下限为 90.5,用 SPSS 作出其直方图;

(3) 用 SPSS 作出其箱图。

第二章　随机事件的概率及其计算

第一章介绍了统计数据的描述。如果获得的数据是所研究问题总体的全部数据,通过对数据的描述就可以直接得到表示总体数量规律性的参数及其分布。然而在实际研究中,由于种种原因,往往无法得到全部总体数据,只能抽取部分个体作为样本,由样本所提供的信息对总体数量规律进行统计推断。统计推断的理论基础是概率论。从本章开始,将介绍概率论的一些基本内容,如随机事件及其概率、随机变量及其分布、随机变量的数字特征等。

第一节　随机事件的概率

一、随机事件

在自然界和人们的社会生活中各种现象形形色色,千姿百态,但不外乎两大类。一类是在一定条件下必然发生或不发生的确定性现象,我们可事先预知它是否发生。例如,在正常状况下,水在 0℃时结成冰。一类是在一定的条件下可能发生,也可能不发生,其结果具有不确定性的**随机现象**(random phenomena)。例如,抛掷一枚硬币,既可能出现正面朝上,也可能出现反面朝上。又如用某种新药来治疗患者的疾病,其结果可能是有效或无效。虽然随机现象在个别观察或试验中,其结果具有不确定性,但在多次重复试验或观察中却会表现出某种规律性。例如,多次重复抛掷同一枚质地均匀的硬币,就会发现,正面朝上和反面朝上的次数大致各占一半。这种随机现象在多次重复试验或观察中所出现的规律性称为**统计规律性**(statistical law)。

为研究随机现象的统计规律性而进行的各种科学实验或观测都称为**试验**(experiment)。而将具有以下三个特征的试验称为**随机试验**(random experiment):

(1) 试验在相同的条件下可重复地进行;

(2) 试验的所有可能结果事先是明确可知的,且不止一个;

(3) 每次试验恰好出现其中之一,但试验前无法预知到底出现哪一个结果。

随机试验中,每个可能结果称为**基本事件**[或**样本点**(simple event)],基本事件是不可能再分解的。由全体基本事件构成的集合称为**样本空间**(sample space),记为 Ω。在进行试验的过程中,人们往往关心带有某些特征的基本事件所组成的集合,我们将由单个或多个基本事件组成的集合称为**随机事件**(random event),简称**事件**(event)。显然,一个随机事件对应于样本空间的一个子集,而基本事件是不可能再分解的最简单的事件。在随机试验中,如果发生的结果是事件 A 所含的基本事件,就称**事件 A 发生**。

样本空间 Ω 包含所有基本事件,在每次试验中必然发生的,称为**必然事件**(certain event);空集 $\varnothing$ 不含有任何基本事件,在每次试验中都不发生,称为**不可能事件**(impossible event)。显然,必然事件与不可能事件发生与否已失去"不确定性",但仍视为特殊的随机事件,实际上,它们是随机事件的两种极端情形。

例如,我们考察随机试验:"掷一枚骰子,观察其出现的点数",如果用 $\{i\}$ 表示 $\{$出现的点数为 $i\}$,则该试验共有 6 个基本事件:

$$\{1\},\{2\},\{3\},\{4\},\{5\},\{6\},$$

其样本空间 $\Omega=\{1,2,3,4,5,6\}$。"出现奇数点"这一随机事件由 1、3、5 这三个基本事件组成,可表示为 $\{1,3,5\}$。在该试验中,"点数不超过 6"就是必然事件,"出现 7 点"就是不可能事件。

二、随机事件的关系和运算

基本事件也称简单事件。一般所说的事件是指样本空间的某个子集,也称复合事件,为了研究事件的性质,需要讨论事件的关系和运算。

(一)事件的包含与相等

如果事件 A 发生则事件 B 一定发生,即事件 A 的每一基本事件都包含在事件 B 中,称事件 B 包含事件 A,或事件 A 包含于事件 B,记为 $B\supset A$ 或 $A\subset B$。

例如,掷一枚骰子,事件 $A=\{3\}$ 发生则事件 $B=\{$出现奇数点$\}$ 一定发生,故有 $A\subset B$。

对任一事件 A,有 $\varnothing\subset A\subset \Omega$。在概率论中常用一个长方形表示样本空间 Ω,用其中的圆(或其他几何图形)表示事件,这类图形称为 **Venn 图**(Venn graph)。图 2-1 表示 $A\subset B$ 的 Venn 图。

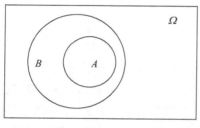

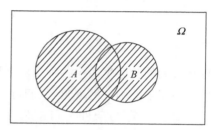

图 2-1　$A\subset B$　　　　　　　　图 2-2　$A+B$(或 $A\bigcup B$)

如果 $A\supset B$ 且 $B\supset A$,即事件 A 和 B 包含相同的基本事件,称事件 A 与 B 相等,记为 $A=B$。

(二)事件的和(或并)与积(或交)

称"事件 A 与 B 至少有一个发生"的事件为事件 A 与 B 的和(或并),记为 $A+B$(或 $A\bigcup B$),它为事件 A 与 B 中所有基本事件所构成的集合(图 2-2)。

称"事件 A 和 B 同时发生"的事件为事件 A 与 B 的积(或交),记为 AB(或 $A\bigcap B$),它为事件 A 与 B 中所有公共的基本事件所构成的集合(图 2-3)。

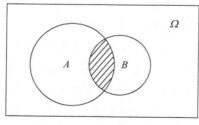

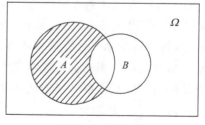

图 2-3　AB(或 $A\bigcap B$)　　　　　　图 2-4　$A-B$

例如,掷一枚骰子,事件 $A=\{$出现点数$\leqslant 3\}$,事件 $B=\{$出现偶数点$\}$,则

$$A+B=\{1,2,3,4,6\},\ AB=\{2\}$$

事件的和与积可推广到多个事件情形:

$$A_1+A_2+\cdots+A_n=\sum_{i=1}^{n}A_i\ \text{表示事件}\ A_1,A_2,\cdots,A_n\ \text{中至少有一个发生}$$

$$A_1A_2\cdots A_n=\prod_{i=1}^{n}A_i\ \text{表示事件}\ A_1,A_2,\cdots,A_n\ \text{同时发生}$$

称"事件 A 发生而 B 不发生"的事件为事件 A 与 B 的差,记为 $A-B$,它是由属于事件 A 但不属于 B 的所有基本事件所构成的集合(图 $2-4$)。

例如,掷一枚骰子,事件 $A=\{$出现点数$>3\}$,事件 $B=\{$出现奇数点$\}$,则

$$A-B=\{4,6\}, B-A=\{1,3\}$$

（三）事件的互不相容与对立事件

如果事件 A 和 B 不能同时发生,则称事件 A 与 B **互不相容**(mutually exclusive 或**互斥**)(图 $2-$ 5)。此时事件 A 和 B 没有共同的基本事件,即 $AB=\varnothing$。

例如,掷一枚骰子,事件 $A=\{$出现点数$>3\}$,事件 $B=\{1,2\}$,则事件 A 与 B 互不相容。

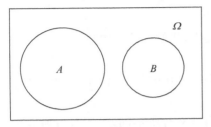

图 2-5　**A 与 B 互不相容**

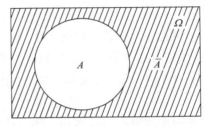

图 2-6　**A 的对立事件 $\overline{A}$**

称"事件 A 不发生"的事件为 A 的**对立事件**(complementary event 或**逆事件**),记为 $\overline{A}$,它由样本空间中所有不属于 A 的基本事件所构成(图 $2-6$)。此时有:

$$A\overline{A}=\varnothing, A+\overline{A}=\Omega$$

例如,掷一枚骰子,事件 $A=\{$出现点数$>3\}$,事件 $B=\{1,2,3\}$,则事件 A 与 B 互为对立事件,即 $A=\overline{B}, B=\overline{A}$。

显然,两个对立事件一定是互不相容事件,但两个互不相容事件不一定是对立事件。

（四）事件的运算规则

事件的运算与集合的运算一样,满足下列运算规则:

(1) **交换律**: $A+B=B+A$；$AB=BA$

(2) **结合律**: $(A+B)+C=A+(B+C)$；$(AB)C=A(BC)$

(3) **分配律**: $(A+B)C=AC+BC$；$A+(BC)=(A+B)C$

(4) **差积转换律**: $A-B=A\overline{B}=A-AB$

(5) **德·摩根**(De Morgan)**对偶律**: $\overline{A+B}=\overline{A}\,\overline{B}$；$\overline{AB}=\overline{A}+\overline{B}$

对更一般的情形,有

$$\overline{A_1+A_2+\cdots+A_n}=\overline{A}_1\overline{A}_2\cdots\overline{A}_n$$

$$\overline{A_1A_2\cdots A_n}=\overline{A}_1+\overline{A}_2+\cdots+\overline{A}_n$$

对于上述运算规则,我们可以利用 Venn 图和事件间的关系来验证其正确性。后面我们将会利用这些规则来进行有关概率问题的求解。

在事件表示中,我们称以运算符号连接起来的事件表示式为**事件式**(event expression)。在事件式中,事件的运算还应遵循下列运算顺序:先求"对立",再求"积",最后求"和""差",遇有括号,先算括号内的。

掌握了事件的关系和运算规律后,我们就可以用简单事件的表达式来表示各种复杂事件。

例 2-1　依次检查三人脉象作为一次试验,设 $A=\{$第一人正常$\}$,$B=\{$第二人正常$\}$,$C=\{$第三

人正常}。试用 A、B、C 三个事件表示下列事件：

(1) 只有第一人正常；(2) 只有一人正常；(3) 三人都不正常；(4) 至少有一人正常。

解：记 $\overline{A}=\{$第一人不正常$\}$，$\overline{B}=\{$第二人不正常$\}$，$\overline{C}=\{$第三人不正常$\}$。

(1) {只有第一人正常}={第一人正常且第二、第三人不正常}=$A\overline{B}\overline{C}$。

(2) {只有一人正常}=$A\overline{B}\overline{C}+\overline{A}B\overline{C}+\overline{A}\overline{B}C$。

(3) {三人都不正常}=$\overline{A}\,\overline{B}\,\overline{C}=\overline{A+B+C}$。

(4) {至少有一人正常}=$A\overline{B}\overline{C}+\overline{A}B\overline{C}+\overline{A}\overline{B}C+AB\overline{C}+\overline{A}BC+A\overline{B}C+ABC=\overline{\overline{A}\,\overline{B}\,\overline{C}}$ $=\overline{\overline{A+B+C}}=A+B+C$。

三、概率的定义

由于随机事件在一次试验中可能发生，也可能不发生，我们自然希望知道事件在试验中发生的可能性有多大，而这种可能性的大小就由概率来刻画。

定义 2-1 事件 A 发生的**概率**(probability)是事件 A 在试验中出现的可能性大小的数值度量，用 $P(A)$ 表示。

基于对概率的不同情形的应用和不同解释，概率的定义有所不同，主要有古典概率、统计概率和概率的公理化定义等。

（一）统计概率

定义 2-2 在相同的条件下重复进行 n 次试验，事件 A 出现 m_A 次，则称

$$f_n(A)=\frac{m_A}{n}=\frac{A\text{ 发生的次数}}{\text{试验的总次数}}$$

为事件 A 在 n 次试验中的**频率**(frequence)。

虽然事件的频率随着试验总次数的变化而变化，但在大量重复的试验中，事件的频率具有一定的稳定性。例如，拉普拉斯在 18 世纪末对欧洲几个国家的人口资料进行研究，发现这些国家的男婴出生率都稳定地接近 $22/43=0.512$。

历史上还有许多人做过掷硬币试验，以观察其正面向上的频率，结果如表 2-1 所示。

表 2-1 掷硬币试验正面向上的频率

试验者	投掷硬币次数 n	正面向上次数 m_A	正面向上频率 m_A/n
De Morgan	2 048	1 061	0.518 1
Buffon	4 040	2 048	0.506 9
K. Pearson	12 000	6 019	0.501 6
K. Pearson	24 000	12 012	0.500 5

这表明，虽然事件 A 的频率随 n 而变动，但当试验次数足够多时，频率将逐渐稳定地趋于某个固定的常数（如表 2-1 中掷硬币试验中的 0.5），这称为**频率的稳定性**(stability of relative frequency)。

利用频率的稳定性，我们就可以得到下列统计概率的定义。

定义 2-3 在相同的条件下重复进行 n 次试验，当 n 很大时，事件 A 出现的频率将稳定地在某一常数值 p 附近波动，且一般当 n 越大时，波动幅度越小，逐渐趋于稳定。则称该频率的稳定值 p 为事件 A 发生的**统计概率**(statistical probability)，即 $P(A)=p$。

在实际应用时，利用上述统计概率的定义，即可将试验次数充分大时事件 A 出现的频率值作为事件的概率近似值，即 $P(A)\approx\dfrac{m_A}{n}$，这在概率不易求出时很有效。

例如,国家《新药审批办法》规定,新药临床试验一般不得少于 300 例,并设对照组。如果某种新药在 350 例临床试验中有 278 例是有效的,其有效率为

$$f_n(A) = \frac{278}{350} \approx 0.794$$

则该新药有效的概率就可认为是 0.794。

例 2 - 2 为估计某鱼池中鱼的数量,我们可采用下列方法:首先从该鱼池中取 100 条鱼,做上记号后再放入该鱼池中;再从该鱼池中任意捕捉 50 条鱼,结果发现其中有 2 条有记号。

试由此来估算鱼池内大约有多少条鱼。

解:设鱼池内大约有 n 条鱼,则根据统计概率的定义,从鱼池中捉到有记号鱼的概率($=100/n$),应该近似于捕捉到有记号鱼的频率 2/50,即

$$\frac{100}{n} \approx \frac{2}{50}$$

由此就可解得 $n \approx 2\,500$。

故鱼池内大约有 2 500 条鱼。

应强调指出,对于一个随机事件 A 来说,其频率是变动的,而概率 $P(A)$ 则为常数,表示随机事件 A 发生的可能性的大小。当试验次数足够多,频率相当稳定时,可把其频率作为概率的近似值。

由概率的统计定义,可知概率具有下列性质:

(1) 对任何事件 A,恒有 $0 \leqslant P(A) \leqslant 1$。

(2) 对必然事件 Ω,有 $P(\Omega)=1$;对不可能事件 $\varnothing$,$P(\varnothing)=0$。

概率的统计定义虽然直观,但是据此计算事件的概率是困难的。在实际问题中尚有许多随机现象具有"对称性"等属性,使得事件的概率能直接计算,这就是下面要介绍的古典概率的定义。

(二) 古典概率

考虑一类最简单的随机现象,具有下列两个特点:

(1) 试验的结果即基本事件的总数是有限的,而且互不相容;

(2) 每个基本事件发生的可能性是相同的。

这类随机试验的数学模型称为**古典概型**(classical probability model)或**有限等可能概型**,这是因为它是概率论发展初期研究的主要对象。例如,掷骰子试验、掷硬币试验、袋中摸球、产品质量检查等,都是具有上述特征的试验。显然,古典概型涉及的样本空间由有限个等可能的基本事件组成。

对于古典概型问题,我们有下列古典概率定义:

定义 2 - 4 设随机试验是古典概型,即其样本空间的基本事件总数为 n,每个基本事件出现的可能性相等,若事件 A 由其中 m 个基本事件所组成,则事件 A 的**古典概率**(classical probability)为

$$P(A) = \frac{m}{n} = \frac{A \text{ 所含的基本事件数}}{\text{基本事件总数}}$$

显然,由定义 2-4 易知:

(1) 对任何事件 A,恒有 $0 \leqslant P(A) \leqslant 1$。

(2) 对必然事件 Ω,有 $P(\Omega)=1$;对不可能事件 $\varnothing$,$P(\varnothing)=0$。

另外,对于对立事件 A 和 $\overline{A}$,有

$$P(A) = 1 - P(\overline{A}),\ P(\overline{A}) = 1 - P(A)$$

实际求解古典概率问题时,归结为计算事件 A 所含样本点(也即有利于 A 的基本事件)的个数 m 和样本空间所含样本点的总个数 n(即基本事件总数),往往需要用排列组合知识及概率性质。

例 2-3 将一个表面涂有红色的正方体锯成 1 000 个同样大小的小正方体。搅匀后,任摸一小正方体,试求有 K 面$(K=0,1,2,3)$涂有红色的概率。

解:将 1 000 个小正方体编成 1~1 000 号,每个小正方体被摸到的机会是等可能的。其中,3 面有红色的为 8 个,2 面有红色的为 $8\times12=96$(个),1 面有红色的为 $64\times6=384$(个),0 面有红色的为 $8\times8\times8=512$(个),于是根据古典概率的定义,有

$$P(K=3)=8/1\ 000=0.008$$

$$P(K=2)=96/1\ 000=0.096$$

$$P(K=1)=384/1\ 000=0.384$$

$$P(K=0)=512/1\ 000=0.512$$

例 2-4 从 4 名男生、3 名女生中随机选取 3 名做代表,试求下列事件的概率:

(1) 代表中恰有一名女生(事件 A);(2) 代表中至少有一名女生(事件 B)。

解一:现将从 4 名男生、3 名女生这 7 名学生中选取 3 名的每种选法作为每个基本事件。因为选取是随机的,则每种选法的可能性相同,且共有 C_7^3 种选法,故属于古典概型问题。而其基本事件总数 $n=C_7^3$。

(1) 对事件 A,因为对应于事件 A 的取法共有 $C_3^1 C_4^2$ 种,所以 A 所含的基本事件数 $m=C_3^1 C_4^2$,

$$P(A)=\frac{m}{n}=\frac{C_3^1 C_4^2}{C_7^3}=\frac{18}{35}=0.514$$

(2) 由于事件 B 所含的情形有:代表中有 1 女 2 男、2 女 1 男或 3 女这三种,因此对应于事件 B 的选法也即事件 B 所含的基本事件数

$$m=C_3^1 C_4^2+C_3^2 C_4^1+C_3^3$$

$$P(B)=\frac{m}{n}=\frac{C_3^1 C_4^2+C_3^2 C_4^1+C_3^3}{C_7^3}=\frac{31}{35}=0.886$$

解二:题(2)还可以用对立事件公式来解。考虑事件 B 的对立事件 $\bar{B}=\{代表中没有女生\}$,则 $\bar{B}$ 所含的基本事件数也即代表中全是男生的取法数为 C_4^3,故

$$P(B)=1-P(\bar{B})=1-\frac{C_4^3}{C_7^3}=\frac{31}{35}=0.886$$

显然,这比前面直接用定义 2-4 求解来得简便。

(三)概率的公理化定义

除了上述两种概率的定义外,还有几何概率的定义、主观概率的定义,都是在不同情形下确定概率的不同方法。由这些概率的定义,可得出概率的三条公理,它概括了概率各种定义的共性,是概率的最基本性质,也是概率公理化定义的基础。

公理 1(非负性) 对任一事件 A,有 $0\leqslant P(A)\leqslant1$。

公理 2(规范性) 必然事件 Ω 的概率为 1,不可能事件 $\varnothing$ 的概率为 0,即

$$P(\Omega)=1,P(\varnothing)=0$$

公理 3(可列可加性) 对于两两互不相容事件 $A_1,A_2,\cdots,A_n,\cdots,(A_i A_j=\varnothing,i\neq j)$,有

$$P(A_1+A_2+\cdots+A_n+\cdots)=P(A_1)+P(A_2)+\cdots+P(A_n)+\cdots$$

定义 2 - 5 设 Ω 是随机试验的样本空间,如果对 Ω 中任意事件 A,都对应一个实数 $P(A)$,而且 $P(A)$ 满足上述公理 1、公理 2 和公理 3,则称 $P(A)$ 为随机事件 A 的**概率**(probability)。

该定义称为**概率的公理化定义**或一般定义,对所有的随机试验都适用。古典概率、统计概率等概率定义都是此定义的特殊情形。

知识链接

柯尔莫哥洛夫与概率的公理体系

安德列·柯尔莫哥洛夫(A. N. Kolmogrov,1903—1987)是公认的 20 世纪最有影响的苏联(俄国)杰出数学家和概率统计学家。1931 年任莫斯科大学教授,1939 年 36 岁的他担任苏联科学院院士、数学研究所所长。

1929 年柯尔莫哥洛夫发表的文章《概率论与测度论的一般理论》,首次给出了测度论基础的概率论公理结构。1931 年他出版了《概率论基本概念》一书,在世界上首次以测度论和积分论为基础建立了概率论的公理化定义,从而使概率论建立在完全严格的数学基础之上,奠定了现代概率论的理论基础。《概率论基本概念》是一部具有划时代意义的巨著,在数学科学的历史上写下了苏联数学最光辉的一页。

柯尔莫哥洛夫研究范围广泛,论著多达 230 多种,在基础数学、数理逻辑、函数论、泛函分析、数理统计、测度论、湍流力学、拓扑学等很多领域,特别是概率论和信息论领域做出了杰出的贡献。

第二节 概率的计算公式

一、概率的加法定理

定理 2 - 1(互不相容事件加法定理) 若事件 A 与 B 互不相容,则

$$P(A+B)=P(A)+P(B)$$

证明:现以古典概型为例进行证明。设试验的所有可能结果包含 n 个基本事件,事件 A 包含其中的 m_1 个基本事件,事件 B 包含其中的 m_2 个基本事件。若事件 A 与 B 互不相容,则它们所包含的基本事件是完全不同的,所以事件 $A+B$ 所包含的基本事件共有 (m_1+m_2) 个,于是得到

$$P(A+B)=\frac{m_1+m_2}{n}=\frac{m_1}{n}+\frac{m_2}{n}=P(A)+P(B)$$

即

$$P(A+B)=P(A)+P(B)$$

由该定理不难推广到下列 n 个事件的情形。

推论 2 - 1 对于 n 个两两互不相容的事件 $A_1,A_2,\cdots,A_n(A_iA_j=\varnothing,i\neq j)$,有

$$P(A_1+A_2+\cdots+A_n)=P(A_1)+P(A_2)+\cdots+P(A_n)$$

推论 2 - 2(对立事件公式) 对任一事件 A 及其对立事件 $\overline{A}$,有

$$P(A)=1-P(\overline{A}),P(\overline{A})=1-P(A)$$

证明:因 A 与 $\overline{A}$ 互为对立事件,则 $A+\overline{A}=\Omega,A\overline{A}=\varnothing$,故

$$1=P(\Omega)=P(A+\overline{A})=P(A)+P(\overline{A})$$

移项得 $\qquad P(A)=1-P(\overline{A})$ 或 $P(\overline{A})=1-P(A)$

推论 2-3(事件之差公式) 对任意事件 A、B,有

$$P(A-B)=P(A)-P(AB)$$

特别地,当 $B\subset A$ 时,有

$$P(A-B)=P(A)-P(B)$$

证明: 利用 Venn 图(图 2-7)易知

$$A=(A-B)+AB, 且 (A-B)AB=\varnothing$$

即 $(A-B)$ 与 AB 互不相容,则

$$P(A)=P((A-B)+AB)=P(A-B)+P(AB)$$

移项得 $\qquad P(A-B)=P(A)-P(AB)$

特别地,当 $B\subset A$ 时,$AB=B$,故

$$P(A-B)=P(A)-P(AB)=P(A)-P(B)$$

定理 2-2(一般加法定理) 对于任意两个事件 A、B,有

$$P(A+B)=P(A)+P(B)-P(AB)$$

而当事件 A 与 B 互不相容时,$AB=\varnothing$,则 $P(A+B)=P(A)+P(B)$,该定理的公式就变成定理 2-1 的形式了。

证明: 利用 Venn 图(图 2-7)易知

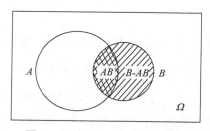

图 2-7 加法定理证明示意图

$$A+B=A+(B-AB) 且 A(B-AB)=\varnothing, AB\subset B$$

则由定理 2-1 和推论 2-3 知

$$P(A+B)=P(A+(B-AB))=P(A)+P(B-AB)=P(A)+P(B)-P(AB)$$

该性质可以推广到三个事件的情形:

对于任意三个事件 A、B、C,有

$$P(A+B+C)=P(A)+P(B)+P(C)-P(AB)-P(AC)-P(BC)+P(ABC)$$

例 2-5 已知 $P(A)=0.4$,$P(A+B)=0.7$,试分别就:

(1) A 与 B 互不相容时;(2) $A\subset B$ 时;(3) 已知 $P(AB)=0.2$ 时,求 $P(B)$ 的值。

解: 由题设已知 $P(A)=0.4$,$P(A+B)=0.7$,则

(1) 因 A 与 B 互不相容,则有 $P(A+B)=P(A)+P(B)$,故

$$P(B)=P(A+B)-P(A)=0.7-0.4=0.3$$

(2) 因 $A \subset B$，则 $B = A + B$，故 $P(B) = P(A+B) = 0.7$。

(3) 因 $P(AB) = 0.2$，则由加法定理公式

$$P(A+B) = P(A) + P(B) - P(AB)$$

得 $\qquad P(B) = P(A+B) - P(A) + P(AB) = 0.7 - 0.4 + 0.2 = 0.5$

例 2-6 在 $1 \sim 100$ 中任取一数，试求：

(1) 该数能被 4 整除或能被 6 整除的概率；

(2) 该数既不能被 4 整除又不能被 6 整除的概率。

解：设事件 $A = \{$该数能被 4 整除$\}$，事件 $B = \{$该数能被 6 整除$\}$，则

$$P(A) = \frac{25}{100} = 0.25, P(B) = \frac{16}{100} = 0.16, P(AB) = \frac{8}{100} = 0.08$$

(1) 利用加法公式，所求概率为

$$P(A+B) = P(A) + P(B) - P(AB) = 0.25 + 0.16 - 0.08 = 0.33$$

(2) 利用德·摩根对偶律公式，所求概率为

$$P(\bar{A}\bar{B}) = P(\overline{A+B}) = 1 - P(A+B) = 1 - 0.33 = 0.67$$

二、条件概率

在实际应用中，有时我们还需要考虑事件 A 在"某一事件 B 已发生"这一条件下的概率，此时事件 A 发生的概率是否受到"B 事件已发生"这一特定条件的影响呢？我们先来看个例子。

例 2-7 现有甲、乙两厂生产的一批药品共 200 件，其中甲厂生产的药品 120 件，有次品 4 件；乙厂生产的药品 80 件，有次品 8 件。现从该批药品中任取一件药品，试求：

(1) 该件药品是次品的概率；

(2) 已知所取的药品是乙厂生产的，求该件药品是次品的概率。

解：设 $A = \{$该件药品是次品$\}$，$B = \{$药品是由乙厂生产的$\}$，则

(1) 所求概率为

$$P(A) = \frac{4+8}{200} = 0.06$$

(2) 记"已知所取的药品是乙厂生产的，该件药品是次品"的概率为 $P(A|B)$，则

$$P(A|B) = \frac{8}{80} = 0.10$$

显然，$P(A|B) = 0.10 \neq P(A)$，因为概率 $P(A|B)$ 是事件 A 在"该件药品是乙厂生产的"这一特定条件限制下的概率，这正是我们将要讨论的条件概率。

定义 2-6 设 A、B 是两个事件，且 $P(B) > 0$，称

$$P(A|B) = \frac{P(AB)}{P(B)}$$

为在事件 B 发生的条件下，事件 A 发生的**条件概率**（conditional probability）。

对此定义公式，我们可结合下列 Venn 图（图 2-8）加以说明。

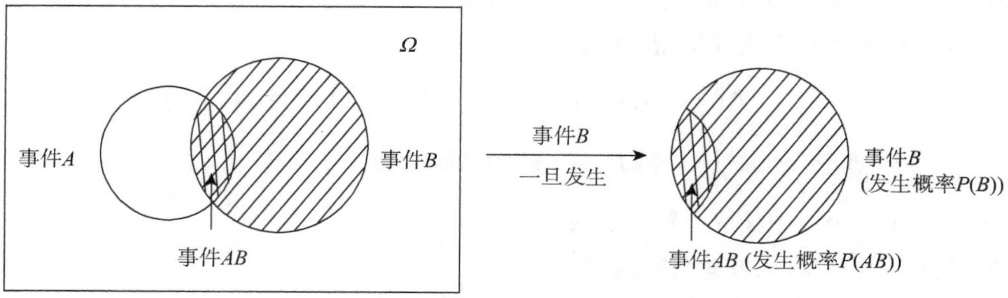

图 2-8 条件概率定义示意图

例如在例 2-7 中,易知

$$P(A) = 0.06$$

$$P(B) = \frac{80}{120 + 80} = 0.4$$

$$P(AB) = \frac{8}{120 + 80} = 0.04$$

已知所取药品是乙厂生产的,该件药品是次品的概率为

$$P(A|B) = \frac{P(AB)}{P(B)} = \frac{0.04}{0.4} = 0.1$$

这与前面例 2-7 中所求的 $P(A|B)$ 是一样的。

三、概率的乘法公式

利用条件概率公式,我们可立刻得到下列概率的乘法公式:

定理 2-3(乘法公式) 对于任意两个事件 A、B,

(1) 若 $P(A) > 0$,则 $P(AB) = P(A)P(B|A)$;

(2) 若 $P(B) > 0$,则 $P(AB) = P(B)P(A|B)$。

此公式还可以推广到 n 个事件 $A_1, A_2, \cdots, A_n$ 的情形:

$$P(A_1 A_2 \cdots A_n) = P(A_1)P(A_2|A_1)P(A_3|A_1 A_2) \cdots P(A_n|A_1 A_2 \cdots A_{n-1})$$

(证明略)

例 2-8 设袋中有 2 个红球,3 个白球。现从中每次任取 1 个(不放回),连取两次,试求第一次取得红球、第二次取得白球的概率。

解一:用古典概率的定义直接计算,所求概率为

$$P = \frac{A_2^1 A_3^1}{A_5^2} = \frac{2 \times 3}{5 \times 4} = \frac{6}{20} = \frac{3}{10}$$

解二:用概率的乘法公式。设 $A = \{$第一次取得红球$\}$,$B = \{$第二次取得白球$\}$,则

$$P(AB) = P(A)P(B|A) = \frac{2}{5} \times \frac{3}{4} = \frac{3}{10}$$

第三节　事件的独立性

一、事件的独立性

在例 2-8 中，如果抽样改为放回抽样，则由题意，我们易求得

$$P(A)=2/5,\ P(B|A)=3/5,\ P(B)=3/5$$

即

$$P(B)=P(B|A)$$

故所求"第一次取得红球、第二次取得白球的概率"为

$$P(AB)=P(A)P(B|A)=P(A)P(B)=\frac{2}{5}\times\frac{3}{5}=\frac{6}{25}$$

此时，A 事件的发生对 B 事件发生的概率没有任何影响，即事件 A 与 B 是相互独立的。一般地，我们有如下定义：

定义 2-7　对于任意两个事件 A、B，若满足

$$P(AB)=P(A)P(B)$$

则称事件 A 与 B 是**相互独立**（independent）的。

具体应用时，通常先由实际意义判断事件 A 与 B 的相互独立性，再利用上述对于独立事件的乘法公式的特殊形式：$P(AB)=P(A)P(B)$ 来计算事件 A、B 同时发生的概率。

上述公式可以推广到多个事件的情形。即对于相互独立的事件 $A_1,A_2,\cdots,A_n$，有

$$P(A_1A_2\cdots A_n)=P(A_1)P(A_2)\cdots P(A_n)$$

对于事件的独立性，我们还有下列结论：

定理 2-4　（1）如果 $P(A)>0$（或 $P(B)>0$），则事件 A 与 B 相互独立的等价条件是

$$P(B)=P(B|A)\ (或\ P(A)=P(A|B))$$

（2）如果事件 A 与 B 相互独立，则 A 与 $\overline{B}$，$\overline{A}$ 与 B，$\overline{A}$ 与 $\overline{B}$ 都相互独立。

（证明略）

例 2-9　有一种新药，据说能有效地治愈流行性感冒。在 500 名流感病人中，有的服了这种药（事件 A），有的没有服这种药（事件 $\overline{A}$）；经过 5 天后，有的痊愈（事件 B），有的未痊愈（事件 $\overline{B}$），结果如表 2-2 所示。试判断这种新药对医治流感是否有效。

表 2-2　500 名流感病人试验资料

疗　　效	服药（A）	未服药（$\overline{A}$）	合计
痊愈（B）	170	230	400
未痊愈（$\overline{B}$）	40	60	100
合计	210	290	$N=500$

解：考虑分析服药（事件 A）与痊愈（事件 B）这两个事件是否独立。如果相互独立，则痊愈与否和是否服药无关，说明没有疗效。由于试验例数 500 比较大，故可用频率近似地估计统计概率，有

$$P(B)\approx\frac{170+230}{500}=0.8;P(B|A)\approx\frac{170}{170+40}=0.81$$

因 $P(B|A)$ 与 $P(B)$ 几乎相等,故可认为事件 A 与 B 相互独立,表明此药没有疗效。

例 2 - 10 某种彩票每周开奖一次,每次中大奖的可能性是十万分之一(10^{-5}),若你每周买一张彩票,尽管你坚持了十年(每年 52 周),但是从未中过大奖。试问:买彩票十年从未中过大奖,该现象是否正常?

解:该现象是否正常,可通过计算十年来从未中过大奖的概率来解决。

每周买一张彩票而买了十年,每年 52 周,则共买了 520 张,现设

$$A_i = \{第 i 次买彩票中大奖\}, i = 1, 2, \cdots, 520$$

由题意有 $\qquad P(A_i) = 10^{-5}, \quad P(\overline{A_i}) = 1 - 10^{-5}, i = 1, 2, \cdots, 520$

由于每周开奖是相互独立的,因此十年从未中过大奖的概率为

$$P(\overline{A_1} \overline{A_2} \cdots \overline{A_{520}}) = P(\overline{A_1}) P(\overline{A_2}) \cdots P(\overline{A_{520}}) = (1 - 10^{-5})^{520} \approx 0.994\ 8$$

该概率依然很大,说明你十年从未中过大奖可能性很大,该现象的出现是很正常的。

二、独立重复试验概型

由于概率论是从数量侧面研究随机现象的统计规律性,而随机现象的统计规律性只有在大量的重复独立试验中才能体现出来,因此,独立重复试验在概率论和数理统计中具有极为重要的地位。

在独立重复试验中,我们考虑最简单的一类随机试验,它具有如下特征:

(1)试验在相同条件下独立重复地进行 n 次;

(2)每次试验只有两个可能结果,即 A 和 $\overline{A}$,且

$$P(A) = p, P(\overline{A}) = 1 - p = q, 0 < p < 1$$

这类随机试验的数学模型就称为 n **重伯努利概型**(Bernoulli probability model)或 n **重伯努利试验**(Bernoulli trials)。

在许多试验问题中,试验只有两个结果,所观察的某个事件 A 在一次试验中可能发生,也可能不发生。例如,在药物毒性试验中,给试验动物注射一定剂量的药物,该动物可能存活,也可能死亡;在临床研究中,给病人施行某种新手术,可能成功,也可能失败;在一批药品中进行放回抽样,观察抽到的是否为次品;等等,都属于伯努利概型。有的试验可能不止两个结果,例如试验一种新药疗效,可能分治愈、显效、有效、无效等多个级别,如果首先关心的是有效与无效,则可把治愈、显效并入"有效"一类,从而问题仍可归结为伯努利试验来分析。

📖 **知识链接**

伯努利——数学统计学家的显赫家族

伯努利(Bernoulli)是 17 世纪瑞士巴塞尔的堪称盛产数学家和自然科学家的大家族。祖孙三代,在欧洲历史上曾留下 11 位数学家,雅各布和丹尼尔是其中最为杰出的代表。

雅各布·伯努利(Jakob Bernoulli,1654—1705),创立了最早的大数定理——伯努利定理,建立了描述独立重复试验序列的"伯努利概型",并撰写了最早的概率论专著——《猜度术》,从而将概率理论系统化,并加以发展。雅各布在数学上的重要贡献涉及微积分、解析几何、概率论以及变分法等多个领域。

丹尼尔·伯努利(Daniel Bernoulli,1700—1782),雅各布的侄子,巴塞尔大学医学博士。他在代数学、概率论和微分方程等方面都有重要成果,在概率论中引入正态分布误差理论,发表了第一个正

态分布表。由于在数学和物理学方面的杰出成就，他曾十次获得法兰西科学院的嘉奖。

伯努利家族在欧洲享有盛誉，传说年轻的丹尼尔·伯努利在一次穿越欧洲的旅行中与一个陌生人聊天，他自我介绍道："我是丹尼尔·伯努利"。那个人当时就怒了，讽刺说："我还是艾萨克·牛顿呢！"丹尼尔认为这是他听过的最衷心的赞扬。

伯努利概型是历史上研究最早、应用最广泛的概率模型之一，只要我们在独立重复试验中仅对某事件是否发生感兴趣，就可用伯努利概型来处理。

定理 2-5　在 n 重伯努利试验中，考察随机事件 A 是否发生，设在每次试验中事件 A 发生的概率为 $P(A)=p$，则事件 A 恰好发生 k 次的概率为

$$P_n(k)=C_n^k p^k q^{n-k}, k=1,2,\cdots,n; q=1-p$$

证明：由于在 n 重伯努利试验中，各次试验相互独立，且在每次试验中 $P(A)=p$，则事件 A 在指定的 k 次试验中发生，而在其余 $(n-k)$ 次试验中不发生的概率应为

$$\underbrace{p\cdot p\cdots p}_{k\text{个}}\underbrace{(1-p)(1-p)\cdots(1-p)}_{(n-k)\text{个}}=p^k(1-p)^{n-k}=p^k q^{n-k}$$

在 n 次试验中，由于事件 A 在不同的 k 次试验中发生的情形共 C_n^k 种，且它们是互不相容的，其概率均为 $p^k q^{n-k}$，则在 n 次试验中事件 A 恰好发生 k 次的概率为

$$P_n(k)=C_n^k p^k q^{n-k}, k=0,1,\cdots,n$$

例 2-11　据报道，有 10% 的人对某药有胃肠道反应。为考察某厂生产的该药品质量，现任选 5 人服用此药，试求下列事件的概率：

（1）有人有反应；（2）有反应的人不超过 2 人；（3）至少有 3 人有反应。

解：任选 5 人服该药，观察各人是否有胃肠道反应，就相当于做了 5 次独立重复试验，每次试验都是考察事件 $A=\{$有胃肠道反应$\}$ 是否发生的伯努利概型，其中 $P(A)=0.1$。这里即 $n=5, p=0.1$ 的伯努利试验。

（1）有人有反应就是至少有一人有反应，故所求概率为

$$P_1=\sum_{k=1}^{5}C_5^k 0.1^k 0.9^{5-k}=1-P_5(0)$$
$$=1-0.9^5=0.409\ 51$$

（2）有反应的人不超过 2 人的概率为

$$P_2=P_5(0)+P_5(1)+P_5(2)=\sum_{k=0}^{2}C_5^k 0.1^k 0.9^{5-k}$$
$$=0.590\ 49+0.328\ 05+0.072\ 9=0.991\ 44$$

（3）至少有 3 人有反应的概率为（利用附表 1 二项分布表）

$$P_3=\sum_{k=3}^{5}C_5^k 0.1^k 0.9^{5-k}=0.008\ 56$$

或注意到该事件是（2）"有反应的人不超过 2 人"事件的对立事件，故所求概率为

$$P_3=1-P_2=1-0.991\ 44=0.008\ 56$$

综合练习二

一、填空题

1. 若 $P(A)=0.3, P(B)=0.6$,则:

(1) 若 A 和 B 独立,则 $P(A+B)=$ _____ , $P(B-A)=$ _____ ;

(2) 若 A 和 B 互不相容,则 $P(A+B)=$ _____ , $P(B-A)=$ _____ ;

(3) 若 $A \subset B$,则 $P(A+B)=$ _____ , $P(B-A)=$ _____ 。

2. 如果 A 与 B 相互独立,且 $P(A)=P(B)=0.7$,则 $P(\overline{A}B)=$ _____ 。

二、选择题

1. 下列 4 个条件中,能使 $P(A-B)=P(A)-P(B)$ 一定成立的是 （　　）

A. $A \subset B$　　　　　　　　　　　　　B. A、B 独立

C. A、B 互不相容　　　　　　　　　D. $B \subset A$

2. 以 A 表示事件"甲种药品畅销,乙种药品滞销",则 A 的对立事件是 （　　）

A. 甲、乙两种药品均畅销　　　　　　B. 甲种药品滞销,乙种药品畅销

C. 甲种药品滞销　　　　　　　　　　D. 甲种药品滞销或乙种药品畅销

3. 有 100 张从 1 到 100 号的卡片,从中任取一张,取到卡号是 7 的倍数的概率是 （　　）

A. $\dfrac{7}{50}$　　　　　B. $\dfrac{7}{100}$　　　　　C. $\dfrac{7}{48}$　　　　　D. $\dfrac{15}{100}$

4. 设 A 和 B 互不相容,且 $P(A)>0, P(B)>0$,则下列结论正确的是 （　　）

A. $P(B \mid A)>0$　　　　　　　　　　B. $P(A)=P(A \mid B)$

C. $P(A \mid B)=0$　　　　　　　　　　D. $P(AB)=P(A)P(B)$

5. 设随机事件 A 与 B 相互独立,且 $P(B)=0.5, P(A-B)=0.3$,则 $P(B-A)=$ （　　）

A. 0.1　　　　　B. 0.2　　　　　C. 0.3　　　　　D. 0.4

三、计算题

1. 用事件 A、B、C 表示下列各事件:

(1) A 出现,但 B、C 不出现;

(2) A、B 出现,但 C 不出现;

(3) 三个都出现;

(4) 三个中至少有一个出现;

(5) 三个中至少有两个出现;

(6) 三个都不出现;

(7) 只有一个出现;

(8) 不多于一个出现;

(9) 不多于两个出现。

2. 从 52 张扑克牌中任取 4 张,求这 4 张花色不同的概率。

3. 在一本标准英语词典中共有 55 个由两个不同字母组成的单词,现从 26 个英文字母中任取两个字母排成一个字母对,求它恰是上述字典中的单词的概率。

4. 房间里有 10 个人,分别佩戴着 1~10 号的纪念章,现等可能性地任选 3 人,记录其纪念章号码。试求:

(1) 最小号码为 5 的概率;(2) 最大号码为 5 的概率。

5. 某大学学生中近视眼学生占 22%,色盲学生占 2%,其中既是近视眼又是色盲的学生占 1%。现从该校学生中随机抽查一人,试求:

(1) 被抽查的学生是近视眼或色盲的概率;

(2) 被抽查的学生既非近视眼又非色盲的概率。

6. 设 $P(A)=0.5, P(B)=0.3$ 且 $P(AB)=0.1$。

求:(1) $P(A+B)$;(2) $P(\bar{A}+B)$。

7. 已知 $P(A)=0.1,P(B)=0.3,P(A|B)=0.2$。

求:(1) $P(AB)$;(2) $P(A+B)$;(3) $P(B|A)$;(4) $P(A\bar{B})$;(5) $P(\bar{A}|\bar{B})$。

8. 某种动物活到 12 岁的概率为 0.8,活到 20 岁的概率为 0.4。问:现年 12 岁的这种动物活到 20 岁的概率为多少?

9. 甲、乙、丙三人各自独立地去破译一密码,他们能译出该密码的概率分别为 1/5、2/3、1/4,求该密码被破译的概率。

10. 有甲、乙两批种子,发芽率分别为 0.8 和 0.7。在这两批种子中各任意抽取一粒,求下列事件的概率:

(1) 两粒种子都能发芽;

(2) 至少有一粒种子能发芽;

(3) 恰好有一粒种子能发芽。

11. 在一定的条件下,每发射一发炮弹击中飞机的概率为 0.6。现有若干门这样的炮独立地同时发射一发炮弹,问欲以 99% 的把握击中飞机,至少需要配置多少门这样的炮?

第三章　随机变量及其分布

通过对随机事件及其概率的研究，我们发现许多随机现象的试验结果可直接用数量来描述。例如，掷骰子出现的点数；对一批药品随机抽检时出现的次品数；对一群动物注射某种药物，其血药浓度达到最大值的时间；等等。也有一些随机现象的试验结果不是数值形式，而表现为某种属性，但可以数量化。例如，掷一枚硬币的可能结果是"正面向上"和"反面向上"，可以用 1 和 0 分别表示；对于某种新药的疗效观察试验结果，如果分为"治愈""显效""好转""无效"，则可通过下列定义：

$$X = \begin{cases} 3, & \text{治愈} \\ 2, & \text{显效} \\ 1, & \text{好转} \\ 0, & \text{无效} \end{cases}$$

使它与数值发生联系。一般来说，总可以用变量不同的取值对应于不同的试验结果来建立随机事件与数量之间的对应关系。由于试验结果的出现是随机的，因此对应的数值也是随机的。

定义 3-1　对于随机试验，若其试验结果可用一个取值带有随机性的变量来表示，且变量取这些值的概率是确定的，则称这种变量为**随机变量**（random variable），常用大写字母 X、Y 等表示。

由定义可知，随机变量 X 的取值将随试验结果的不同而不同，故 X 具有随机性；同时，由于各试验结果的出现具有一定的概率，则 X 的取值也具有确定的概率，因而 X 还具有统计规律性。这两个特性正是随机变量与普通变量的本质区别之所在。

引进随机变量后，随机事件就可用随机变量的取值来表示。例如，在药品随机抽检试验中，取随机变量 $X=\{$药品抽检时出现的次品数$\}$，则"次品不超过 4 件"的随机事件就可以用$\{X \leqslant 4\}$来表示；同样对上面所考察的新药疗效时，其结果为"显效"的事件可用$\{X=2\}$表示；等等。这样，对随机现象及其概率的研究就可以转化为对随机变量及其概率分布的研究。

定义 3-2　随机变量 X 的可能取值范围和它取这些值的概率称为 X 的**概率分布**（probability distribution）。

下面我们将主要就常用的离散型和连续型随机变量这两大类来讨论随机变量的概率分布、常用的数字特征等。

第一节　随机变量及其分布

一、离散型随机变量及其概率分布

（一）离散型随机变量及其概率分布

定义 3-3　若随机变量的所有可能取值可以一一列举，即所有可能取值为有限个或无限可列个，则称为**离散型随机变量**（discrete random variable）。

一般的分类变量为离散型随机变量。例如，抛掷一枚硬币试验中表示掷出反面数的随机变量 X，$\{X=0\}$ 表示"出现正面"，$\{X=1\}$ 表示"出现反面"，其全部取值为 0，1；在药品随机抽检试验中表示抽得的次品数的随机变量 X，其所有可能取值也是有限个值，这些随机变量均为离散型随机变量。

定义 3-4　设离散型随机变量 X 的全部取值为 $x_1, x_2, \cdots, x_k, \cdots$，其相应取值的概率为 p_1，

$p_2, \cdots, p_k, \cdots,$ 则将

$$P(X = x_k) = p_k, \quad k = 1, 2, \cdots,$$

称为离散型随机变量 X 的**概率分布律**或**分布律**(distribution law)。

该分布律还可表示为以下分布列的列表形式:

X	x_1	x_2	$\cdots$	x_k	$\cdots$
P	p_1	p_2	$\cdots$	p_k	$\cdots$

易知,离散型随机变量 X 的概率分布律具有下列基本性质:

(1) $p_k \geqslant 0, k = 1, 2, \cdots;$

(2) $\sum\limits_{k=1}^{\infty} p_k = 1.$

例 3-1　设有 10 件药品,其中 3 件是次品,现从中任取 4 件,试求:(1) 抽样药品中次品数 X 的概率分布律;(2) $P(X \leqslant 2)$。

解:(1) 易知,X 的取值为 $0, 1, 2, 3$,相应概率为

$$P(X = k) = \frac{C_3^k C_7^{4-k}}{C_{10}^4}, k = 0, 1, 2, 3$$

故所求次品数 X 的概率分布律为

$$P(X = k) = \frac{C_3^k C_7^{4-k}}{C_{10}^4}, k = 0, 1, 2, 3$$

或　　　　$P(X = 0) = \dfrac{C_7^4}{C_{10}^4} = \dfrac{1}{6}, P(X = 1) = \dfrac{C_3^1 C_7^3}{C_{10}^4} = \dfrac{1}{2}$

$$P(X = 2) = \frac{C_3^2 C_7^2}{C_{10}^4} = \frac{3}{10}, P(X = 3) = \frac{C_3^3 C_7^1}{C_{10}^4} = \frac{1}{30}$$

即所求次品数 X 的概率分布律为

X	0	1	2	3
P	$\dfrac{1}{6}$	$\dfrac{1}{2}$	$\dfrac{3}{10}$	$\dfrac{1}{30}$

(2) $P(X \leqslant 2) = P(X = 0) + P(X = 1) + P(X = 2) = \dfrac{1}{6} + \dfrac{1}{2} + \dfrac{3}{10} = \dfrac{29}{30}$。

注意:利用

$$\sum_{k=1}^{4} p_k = \frac{1}{6} + \frac{1}{2} + \frac{3}{10} + \frac{1}{30} = 1$$

的验算可以验证离散型分布律概率计算的正确性。

在一批 N 个同类产品中有 M 个次品。现从中任取 n 个,则这 n 个抽样产品中所含次品数 X 是一个随机变量,其概率分布为

$$P(X = k) = \frac{C_M^k C_{N-M}^{n-k}}{C_N^n}, k = 0, 1, \cdots, \min(M, n)$$

这个概率分布称为**超几何分布**(hypergeometric distribution)。超几何分布属于无放回抽样模型,常

用于产品的抽样检查。

（二）随机变量的分布函数

概率分布完整地描述了离散型随机变量的统计规律。此外,还可用另一种方式研究随机变量的分布律,即研究 X 不大于某实数 x 的概率。这种方式对于研究非离散型随机变量也适用。

定义 3-5 设 X 是任意随机变量,对任意实数 x,称函数

$$F(x) = P(X \leqslant x), -\infty < x < +\infty$$

为随机变量 X 的**分布函数**(distribution function),记为 $X \sim F(x)$。

显然,分布函数 $F(x)$ 在 x 处的取值即为随机变量 X 落在 $(-\infty, x]$ 区间内的概率,故 $F(x)$ 是定义在整个实数轴上且在 $[0,1]$ 区间上取值的普通函数。

一般地,对任意随机变量的分布函数 $F(x)$ 都具有以下这些性质:

（1）$0 \leqslant F(x) \leqslant 1$;

（2）$\lim\limits_{x \to -\infty} F(x) = F(-\infty) = 0$, $\lim\limits_{x \to +\infty} F(x) = F(+\infty) = 1$;

（3）$F(x)$ 为 x 的单调不减函数,即对任意的 $x_1 < x_2$,有 $F(x_1) \leqslant F(x_2)$;

（4）$F(x)$ 为 x 的右连续函数,即对任意的 x_0,

$$F(x_0) = \lim\limits_{x \to x_0 + 0} F(x) = F(x_0 + 0)$$

反之,凡具有上述性质的函数 $F(x)$ 必为某个随机变量的分布函数。

由分布函数 $F(x)$ 就可得到 X 的任意取值范围相应的概率,即分布函数 $F(x)$ 完全刻画了随机变量 X 的概率分布。它的引入将许多概率问题转化为函数问题,由此就可以用数学分析的方法来研究随机变量。

对于离散型随机变量,只要将其概率函数累加起来,就能够求得分布函数:

$$F(x) = P(X \leqslant x) = \sum_{x_k \leqslant x} P(X = x_k) = \sum_{x_k \leqslant x} p_k$$

式中:x_k 是离散型随机变量 X 的取值,这里和式是对一切能使 $x_k \leqslant x$ 成立的那些概率 p_k 相加。因此,概率分布函数也称累积概率分布函数。

例 3-2 设随机变量 X 的概率分布律如下表所示:

X	-1	1	2
P	0.3	0.6	C

试求:（1）常数 C;（2）X 的分布函数 $F(x)$;（3）$P(X > 1.5)$;$P(0.5 < X \leqslant 2)$;$P(1 \leqslant X \leqslant 2)$。

解:（1）由 p_k 的性质知

$$\sum_{k=1}^{3} p_k = 0.3 + 0.6 + C = 1$$

故 $C = 0.1$。

（2）当 $x < -1$ 时,$F(x) = P(X \leqslant x) = P(\varnothing) = 0$;

当 $-1 \leqslant x < 1$ 时,$F(x) = P(X \leqslant x) = P(X = -1) = 0.3$;

当 $1 \leqslant x < 2$ 时,$F(x) = P(X \leqslant x) = P(X = -1) + P(X = 1) = 0.3 + 0.6 = 0.9$;

当 $x \geqslant 2$ 时,$F(x) = P(X \leqslant x) = P(X = -1) + P(X = 1) + P(X = 2) = 0.3 + 0.6 + 0.1 = 1$。

故 X 的分布函数为

$$F(x)=\begin{cases} 0, & x<-1 \\ 0.3, & -1\leqslant x<1 \\ 0.9, & 1\leqslant x<2 \\ 1, & x\geqslant 2 \end{cases}$$

(3) $P(X>1.5)=1-P(X\leqslant 1.5)=1-F(1.5)=1-0.9=0.1$；

　　$P(0.5<X\leqslant 2)=F(2)-F(0.5)=1-0.3=0.7$；

　　$P(1\leqslant X\leqslant 2)=P(1<X\leqslant 2)+P(X=1)=F(2)-F(1)+0.6=1-0.9+0.6=0.7$。

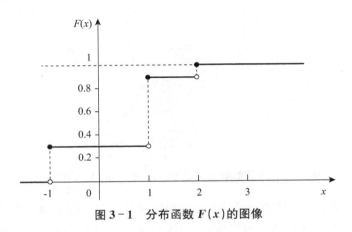

图 3-1　分布函数 $F(x)$ 的图像

　　图 3-1 给出了 $F(x)$ 的图形，它是一条介于 0 和 1 之间的阶梯形上升曲线，且分别在 $x=-1$、1、2 处有跳跃，其跳跃值分别为 0.3、0.6 和 0.1。

　　一般地，当离散型随机变量 X 的分布律为 $P(X=x_k)=p_k,k=1,2,\cdots$ 时，概率分布函数 $F(x)$ 的图像也是一条阶梯曲线，且以 $x_k(k=1,2,\cdots)$ 为跳跃点（但在跳跃点处右连续），相应跳跃值为 p_k。

二、连续型随机变量及其概率分布

　　除离散型随机变量以外，另一类常见的随机变量是连续型随机变量。例如，机器零件的尺寸、农作物的产量、成年男子的身高或体重等，都是连续型随机变量。它们所能取的值为某一区间的所有实数，无法一一列举。其分布函数可用微积分的方法描述。

　　定义 3-6　设随机变量 X 的分布函数为 $F(x)$，如果存在一非负函数 $f(x)$，对任意的实数 x，都有

$$F(x)=\int_{-\infty}^{x} f(t)\mathrm{d}t, \quad -\infty<x<+\infty$$

则称 X 为**连续型随机变量**（continuous random variable），$f(x)$ 称为 X 的**概率密度函数**（probability density function），简称**密度**（density）。

　　由上述定义 3-6 知，其概率密度函数 $f(x)$ 具有下列基本性质：

（1）对任意实数 $x,f(x)\geqslant 0$；

（2）$\int_{-\infty}^{+\infty} f(x)\mathrm{d}x=1$。

　　反之，可以证明满足上述两条性质的可积函数 $f(x)$ 必为某个随机变量的密度。

　　由定积分的几何意义知，这两条性质表明密度曲线 $y=f(x)$ 位于 x 轴上方，且与 x 轴之间所夹面积为 1。

　　连续型随机变量 X 的分布函数和密度还具有下列性质（其中 $F(x)$、$f(x)$ 分别为 X 的分布函数

和密度):

    (1) 分布函数 $F(x)$ 为连续函数,且 $0 \leqslant F(x) \leqslant 1$;

    (2) $P(a < X \leqslant b) = F(b) - F(a) = \int_a^b f(x)\mathrm{d}x$;

    (3) 若 $f(x)$ 在点 x 处连续,则 $f(x) = F'(x)$;

    (4) 对任意确定的实数点 a,$P(X = a) = 0$。

由性质(2),根据定积分的几何意义,概率 $P(a < X \leqslant b)$ 就是概率密度 $f(x)$ 在区间 (a,b) 上的曲边梯形面积(图 3-2)。

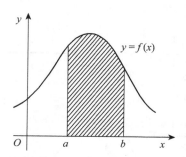

图 3-2　连续型随机变量 $P(a < X \leqslant b)$ 的几何图示

由性质(4)可知,与离散型随机变量不同,连续型随机变量取一特定值 a 的概率为 0。因此,在计算连续型随机变量落在某一区间内的概率时,不必区分是开区间还是闭区间。还应指出的是,概率为 0 的事件不一定是不可能事件。

注意:概率密度函数 $f(x)$ 不是 $X = x$ 时的概率,对于连续型随机变量,只能求落在区间上的概率。

例 3-3　设随机变量 X 的概率密度为

$$f(x) = \begin{cases} \dfrac{1}{b-a}, & a \leqslant x \leqslant b \\ 0, & 其他 \end{cases}$$

则称 X 在区间 $[a,b]$ 内服从**均匀分布**(uniform distribution),记为 $U(a,b)$。试求其分布函数 $F(x)$。

解:因 X 的概率密度为分段函数,根据 X 的分布函数公式,可得

当 $x < a$ 时,$F(x) = \int_{-\infty}^x f(x)\mathrm{d}x = \int_{-\infty}^x 0\mathrm{d}x = 0$;

当 $a \leqslant x < b$ 时,$F(x) = \int_{-\infty}^x f(x)\mathrm{d}x = \int_{-\infty}^a 0\mathrm{d}x + \int_a^x \dfrac{1}{b-a}\mathrm{d}x = \dfrac{x-a}{b-a}$;

当 $x \geqslant b$ 时,$F(x) = \int_{-\infty}^x f(x)\mathrm{d}x = \int_{-\infty}^a 0\mathrm{d}x + \int_a^b \dfrac{1}{b-a}\mathrm{d}x + \int_b^x 0\mathrm{d}x = \dfrac{b-a}{b-a} = 1$;

即

$$F(x) = \int_{-\infty}^x f(x)\mathrm{d}x = \begin{cases} 0, & x < a \\ \dfrac{x-a}{b-a}, & a \leqslant x < b \\ 1, & x \geqslant b \end{cases}$$

均匀分布的 $f(x)$ 和 $F(x)$ 的图像如图 3-3 和图 3-4 所示。

注意:图中均匀分布的密度函数曲线是间断的,不连续;而其分布函数曲线总是连续变化的。

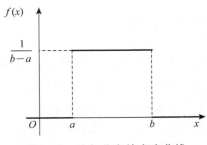

图 3-3 均匀分布的密度曲线

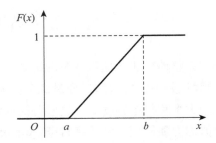

图 3-4 均匀分布的分布函数

若随机变量 X 服从区间 $[a,b]$ 内的均匀分布,则 X 落在 $[a,b]$ 内的任一子区间 $(x_1,x_1+\Delta x]$ 内的概率为

$$P\{X \in (x_1,x_1+\Delta x]\} = \int_{x_1}^{x_1+\Delta x} \frac{1}{b-a}\mathrm{d}x = \frac{1}{b-a}(x_1+\Delta x-x_1) = \frac{1}{b-a}\cdot\Delta x$$

该概率只与子区间的长度 Δx 有关,而与具体的位置无关。这表明,服从均匀分布 $U[a,b]$ 的随机变量 X 在区间 $[a,b]$ 内取任一等长部分的可能性都是"均匀"相等的。

例 3-4 设随机变量 X 的密度函数为

$$f(x) = \begin{cases} k\mathrm{e}^{-3x}, & x \geqslant 0 \\ 0, & x < 0 \end{cases}$$

(1) 试确定常数 k;(2) 求 $P(X \leqslant 0.1)$。

解:(1) 因为 $\int_{-\infty}^{+\infty} f(x)\mathrm{d}x = 1$,所以

$$\int_0^{+\infty} k\mathrm{e}^{-3x}\mathrm{d}x = \left[-\frac{k}{3}\mathrm{e}^{-3x}\right]_0^{+\infty} = \frac{k}{3} = 1$$

解得 $k=3$。

故 X 的密度函数为

$$f(x) = \begin{cases} 3\mathrm{e}^{-3x}, & x \geqslant 0 \\ 0, & x < 0 \end{cases}$$

(2) $P(X \leqslant 0.1) = \int_0^{0.1} 3\mathrm{e}^{-3x}\mathrm{d}x = 0.259\,2$。

一般地,若随机变量 X 的概率密度为

$$f(x) = \begin{cases} \lambda\mathrm{e}^{-\lambda x}, & x \geqslant 0 \\ 0, & x < 0 \end{cases}$$

式中:$\lambda > 0$ 为常数,则称 X 服从参数为 λ 的**指数分布**(exponential distribution)。指数分布常用来作为"寿命"的分布,如动物寿命、电子元件的寿命等的概率分布模型。

第二节　随机变量的数字特征

概率分布完整地描述了随机变量的统计规律性,但在实际应用中,确定随机变量的分布往往不容易,而且有时我们并不需要对随机变量做全面描述,而只需了解随机变量的某些重要特征,如随机变量取值的平均大小和集中程度等。这些特征通常是要用数值来刻画,这种刻画随机变量某些方面概率特征的数值称为随机变量的**数字特征**(numerical character)。常用的随机变量的数字特征有数学期望(均值)和方差、标准差等。

一、数学期望(均值)

数学期望(mathematical expectation),又称**均值**(mean),是随机变量所有可能取值的平均水平,记为 $E(X)$ 或 μ。它是随机变量最重要的数字特征,测定了随机变量的平均程度和集中趋势。

对于取值为有限个或可列个数值的离散型随机变量,当给定其概率分布律后,如何去求其平均取值即数学期望呢? 我们先考察一个有关彩票回报的实例。

例 3 - 5　考察发行量很大的彩票平均回报问题。现发行彩票 10 万张,每张 1 元。设置奖金共分为五等,金额由 10 000 元至 10 元不等,如表 3 - 1 所示。

表 3 - 1　奖金等级设置与频率

获奖等级	一等奖	二等奖	三等奖	四等奖	五等奖	无奖
奖金/元	10 000	5 000	1 000	100	10	0
个数	1	2	10	100	1 000	98 887
频率	$1/10^5$	$2/10^5$	$10/10^5$	$100/10^5$	$1\,000/10^5$	$98\,887/10^5$

问题:如何计算每张彩票的平均获奖金额?

解:所求的每张彩票平均获奖金额为

$$\frac{10\,000 \times 1 + 5\,000 \times 2 + 1\,000 \times 10 + 100 \times 100 + 10 \times 1\,000 + 0 \times 98\,887}{10^5} = \frac{50\,000}{10^5} = 0.5$$

即每张彩票的平均获奖金额为 0.5 元,平均回报为一半。

上式还可表示为

$$10\,000 \times \frac{1}{10^5} + 5\,000 \times \frac{2}{10^5} + 1\,000 \times \frac{10}{10^5} + 100 \times \frac{100}{10^5} + 10 \times \frac{1\,000}{10^5} + 0 \times \frac{98\,887}{10^5} = 0.5$$

即为各等级获奖金额值与其频率的乘积之和。

类似地,对于给定概率分布律的离散型随机变量,求其平均取值时,只需用更稳定的概率取代上式中的频率即可,由此即可得到下列数学期望的定义。

定义 3 - 7　设离散型随机变量 X 的概率分布律为

$$P(X = x_k) = p_k, \quad k = 1, 2, \cdots$$

若级数 $\sum\limits_{k=1}^{+\infty} x_k p_k$ 绝对收敛,则称 $\sum\limits_{k=1}^{+\infty} x_k p_k$ 为离散型随机变量 X 的**数学期望**,记为 $E(X)$。即

$$E(X) = \sum_{k=1}^{+\infty} x_k p_k$$

数学期望是随机变量取值关于其概率的加权平均值,它反映了随机变量 X 取值的真正"平均",故也称为均值。

例 3-6　甲、乙两位外科医生,各自对每 10 名一组的心脏病患者进行手术治疗。假定各治疗对象的年龄、病情等基本相同,用 X、Y 分别表示他们的手术成功例数,其概率分布如表 3-2、表 3-3 所示。试比较两位医生技术水平的高低。

表 3-2　医生甲手术成功例数的分布列

X	0	1	2	3	4	5	6	7	8	9	10
P	0.028	0.121	0.234	0.267	0.200	0.103	0.037	0.009	0.001	0.000	0.000

表 3-3　医生乙手术成功例数的分布列

Y	0	1	2	3	4	5	6	7	8	9	10
P	0.001	0.010	0.044	0.117	0.205	0.247	0.221	0.117	0.004	0.010	0.000

解:问题归结为计算两位医生手术成功例数的数学期望,其值分别为

$$E(X) = 0 \times 0.028 + 1 \times 0.121 + \cdots + 10 \times 0.000 = 2.998$$

$$E(Y) = 0 \times 0.001 + 1 \times 0.010 + \cdots + 10 \times 0.000 = 4.771$$

因为 $E(X) < E(Y)$,表明乙医生的手术成功平均例数高于甲医生,说明乙医生的技术水平较高。

定义 3-8　设连续型随机变量 X 的概率密度为 $f(x)$,且积分 $\int_{-\infty}^{+\infty} |x| f(x) \mathrm{d}x$ 收敛,则称积分 $\int_{-\infty}^{+\infty} x f(x) \mathrm{d}x$ 为连续型随机变量 X 的数学期望或均值,记为 $E(X)$,即

$$E(X) = \int_{-\infty}^{+\infty} x f(x) \mathrm{d}x$$

例 3-7　设随机变量 X 服从均匀分布,其概率密度为

$$f(x) = \begin{cases} \dfrac{1}{b-a}, & a \leqslant x \leqslant b \\ 0, & \text{其他} \end{cases}$$

试求其数学期望 $E(X)$。

解: $E(X) = \int_{-\infty}^{+\infty} x f(x) \mathrm{d}x = \int_{-\infty}^{a} x \cdot 0 \mathrm{d}x + \int_{a}^{b} x \cdot \dfrac{1}{b-a} \mathrm{d}x + \int_{b}^{+\infty} x \cdot 0 \mathrm{d}x = \dfrac{1}{b-a} \int_{a}^{b} x \mathrm{d}x$

$= \dfrac{1}{b-a} \dfrac{x^2}{2} \Big|_{a}^{b} = \dfrac{1}{2} \cdot \dfrac{b^2 - a^2}{b-a} = \dfrac{1}{2}(b+a)$

即 $E(X)$ 恰为区间 $[a, b]$ 的中点。

二、数学期望的性质

数学期望具有如下几个重要性质:
(1) 设 C 为常数,则 $E(C) = C$;
(2) 设 X 为随机变量,C 为常数,则 $E(CX) = C \cdot E(X)$;
(3) 对任意常数 a、b,$E(aX + b) = aE(X) + b$;
(4) 对任意随机变量 X、Y,$E(X + Y) = E(X) + E(Y)$;
一般地,对任意 n 个随机变量 $X_1, X_2, \cdots, X_n$,有

$$E(X_1 + X_2 + \cdots + X_n) = E(X_1) + E(X_2) + \cdots + E(X_n)$$

(5) 若随机变量 X、Y 相互独立,则 $E(XY) = E(X) \cdot E(Y)$。

这里仅对(3)给出证明。

证明: 若 X 是离散型随机变量,设 X 的概率分布律为 $P(X = x_k) = p_k$,$k = 1, 2, \cdots$,则

$$E(aX + b) = \sum_{k=1}^{+\infty} (ax_k + b) p_k = a \sum_{k=1}^{+\infty} x_k p_k + b \sum_{k=1}^{+\infty} p_k$$

$$= a \left(\sum_{k=1}^{+\infty} x_k p_k \right) + b = aE(X) + b$$

若 X 是连续型随机变量,设 X 的密度为 $f(x)$,则

$$E(aX + b) = \int_{-\infty}^{+\infty} (ax + b) f(x) \, dx$$

$$= a \int_{-\infty}^{+\infty} x f(x) \, dx + b \int_{-\infty}^{+\infty} f(x) \, dx$$

$$= aE(X) + b$$

在求解数学期望时,如能恰当利用上述性质,将会使求解过程变得简捷有效。

例 3-8 某地区流行某种传染病,患者约占 3%,为此该地区的某校决定对全校 5 000 名师生进行抽血化验。现有两个方案:(1) 逐个化验;(2) 按 5 人一组分组,并将血液混在一起化验,若发现问题,再逐个化验。

问题: 哪种方案更好?

解: 第(1)种方案要化验 5 000 次。

对于第(2)种方案,用 X_i 表示第 i 组化验的次数($i = 1, 2, \cdots, 1\,000$),则 X_i 是一个随机变量,且 $X_i(i = 1, 2, \cdots, 1\,000)$ 均服从相同的分布,其分布律如表 3-4 所示。

表 3-4　X 的概率分布列

X	1	6
P	$(1 - 0.03)^5$	$1 - (1 - 0.03)^5$

各组化验次数 X_i 的数学期望(即平均化验次数)为

$$E(X_i) = 1 \times (1 - 0.03)^5 + 6 \times [1 - (1 - 0.03)^5]$$

$$= 1 \times 0.859 + 6 \times 0.141 = 1.705$$

所以,对于方案(2),利用数学期望的性质(4),其化验总次数 X 的数学期望(平均化验次数)为

$$E(X) = E(X_1 + X_2 + \cdots + X_{1\,000})$$

$$= E(X_1) + E(X_2) + \cdots + E(X_{1\,000})$$

$$= 1\,000 \times 1.705 = 1\,705$$

可见方案(2)显著优于方案(1),平均而言仅需化验 1 705 次,与方案(1)5 000 次化验次数相比,大致可以减少 2/3 的工作量。

三、方差和标准差

在许多实际问题中,只知道随机变量的均值是不够的,还需知道随机变量的取值在均值左右波动的大小(即离散的程度)。

随机变量 X 与其数学期望 $E(X)$ 之差 $[X - E(X)]$ 称为 X 的离差。由于

$$E[X-E(X)]=E(X)-E[E(X)]=E(X)-E(X)=0$$

因此不宜用离差的数学期望来表示随机变量取值的离散程度。

定义 3 - 9　设 X 为随机变量,其数学期望 $E(X)$ 存在,如果 $E\{[X-E(X)]^2\}$ 存在,则称 $E\{[X-E(X)]^2\}$ 为 X 的**方差**(variance),记为 $D(X)$,即

$$D(X)=E\{[X-E(X)]^2\}$$

而称 $\sigma(X)=\sqrt{D(X)}$ 为 X 的**标准差**(standard deviation)或**均方差**。

(1) 若 X 是离散型随机变量,其分布律为 $P(X=x_k)=p_k,k=1,2,\cdots,$ 则

$$D(X)=\sum_{k=1}^{+\infty}[x_k-E(X)]^2 p_k$$

(2) 若 X 是连续型随机变量,其密度为 $f(x)$,则

$$D(X)=\int_{-\infty}^{+\infty}[x-E(X)]^2 f(x)\mathrm{d}x$$

显然,方差是一个非负常数,其大小刻画了随机变量 X 的取值偏离其均值的分散程度。方差越大,X 的取值越分散;方差越小,X 的取值越集中。但方差的量纲与 X 的量纲不同,如果希望量纲一致,则可用标准差来反映 X 取值的分散程度。

例 3 - 9　某药厂甲、乙两名工人在一天中生产的次品数分别是两个随机变量 X、Y,假定两人的日产量相等,其次品数的概率分布表如表 3-5、表 3-6 所示。

表 3 - 5　X 的概率分布

X	0	1	2	3
P	0.4	0.3	0.2	0.1

表 3 - 6　Y 的概率分布

Y	0	1	2
P	0.3	0.5	0.2

问题:如何评价甲、乙两人技术的好坏?

解:问题归结为比较他们两人生产的次品数的均值和方差。

由 $E(X)=\sum_{k=1}^{+\infty}x_k p_k$,有

$$E(X)=0\times0.4+1\times0.3+2\times0.2+3\times0.1=1$$

$$E(Y)=0\times0.3+1\times0.5+2\times0.2=0.9$$

由 $D(X)=\sum_{k=1}^{+\infty}[x_k-E(X)]^2 p_k$,有

$$D(X)=(0-1)^2\times0.4+(1-1)^2\times0.3+(2-1)^2\times0.2+(3-1)^2\times0.1=1$$

$$D(Y)=(0-0.9)^2\times0.3+(1-0.9)^2\times0.5+(2-0.9)^2\times0.2=0.49$$

计算结果说明:甲平均每天生产的次品数多,且稳定性差;乙平均每天生产的次品数少,且稳定性好。显然,乙的技术较好。

在实际计算随机变量的方差时,还可以用如下的方差重要公式。

定理 3 - 1(方差重要公式)　对于任意随机变量 X,有

$$D(X)=E(X^2)-[E(X)]^2$$

证明:利用数学期望的性质可得

$$D(X) = E[(X - E(X))^2] = E[X^2 - 2X \cdot E(X) + (E(X))^2]$$
$$= E(X^2) - 2E(X) \cdot E(X) + [E(X)]^2 = E(X^2) - [E(X)]^2$$

方差重要公式中，$E(X^2)$ 称为 X 的二阶矩，其计算公式为：

(1) 对离散型随机变量 X，其概率分布为 $P(X = x_k) = p_k, k = 1, 2, \cdots$，则

$$E(X^2) = \sum_{k=1}^{+\infty} x_k^2 p_k$$

(2) 对连续型随机变量 X，其密度为 $f(x)$，则

$$E(X^2) = \int_{-\infty}^{+\infty} x^2 f(x) \mathrm{d}x$$

例 3 - 10 设随机变量 X 服从 $[a, b]$ 上的均匀分布：

$$f(x) = \begin{cases} \dfrac{1}{b-a}, & a \leqslant x \leqslant b \\ 0, & \text{其他} \end{cases}$$

试求 X 的方差 $D(X)$。

解：由例 3 - 7 知，$E(X) = \dfrac{a+b}{2}$，而

$$E(X^2) = \int_{-\infty}^{+\infty} x^2 f(x) \mathrm{d}x = \int_a^b x^2 \frac{1}{b-a} \mathrm{d}x = \frac{1}{b-a} \left. \frac{x^3}{3} \right|_a^b$$
$$= \frac{1}{b-a} \frac{b^3 - a^3}{3} = \frac{1}{3}(b^2 + ab + a^2)$$

再由方差的重要公式得

$$D(X) = E(X^2) - [E(X)]^2 = \frac{1}{3}(b^2 + ab + a^2) - \left(\frac{a+b}{2}\right)^2 = \frac{1}{12}(b-a)^2$$

例 3 - 11 设 X 服从参数为 λ 的指数分布：

$$f(x) = \begin{cases} \lambda \mathrm{e}^{-\lambda x}, & x \geqslant 0 \\ 0, & x < 0 \end{cases}$$

试求 X 的方差 $D(X)$。

解：$E(X) = \int_{-\infty}^{+\infty} x f(x) \mathrm{d}x = \int_0^{+\infty} x \lambda \mathrm{e}^{-\lambda x} \mathrm{d}x = -x \mathrm{e}^{-\lambda x} \big|_0^{+\infty} + \int_0^{+\infty} \mathrm{e}^{-\lambda x} \mathrm{d}x = -\frac{1}{\lambda} \mathrm{e}^{-\lambda x} \big|_0^{+\infty} = \frac{1}{\lambda}$

而 $E(X^2) = \int_{-\infty}^{+\infty} x^2 f(x) \mathrm{d}x = \int_0^{+\infty} x^2 \lambda \mathrm{e}^{-\lambda x} \mathrm{d}x = \left(-x^2 \mathrm{e}^{-\lambda x} - \frac{2}{\lambda} x \mathrm{e}^{-\lambda x} - \frac{2}{\lambda^2} \mathrm{e}^{-\lambda x} \right) \Big|_0^{+\infty} = \frac{2}{\lambda^2}$

故 $$D(X) = E(X^2) - [E(X)]^2 = \frac{2}{\lambda^2} - \left(\frac{1}{\lambda}\right)^2 = \frac{1}{\lambda^2}$$

四、方差的性质

方差具有如下几个重要性质（设下列等式右边的方差均存在）：

(1) 对任意常数 C，$D(C) = 0$；

(2) 若 C 为常数,则 $D(CX) = C^2 D(X)$,由此推得 $D(-X) = D(X)$;

(3) 若 a, b 为常数,则 $D(aX + b) = a^2 D(X)$;

(4) 若随机变量 X 与 Y 相互独立,则 $D(X \pm Y) = D(X) + D(Y)$。

这里仅对(3)(4)给出证明。

证明:(3) 由方差的定义和数学期望的性质,有

$$D(aX + b) = E\{[(aX + b) - E(aX + b)]^2\} = E\{[aX + b - aE(X) - b]^2\}$$
$$= E\{a^2[X - E(X)]^2\} = a^2 E\{[X - E(X)]^2\} = a^2 D(X)$$

(4) 因 X、Y 相互独立,故有 $E(XY) = E(X) \cdot E(Y)$,则

$$D(X \pm Y) = E[(X \pm Y)^2] - [E(X \pm Y)]^2 = E(X^2 \pm 2XY + Y^2) - [E(X) \pm E(Y)]^2$$
$$= E(X^2) \pm 2E(XY) + E(Y^2) - \{[E(X)]^2 \pm 2E(X)E(Y) + [E(Y)]^2\}$$
$$= E(X^2) - [E(X)]^2 + E(Y^2) - [E(Y)]^2 = D(X) + D(Y)$$

例 3-12 设随机变量 X 的概率密度为

$$f(x) = \begin{cases} ax^2 + bx + c, & 0 \leqslant x \leqslant 1 \\ 0, & \text{其他} \end{cases}$$

已知 $E(X) = 0.5, D(X) = 0.15$,试求:(1) 系数 a、b、c;(2) $D(3X + 7)$。

解:(1) 因 $\displaystyle\int_{-\infty}^{+\infty} f(x) \mathrm{d}x = \int_0^1 (ax^2 + bx + c) \mathrm{d}x = \frac{1}{3}a + \frac{1}{2}b + c = 1$

再由已知 $E(X) = 0.5$,得

$$E(X) = \int_{-\infty}^{+\infty} x f(x) \mathrm{d}x = \int_0^2 x(ax^2 + bx + c) \mathrm{d}x = \frac{1}{4}a + \frac{1}{3}b + \frac{1}{2}c = 0.5$$

又因为 $E(X) = 0.5, D(X) = 0.15$,所以 $E(X^2) = D(X) + [E(X)]^2 = 0.15 + 0.25 = 0.4$,则

$$E(X^2) = \int_0^1 x^2(ax^2 + bx + c) \mathrm{d}x = \frac{1}{5}a + \frac{1}{4}b + \frac{1}{3}c = 0.4$$

从而有

$$\begin{cases} \dfrac{1}{3}a + \dfrac{1}{2}b + c = 1, \\ \dfrac{1}{4}a + \dfrac{1}{3}b + \dfrac{1}{2}c = 0.5, \\ \dfrac{1}{5}a + \dfrac{1}{4}b + \dfrac{1}{3}c = 0.4, \end{cases}$$

解该方程组,可得 $a = 12, b = -12, c = 3$。

(2) $D(3X + 7) = 3^2 D(X) = 9 \times 0.15 = 1.35$。

随机变量数字特征除了最常用的数学期望(均值)、方差和标准差外,还有矩、变异系数、协方差、相关系数等多种,此处不予讨论,需要时可以查阅有关参考书籍。

五、切比雪夫不等式

为进一步理解方差或标准差的意义,下面不加证明地介绍切比雪夫不等式。

定理 3-2(切比雪夫不等式) 设随机变量 X 的 $E(X) = \mu, D(X) = \sigma^2$ 均存在,则对任意的

$\varepsilon > 0$,有

$$P\left(|X-\mu|<\varepsilon\right) \geqslant 1-\frac{\sigma^2}{\varepsilon^2}$$

该不等式称为**切比雪夫不等式**(Chebyshev inequality)。

显然,切比雪夫不等式还可以表示为下列等价形式:

$$P\left(|X-\mu|\geqslant\varepsilon\right) \leqslant \frac{\sigma^2}{\varepsilon^2}$$

切比雪夫不等式表明:标准差 σ 越小,概率 $P\left(|X-\mu|<\varepsilon\right)$ 越大,随机变量 X 取值的集中程度就越高;反之,标准差 σ 越大,随机变量 X 取值的集中程度就越低。即方差或标准差确实刻画了随机变量取值的分散程度。同时切比雪夫不等式还可以在仅知道 X 的均值和方差时,估计出 $P\left(|X-\mu|<\varepsilon\right)$ 或者 $P\left(|X-\mu|\geqslant\varepsilon\right)$ 的概率,但估计精确度不高。

例如,对 $E(X)=\mu,\sqrt{D(X)}=\sigma$,取 $\varepsilon=2\sigma$、3σ 时可得

$$P(\mu-2\sigma<X<\mu+2\sigma)=P\left(|X-\mu|<2\sigma\right) \geqslant 1-\frac{\sigma^2}{(2\sigma)^2}=1-\frac{1}{4}=0.75$$

$$P(\mu-3\sigma<X<\mu+3\sigma)=P\left(|X-\mu|<3\sigma\right) \geqslant 1-\frac{\sigma^2}{(3\sigma)^2}=1-\frac{1}{9}\approx 0.888\,9$$

上述估计对服从任何分布的 X 皆适用。

例 3-13 某药治某病的治愈率为 60%,现用该药治疗病人 100 例,试用切比雪夫不等式估计治愈人数 X 在 $50\sim70$ 的概率。

解:由题意知,治愈人数 X 服从 $n=100$,$p=0.6$ 的二项分布 $B(100,0.6)$,其数学期望和方差(参见本章第三节)分别为

$$E(X)=np=100\times0.6=60,\quad D(X)=npq=100\times0.6\times0.4=24$$

则由切比雪夫不等式,得

$$P(50<X<70)=P(-10<X-60<10)=P\left(|X-60|<10\right) \geqslant 1-\frac{24}{10^2}=0.76$$

【SPSS 软件应用基础】

SPSS 函数概述

SPSS 函数是 SPSS 软件中事先编好的并能实现某些特定计算任务的一段计算机程序。执行这些程序段得到的计算结果称为函数值。使用时只需选用 SPSS 的具体函数形式——函数名(参数),SPSS 便会自动计算其函数值。其中,函数名是 SPSS 已经规定好的。圆括号中的参数可以是常量(字符型常量应用引号引起来),也可以是变量或算术表达式。参数可有多个,各参数之间用逗号分隔。

SPSS 函数大致可以分为算术函数、统计函数、分布相关函数、查找函数、字符函数、缺失值函数、日期函数等类别。SPSS 的算术函数名主要有 sqrt(平方根)、sin(正弦)、cos(余弦)、exp(指数)、ln(自然对数)等;统计函数名有 mean(平均值)、sd(标准差)、variance(方差)、sum(总和)、cfvar(变异系数)、max(最大值)、min(最小值)等。

SPSS 的分布类函数是用来产生一个服从某种统计分布的随机数序列或计算特定的函数值,函数值为数值型,可以通过【转换】→【计算变量】找到各种函数。SPSS 的主要分布类函数如表 3-7 所示。

表 3-7　SPSS 的主要分布类函数

函数名	表达式	功能
随机变量函数	Normal(x)	产生服从正态分布的随机数序列
	Uniform(x)	产生服从均匀分布的随机数序列
	RV. 分布名(参数,$\cdots$)	产生服从指定统计分布的随机数序列
概率密度函数	PDF. 分布名(x,参数,$\cdots$)	计算 x 取特定值的指定分布的概率或密度
累积概率分布函数	CDF. 分布名(x,参数,$\cdots$)	计算 x 对应的指定分布的累积概率
分位数(临界值)函数	PROBIT(p)	计算标准正态分布中累积概率为 p 的分位数
	IDF. 分布名(p,参数,$\cdots$)	计算指定统计分布中累积概率为 p 的分位数

第三节　常用随机变量的分布

前面我们介绍了随机变量及其分布的一般性质和数字特征等,本节我们将介绍常用随机变量的分布,主要有二项分布、泊松分布、正态分布、指数分布等。

一、常用离散型随机变量分布

(一)二项分布

定义 3-10　在 n 重伯努利试验中,如果每次试验中事件 A 发生的概率为 p,则 $\overline{A}$ 发生的概率为 $1-p=q$。设 X 为 n 重伯努利试验中事件 A 发生的次数,则 X 为随机变量,其概率分布为

$$P(X=k)=\mathrm{C}_n^k p^k q^{n-k},k=0,1,\cdots,n$$

称 X 所服从的分布为**二项分布**(binomial distribution),记为 $X \sim B(n,p)$。这里 n、p 为参数,$q=1-p$,C_n^k 是组合数。

二项分布还可表示为下列分布列形式:

X	0	1	$\cdots$	k	$\cdots$	n
P	q^n	$\mathrm{C}_n^1 pq^{n-1}$	$\cdots$	$\mathrm{C}_n^k p^k q^{n-k}$	$\cdots$	p^n

由定理 2-5 可知,二项分布对应于多重伯努利试验模型的分布。即若以 X 表示 n 重伯努利试验中事件 A 出现的次数,则随机变量 X 将服从二项分布 $B(n,p)$,其中 p 为每次试验中事件 A 发生的概率。对于二项分布,其概率 $p_k=\mathrm{C}_n^k p^k q^{n-k}$ 恰好是二项式 $(p+q)^n$ 的通项,这也是二项分布名称的来历。

特别地,当 $n=1$ 时,二项分布化为 0—1 分布或二点分布(two point distribution),这时

$$P(X=k)=p^k q^{1-k},k=0,1$$

为了对二项分布概型有较直观的深刻认识,图 3-5 给出了对 $p=0.2$ 及 $n=9$、16、25 的二项分布值 $P_n(k)$ 的相应图形。

由图 3-5 可知,对于固定的 n、p,二项分布的概率 $P_n(k)$ 先随着 k 的增大而单调增大到最大值,然后单调减少,通常称使分布概率 $P_n(k)$ 达到最大的 k_0 为分布的**最可能值**(the most probable value)。对二项分布,可知其最可能值为

$$k_0=\begin{cases}(n+1)p-1 \text{ 或}(n+1)p, & \text{当}(n+1)p \text{ 为整数时}\\ [(n+1)p], & \text{当}(n+1)p \text{ 为非整数时}\end{cases}$$

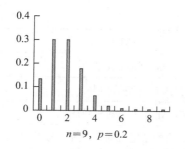
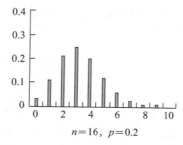
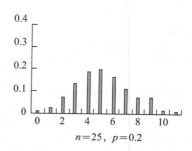

$$n=9,\ p=0.2 \qquad n=16,\ p=0.2 \qquad n=25,\ p=0.2$$

图 3-5 二项分布 $B(n,p)$ 的概率分布

式中：$[(n+1)p]$ 表示对 $(n+1)p$ 之值取整。

对二项分布 $B(n,p)$，其数学期望为

$$E(X)=\sum_{k=0}^{n}kp_k=\sum_{k=1}^{n}kC_n^kp^kq^{n-k}=\sum_{k=1}^{n}\frac{kn!}{k!\ (n-k)!}p^kq^{n-k}$$

$$=np\sum_{k=1}^{n}\frac{(n-1)!}{(k-1)!\ (n-k)!}p^{k-1}q^{(n-1)-(k-1)}$$

$$=np\sum_{k=1}^{n}C_{n-1}^{k-1}p^{k-1}q^{(n-1)-(k-1)}=np(p+q)^{n-1}=np$$

类似的计算可得其方差和标准差分别为

$$D(X)=npq,\ \sigma(X)=\sqrt{D(X)}=\sqrt{npq}$$

计算二项分布的概率时，有时可利用二项分布表(见附表1)。

例 3-14 某药厂有 20 台同样的设备，已知此种设备发生故障的概率为 0.2，且各台设备是否发生故障是相互独立的。试求：

(1) 在某时刻同时有 k 台设备发生故障的概率；

(2) 在某时刻同时发生故障的设备大于 1 台不多于 5 台的概率；

(3) 在某时刻同时发生故障设备的最有可能台数；

(4) 在某时刻同时发生故障设备的平均台数；

(5) 设每台设备发生故障需一名维修人员来排除，为了使设备发生故障但得不到及时维修的概率小于 0.01，至少需要配备多少名维修工人？

解：(1) 将考察每台设备是否发生故障视为一次试验，由于试验的结果只有两个："正常"与"故障"，而且各设备是否发生故障是相互独立的，因此可归结为伯努利试验概型问题。

因为 X 表示 20 台设备在某时刻同时发生故障的台数，则 X 服从 $n=20,p=0.2$ 的二项分布 $B(20,0.2)$。

(1) 在某时刻同时有 k 台设备发生故障的概率为

$$P(X=k)=C_{20}^k0.2^k0.8^{20-k},\ k=0,1,\cdots,20$$

对不同的 k 值进行计算，结果如表 3-8 所示。

表 3-8 设备发生故障的概率计算表

$X=k$	0	1	2	3	4	5	6	7	8	9	10	$\geqslant 11$
$P(X=k)$	0.012	0.058	0.137	0.205	0.218	0.175	0.109	0.055	0.022	0.007	0.002	<0.001

(2) 所求概率为

$$P(1<X\leqslant 5)=\sum_{k=2}^{5}C_{20}^k0.2^k0.8^{20-k}=0.137+0.205+0.218+0.175=0.735$$

或者对 $n=20$，$p=0.2$，直接查二项分布表（见书后附表 1）得

$$P(1 < X \leqslant 5) = P(X \geqslant 2) - P(X \geqslant 6) = 0.930\ 82 - 0.195\ 79 = 0.735\ 03$$

（3）在某时刻同时发生故障设备的最有可能台数为分布的最可能值

$$k_0 = [(n+1)p] = [(20+1) \times 0.2] = [4.2] = 4$$

（4）在某时刻同时发生故障设备的平均台数就是 X 的数学期望

$$E(X) = np = 20 \times 0.2 = 4$$

（5）维修人员是否能及时维修发生故障的设备，取决于同一时刻发生故障的设备数。

因为 X 表示 20 台设备在某时刻同时发生故障的台数，所以问题为确定最小的正整数 m，使得 $P(X > m) < 0.01$。对 $n=20$，$p=0.2$，直接查二项分布表（见附表 1），使得

$$P(X > m) = P(X \geqslant m+1) < 0.01$$

查表得，$P(X \geqslant 9) = 0.009\ 98 < 0.01$，即 $m+1=9$，$m=8$。故至少需要配备 8 名维修工人。

此时，因维修人员不足而使设备发生故障得不到及时维修的概率低于 0.01，平均而言，在 8 h 内出现这种情形的时间将低于 $8 \times 60 \times 0.01 = 4.8(\text{min})$，即不到 5 min，这对一般的工厂来说，显然能满足其要求了。而对于不同要求的工厂，我们可能通过改变不能及时维修的概率来得到相应的维修人员的人数，这样我们就利用概率论的方法解决了设备维修人员配备的实际问题。

【SPSS 软件应用】在 SPSS 中，用 SPSS 概率函数 PDF. BINOM 可计算二项分布的概率值 $P(X=x)$；用 SPSS 累积分布函数 CDF. BINOM 可计算二项分布的累积概率值 $P(X \leqslant x)$；即

$$P(X=x) = \text{PDF. BINOM}(x,n,p); P(X \leqslant x) = \text{CDF. BINOM}(x,n,p)$$

式中：n，p 为二项分布的参数。

下面用 SPSS 软件求例 3-14 中的概率值 $P(1 < X \leqslant 5)$，例中二项分布为 $B(20,0.2)$。在 SPSS 中，打开空白数据集，在首列输入 1，选择菜单【转换】→【计算变量】，对话框【计算变量】如图 3-6 所示，在【目标变量】中输入新变量名 P1，再在【函数组】中选定：CDF 与非中心 CDF，在【函数和特殊

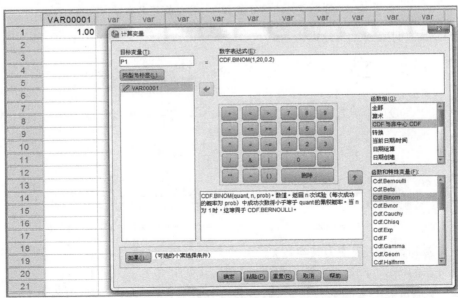

图 3-6 对话框【计算变量】计算概率值

变量】中选定二项分布的累积概率函数 CDF. BINOM,点击🔁,则在【数字表达式】中出现:CDF. BINOM(?,?,?),根据函数提示说明,依次输入参数值:1,20 和 0.2,点击确定,在数据集窗口即得概率 $P(X \leqslant 1)$ 的值 P1 为 0.069 17。类似操作可得 $P(X \leqslant 5)=0.804 21$,则 $P(1 < X \leqslant 5)=P(X \leqslant 5)-P(X \leqslant 1)=0.804 21-0.069 17=0.735 04$。

(二)泊松分布

当 n 很大,p 较小时,二项分布的概率计算颇为烦琐。对此,法国数学家泊松(Possion)提出了下列泊松近似公式:

定理 3-3(Possion 近似公式) 当 n 很大,p 较小时(一般只要 $n \geqslant 30,p \leqslant 0.2$),对任一确定的 k,有(其中 $\lambda = np$)

$$C_n^k p^k q^{n-k} \approx \frac{\lambda^k}{k!} e^{-\lambda}$$

(证明略)

定义 3-11 我们称概率分布

$$P(X=k)=\frac{\lambda^k}{k!} e^{-\lambda}, k=0,1,2,\cdots$$

为参数是 λ 的**泊松分布**(Possion distribution),记为 $P(\lambda)$,其中 $\lambda > 0$ 是常数,e 是自然对数的底。

泊松分布是作为二项分布的近似提出来的,可作为稀疏现象(小概率事件)发生次数 $X(X=0,1,2,\cdots)$ 的概率分布模型。诸如生三胞胎数、某种少见病(如食管癌)的发病数以及一分钟内电话总机接到的呼叫数等现象都服从泊松分布。图 3-7 给出了 $\lambda = 5$ 的泊松分布概率分布图。

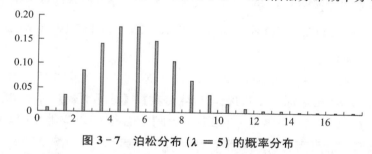

图 3-7 泊松分布 $(\lambda = 5)$ 的概率分布

泊松分布的数学期望和方差分别为:

$$E(X)=\sum_{k=0}^{+\infty} k p_k = \sum_{k=1}^{+\infty} k \frac{\lambda^k}{k!} e^{-\lambda} = \lambda e^{-\lambda} \sum_{k=1}^{+\infty} \frac{\lambda^{k-1}}{(k-1)!} = \lambda e^{-\lambda} e^{\lambda} = \lambda$$

$$D(X)=E(X^2)-[E(X)]^2 = \sum_{k=0}^{+\infty} k^2 \frac{\lambda^k}{k!} e^{-\lambda} - \lambda^2$$

$$=e^{-\lambda} \sum_{k=1}^{+\infty} [k(k-1)+k] \frac{\lambda^k}{k!} - \lambda^2$$

$$=e^{-\lambda} \left[\sum_{k=2}^{+\infty} \frac{\lambda^{k-2}}{(k-2)!} \lambda^2 + \sum_{k=1}^{+\infty} \frac{\lambda^{k-1}}{(k-1)!} \lambda \right] - \lambda^2$$

$$=e^{-\lambda} (\lambda^2 e^{\lambda} + \lambda e^{\lambda}) - \lambda^2 = \lambda^2 + \lambda - \lambda^2 = \lambda$$

即泊松分布的方差和数学期望均为其参数 λ。

计算泊松分布的概率问题时,一般利用泊松分布表(见附表2)。

例 3-15 某地胃癌的发病率为 0.01%,现普查 5 万人,试求:(1)没有胃癌患者的概率;(2)胃癌患者少于 5 人的概率。

解：设 X 为胃癌患者人数，则 X 服从二项分布 $B(50\,000, 0.000\,1)$。

因为 $n = 50\,000$ 很大，而 $p = 0.000\,1$ 非常小，$\lambda = np = 50\,000 \times 0.000\,1 = 5$，故可利用泊松近似公式进行计算。

(1) 所求概率为

$$P(X = 0) = 0.999\,9^{50\,000} \approx \frac{\lambda^0}{0!} \mathrm{e}^{-5} = \mathrm{e}^{-5} = 0.006\,74$$

(2) 所求概率为

$$P(X < 5) = 1 - P(X \geqslant 5) = 1 - \sum_{k=5}^{50\,000} C_{50\,000}^k (0.000\,1)^k (0.999\,9)^{50\,000-k}$$

$$\approx 1 - \sum_{k=5}^{50\,000} \frac{5^k}{k!} \mathrm{e}^{-5} = 1 - 0.559\,5 = 0.440\,5$$

二、常用连续型随机变量分布

（一）正态分布

正态分布是统计学中最重要的连续型随机变量概率分布，它的应用极为广泛。常见的工厂产品的质量指标，人的身高、体重、红细胞数和胆固醇含量，农作物的产量等许多随机变量，都服从或近似服从正态分布。这些随机变量的共同特点是其数值多数集中在均值附近的中间状态，偏离均值较远的数值出现较少，即"中间多，两头少"的分布形态。实际上，如果影响某一数量指标的随机因素有许多，而每个随机因素都不起主要作用（作用微小）时，那么该数量指标服从正态分布（可由中心极限定理证明）。同时有许多重要分布可以用正态分布近似（如二项分布等）或导出（如 t 分布、χ^2 分布等）。

📕 **知识链接**

"数学王子"高斯与正态分布

德国著名数学家、天文学家约翰·卡尔·弗里德里希·高斯（Johann Carl Friedrich Gauss，1777—1855 年）被认为是历史上最伟大的数学家之一，并享有"数学王子"的美誉。

1792 年，15 岁的高斯进入卡罗琳学院，在那里，他独立发现了二项式定理的一般形式、数论上的"二次互反律"、素数定理及算术—几何平均数等，发展了数学分析理论。

1795 年，18 岁的高斯转入哥廷根大学，期间发现了质数分布定理和最小二乘法，大学一年级（19岁）的高斯发明了用圆规和直尺绘制正十七边形的尺规作图法，解决了 2 000 年来悬而未决的几何难题。通过对足够多的测量数据误差的处理后，成功地得到钟形曲线即正态分布曲线。该函数被命名为标准正态分布或高斯分布，并在概率计算中大量使用。其后他在谷神星轨迹测定、代数学基本定理证明、非欧几里得几何创立、微分几何及大地测量学等方面的研究都有重大贡献。

现今德国 10 马克的印有高斯头像的钞票还印有正态分布的密度曲线，这是否意味着在高斯的不胜枚举的科学贡献中，其对人类文明影响最大的就是源于测量数据误差的正态分布？

定义 3 - 12 若随机变量 X 的概率密度为

$$f(x) = \frac{1}{\sqrt{2\pi}\sigma} \mathrm{e}^{-\frac{(x-\mu)^2}{2\sigma^2}}, \quad -\infty < x < +\infty$$

称 X 服从参数为 μ, σ^2 的**正态分布**（normal distribution），记为 $X \sim N(\mu, \sigma^2)$。其中参数 μ, σ^2 分别为

正态随机变量 X 的均值和方差。

正态分布的概率密度 $f(x)$ 对应的图形称为**正态曲线**（normal curve），如图 3-8、图 3-9 所示，其重要特征为：

（1）正态曲线为 x 轴上方的"钟形"光滑曲线，关于 $x=\mu$ 对称，其中心位置由均值 μ 确定，并在 $x=\mu$ 时达到最大值；

（2）当 x 趋于无穷时，曲线以 x 轴为其渐近线，且在 $x=\mu+\sigma$ 和 $x=\mu-\sigma$ 处有拐点；

（3）标准差 σ 的值决定了曲线的陡缓程度，即 σ 越大，曲线越平坦，σ 越小，曲线越陡峭。

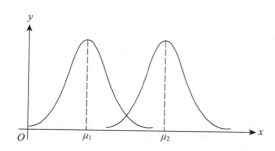 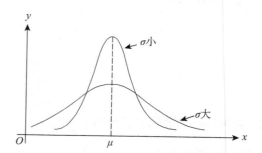

图 3-8　正态分布的不同 μ 的密度曲线图　　　　图 3-9　正态分布不同 σ 的的密度曲线图

正态分布的分布函数为

$$F(x)=P(X\leqslant x)=\frac{1}{\sqrt{2\pi}\sigma}\int_{-\infty}^{x}e^{-\frac{(t-\mu)^2}{2\sigma^2}}dt$$

它是介于 $[0,1]$ 之间且单调递增的连续函数（图 3-10），并有 $F(\mu)=0.5$。

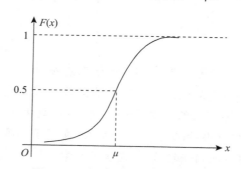

图 3-10　正态分布的分布函数图

对正态分布，其数学期望为

$$E(X)=\int_{-\infty}^{+\infty}xf(x)\,dx=\int_{-\infty}^{+\infty}x\,\frac{1}{\sqrt{2\pi}\sigma}e^{-\frac{(x-\mu)^2}{2\sigma^2}}dx$$

进行积分变换，令 $t=\dfrac{x-\mu}{\sigma}$，得

$$E(X)=\int_{-\infty}^{+\infty}(\sigma\cdot t+\mu)\frac{1}{\sqrt{2\pi}}e^{-\frac{t^2}{2}}dt=\frac{\sigma}{\sqrt{2\pi}}\int_{-\infty}^{\infty}te^{-\frac{t^2}{2}}dt+\mu\int_{-\infty}^{+\infty}\frac{1}{\sqrt{2\pi}}e^{-\frac{t^2}{2}}dt$$

$$=\frac{\sigma}{\sqrt{2\pi}}\Big(-e^{-\frac{t^2}{2}}\Big)_{-\infty}^{+\infty}+\mu=\mu$$

而正态分布的方差为

$$D(X) = E[(X - \mu)^2] = \int_{-\infty}^{+\infty} (x - \mu)^2 \frac{1}{\sqrt{2\pi}\sigma} e^{-\frac{(x-\mu)^2}{2\sigma^2}} \mathrm{d}x$$

进行积分变换,令 $t = \dfrac{x - \mu}{\sigma}$,得

$$D(X) = \frac{\sigma^2}{\sqrt{2\pi}} \int_{-\infty}^{+\infty} t^2 e^{-\frac{t^2}{2}} \mathrm{d}t = \frac{\sigma^2}{\sqrt{2\pi}} \left[\left(-t e^{-\frac{t^2}{2}} \right)_{-\infty}^{+\infty} + \int_{-\infty}^{+\infty} e^{-\frac{t^2}{2}} \mathrm{d}t \right] = \sigma^2 \frac{1}{\sqrt{2\pi}} \sqrt{2\pi} = \sigma^2$$

即正态分布 $N(\mu, \sigma^2)$ 的参数 μ、σ^2 分别为其数学期望 $E(X)$、方差 $D(X)$,而正态分布 $N(\mu, \sigma^2)$ 完全由其数学期望 μ 和方差 σ^2 确定。

服从正态分布的随机变量称为**正态变量**(normal variable)。可以证明,正态变量具有下列重要性质:

定理 3-4 (1) 若 X 服从正态分布 $N(\mu, \sigma^2)$,则对任意常数 a、b,有

$$aX + b \sim N(a\mu + b, a^2\sigma^2)$$

(2) 若 $X \sim N(\mu_1, \sigma_1^2)$,$Y \sim N(\mu_2, \sigma_2^2)$,且 X 与 Y 相互独立,则

$$X \pm Y \sim N(\mu_1 \pm \mu_2, \sigma_1^2 + \sigma_2^2)$$

(证明略)

该定理可推广到多个随机变量的一般情形:有限个相互独立而且服从正态分布的随机变量,其任何线性组合也服从正态分布。

特别地,当 $\mu = 0$,$\sigma = 1$ 时,称 X 服从**标准正态分布**(standard normal distribution),记为 $X \sim N(0, 1)$。对标准正态分布,通常用 $\varphi(x)$ 表示其密度,用 $\Phi(x)$ 表示分布函数,即

$$\varphi(x) = \frac{1}{\sqrt{2\pi}} e^{-\frac{x^2}{2}}, \quad -\infty < x < +\infty$$

$$\Phi(x) = \int_{-\infty}^{x} \frac{1}{\sqrt{2\pi}} e^{-\frac{t^2}{2}} \mathrm{d}t, \quad -\infty < x < +\infty$$

标准正态分布的密度曲线是关于 y 轴对称、形态适中的对称"钟形"曲线,其密度曲线图参见图 3-11。

由于正态分布应用广泛,为计算方便,人们编制了标准正态分布 $N(0, 1)$ 的分布函数值 $\Phi(x)$ 表(见附表 3)。

若随机变量 X 服从标准正态分布,即 $X \sim N(0, 1)$,需求

$$P(a < X \leqslant b) = \Phi(b) - \Phi(a)$$

利用 $N(0, 1)$ 分布函数表(附表 3)直接查 $\Phi(b)$、$\Phi(a)$ 的值即可得到。

对于负的 x 值,利用其密度 $\varphi(x)$ 的对称性及密度曲线与 x 轴所围面积是常数 1(图 3-11),可得

$$\Phi(-x) = 1 - \Phi(x)$$

由此即可转化为 x 的正值问题,查标准正态分布表(附表 3)即得。

定义 3-13 对于标准正态随机变量 X 和给定的 $\alpha(0 < \alpha < 1)$,我们称满足

$$P(X > Z_a) = \int_{Z_a}^{+\infty} \frac{1}{\sqrt{2\pi}} e^{-\frac{x^2}{2}} \mathrm{d}x = \alpha$$

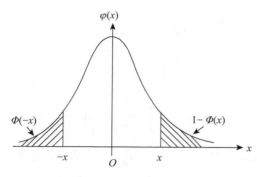

图 3 - 11 $\Phi(-x)=1-\Phi(x)$ 图示

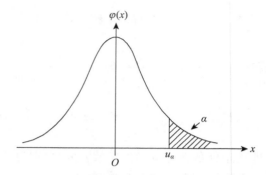

图 3 - 12   标准正态分布的上侧 α 分位数

的点 Z_α 为标准正态分布的**上侧 α 分位数**(upside α quantile)或**临界值**(critical value)(图 3 - 12)。

对于给定的 α,由定义 3 - 13 的分位数公式得

$$P(X>Z_\alpha)=1-P(X\leqslant Z_\alpha)=1-\Phi(Z_\alpha)=\alpha$$

从而 $\Phi(Z_\alpha)=1-\alpha$,查附表 3 即可得到分位数 Z_α 的值。

例如,给定 $\alpha=0.05$,计算得 $\Phi(Z_{0.05})=1-0.05=0.95$,查附表 3 中概率为 0.95 的分位数,即得 $Z_{0.05}=1.645$。

例 3 - 16   设 $X\sim N(0,1)$,求:(1) $P(0.32<X<1.58)$;(2) $P(-1\leqslant X\leqslant 1)$。

解:(1) $P(0.32<X<1.58)=\Phi(1.58)-\Phi(0.32)=0.943\,0-0.625\,5=0.317\,5$。

(2) $P(-1\leqslant X\leqslant 1)=\Phi(1)-\Phi(-1)=\Phi(1)-[1-\Phi(1)]=2\Phi(1)-1=2\times0.841\,35-1=0.682\,7$。

若随机变量 X 服从一般正态分布,即 $X\sim N(\mu,\sigma^2)$,对于给定的 μ 和 σ,只要将 X 转化为其标准化随机变量 Z,则有

$$Z=\frac{X-\mu}{\sigma}\sim N(0,1)$$

这样就可转化为服从标准正态分布 $N(0,1)$ 的随机变量问题。对应地,我们有下列重要结果:

定理 3 - 5   若 $X\sim N(\mu,\sigma^2)$,$F(x)$ 为其分布函数,则有

$$F(x)=\Phi\left(\frac{x-\mu}{\sigma}\right)$$

式中:$\Phi(x)$ 为标准正态分布 $N(0,1)$ 的分布函数。(证明略)

由该公式,对 $X\sim N(\mu,\sigma^2)$,我们有

$$P(X\leqslant x)=F(x)=\Phi\left(\frac{x-\mu}{\sigma}\right)$$

$$P(X>x)=1-F(x)=1-\Phi\left(\frac{x-\mu}{\sigma}\right)$$

$$P(a<X\leqslant b)=F(b)-F(a)=\Phi\left(\frac{b-\mu}{\sigma}\right)-\Phi\left(\frac{a-\mu}{\sigma}\right)$$

这样,有关一般正态分布 $N(\mu,\sigma^2)$ 的概率计算问题就可转化为服从标准正态分布 $N(0,1)$ 的概率问题,查书后标准正态分布表(附表 3)即可解决。

例 3 - 17   设 $X\sim N(3,2^2)$,求:(1) $P(-2<X<8)$;(2) $P(X>3)$;(3) $P(|X|>2)$。

解：(1) $P(-2 < X < 8) = \Phi\left(\dfrac{8-3}{2}\right) - \Phi\left(\dfrac{-2-3}{2}\right) = 2\Phi(2.5) - 1 = 0.987\,6$

(2) $P(X > 3) = 1 - P(X \leqslant 3) = 1 - F(3) = 1 - \Phi\left(\dfrac{3-3}{2}\right) = 1 - \Phi(0) = 0.5$

(3) $P(|X| > 2) = P(X > 2) + P(X < -2) = [1 - P(X \leqslant 2)] + P(X < -2)$

$$= 1 - \Phi\left(\dfrac{2-3}{2}\right) + \Phi\left(\dfrac{-2-3}{2}\right) = 1 - \Phi(2.5) + \Phi(0.5) = 0.697\,7$$

例 3-18　设 $X \sim N(\mu, \sigma^2)$，试求：$P(\mu - \sigma \leqslant X \leqslant \mu + \sigma)$、$P(\mu - 2\sigma \leqslant X \leqslant \mu + 2\sigma)$、$P(\mu - 3\sigma \leqslant X \leqslant \mu + 3\sigma)$。

解：$P(\mu - k\sigma \leqslant X \leqslant \mu + k\sigma) = \Phi\left(\dfrac{\mu + k\sigma - \mu}{\sigma}\right) - \Phi\left(\dfrac{\mu - k\sigma - \mu}{\sigma}\right)$

$$= \Phi(k) - \Phi(-k) = \Phi(k) - [1 - \Phi(k)] = 2\Phi(k) - 1$$

$k = 1$ 时，$P(\mu - \sigma \leqslant X \leqslant \mu + \sigma) = 2\Phi(1) - 1 = 0.682\,7 = 68.27\%$；

$k = 2$ 时，$P(\mu - 2\sigma \leqslant X \leqslant \mu + 2\sigma) = 2\Phi(2) - 1 = 0.954\,5 = 95.45\%$；

$k = 3$ 时，$P(\mu - 3\sigma \leqslant X \leqslant \mu + 3\sigma) = 2\Phi(3) - 1 = 0.997\,3 = 99.73\%$。

这表明，当 $X \sim N(\mu, \sigma^2)$ 时，随机变量 X 基本上只在区间 $[\mu - 2\sigma, \mu + 2\sigma]$ 内取值，而 X 的值落在 $[\mu - 3\sigma, \mu + 3\sigma]$ 之外的概率很小，不到 0.3%，即 X 的值几乎全部落在区间 $[\mu - 3\sigma, \mu + 3\sigma]$ 内（图 3-13），这称为"3σ 原则"。该原则在实际问题的统计推断中，特别是在产品的质量检测中有着重要作用。在质量检测中应用该原则，将 $\overline{x} \pm 2S$ 作为上下警戒值，$\overline{x} \pm 3S$ 作为上下控制值，其中 $\overline{x}$ 是 μ 的估计值——样本均值，S 是 σ 的估计值——样本标准差。

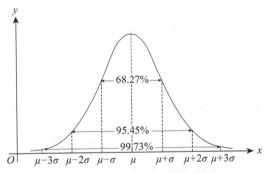

图 3-13　正态分布"3σ 原则"的示意图

我们还可以计算出 $P(\mu - 1.96\sigma \leqslant X \leqslant \mu + 1.96\sigma) = 95\%$，医学上把 95% 对应的区间称为正常范围，从而对一些身体指标如血压、胆固醇等确定其正常值范围。

例 3-19　已知某种药片的片重 X 服从正态分布 $N(\mu, \sigma^2)$，其中 $\mu = 150$ mg。

(1) 已知 $\sigma = 5$，如何求药片片重 X 在 140 与 155 之间的概率？

(2) 当标准差 σ 为何值时，$P(145 \leqslant X \leqslant 155) = 0.8$？

解：(1) 因药片的片重 $X \sim N(150, 5^2)$，故所求概率为

$$P(140 \leqslant X \leqslant 155) = \Phi\left(\dfrac{155 - 150}{5}\right) - \Phi\left(\dfrac{140 - 150}{5}\right)$$

$$= \Phi(1) - \Phi(-2) = \Phi(1) - [1 - \Phi(2)]$$

$$= 0.841\,35 - 1 + 0.977\,25 = 0.818\,6$$

(2) 由

$$P(145 \leqslant X \leqslant 155) = \Phi\left(\frac{155-150}{\sigma}\right) - \Phi\left(\frac{145-150}{\sigma}\right)$$

$$= \Phi\left(\frac{5}{\sigma}\right) - \Phi\left(-\frac{5}{\sigma}\right) = 2\Phi\left(\frac{5}{\sigma}\right) - 1 = 0.8$$

即

$$\Phi\left(\frac{5}{\sigma}\right) = \frac{1+0.8}{2} = 0.9$$

查附表3,得$\frac{5}{\sigma} = 1.28$,故$\sigma = 3.906$。

【SPSS软件应用】在 SPSS 中,用 SPSS 累积分布函数 CDF. NORMAL 可计算正态分布 $N(\mu, \sigma^2)$的累积概率值$P\{X \leqslant x\}$;即$P\{X \leqslant x\} = $CDF. NORMAL$(x, \mu, \sigma)$,其中$\mu, \sigma$为正态分布 $N(\mu, \sigma^2)$的参数。

下面用 SPSS 软件来求解例3-19的(1)。例中药片的片重$X \sim N(150, 5^2)$,在 SPSS 的数据集中输入155,选择菜单【转换】→【计算变量】,在【目标变量】中输入新变量名 P2,在其【数字表达式】中选定:

$$\text{CDF. NORMAL}(155, 150, 5) - \text{CDF. NORMAL}(140, 150, 5)$$

点击$\boxed{\text{确定}}$,即在数据编辑器窗口的 P2 变量下得所需的概率值0.818 59,即

$$P(145 \leqslant X \leqslant 155) = P(X \leqslant 155) - P(X \leqslant 140) = 0.818\ 59$$

(二)指数分布

定义3-14 若连续型随机变量X的概率密度为

$$f(x) = \begin{cases} \lambda e^{-\lambda x}, & x \geqslant 0 \\ 0, & x < 0 \end{cases}$$

其中$\lambda > 0$为常数,则称X服从参数为λ的**指数分布**(exponential distribution)。

指数分布的分布函数为

$$F(x) = \begin{cases} 1 - e^{-\lambda x}, & x \geqslant 0 \\ 0, & x < 0 \end{cases}$$

指数分布的密度曲线图和分布函数图分别如图3-14、图3-15所示。

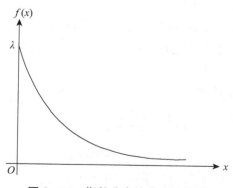

图3-14 指数分布的密度曲线图

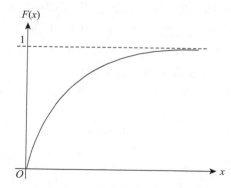

图3-15 指数分布的分布函数图

指数分布的数学期望和方差:$E(X) = 1/\lambda$,$D(X) = 1/\lambda^2$。

指数分布常用来作为"寿命"的分布,如动物寿命、电子元件的寿命等的概率分布模型。

例 3-20　已知某批灯泡的使用寿命 X 服从参数是 λ 的指数分布,且其平均寿命为 1 000 h,现从中任意取一只灯泡,求它能正常使用 1 000 h 以上的概率。

解:已知灯泡使用寿命 X 服从指数分布,且平均寿命是 1 000 h,即

$$E(X) = 1/\lambda = 1\ 000$$

解得 $\lambda = 1/1\ 000$。

因此 X 的概率密度为

$$f(x) = \begin{cases} \dfrac{1}{1\ 000} \mathrm{e}^{-\frac{x}{1\ 000}}, & x \geqslant 0 \\ 0, & x < 0 \end{cases}$$

故所求概率为

$$P(X > 1\ 000) = \int_{1\ 000}^{+\infty} \frac{1}{1\ 000} \mathrm{e}^{-\frac{x}{1\ 000}} \mathrm{d}x = \mathrm{e}^{-1} \approx 0.368$$

（三）威布尔分布

正态分布能概括许多随机变量的分布规律,但是,在药学实践中不断出现一些随机变量,其分布并不符合正态分布等常用模型,此时,威布尔分布模型却能胜任。

定义 3-15　若随机变量 X 的概率密度为

$$f(x) = \begin{cases} \dfrac{\gamma}{\beta}(x-\alpha)^{\gamma-1} \exp\left\{-\dfrac{(x-\alpha)^{\gamma}}{\beta}\right\}, & x \geqslant \alpha \\ 0, & x < \alpha \end{cases}$$

其中有 α、β、γ 三个参数,则称 X 服从**威布尔分布**(Weibull distribution),记为 $X \sim W(\alpha, \beta, \gamma)$。其中 γ 为形状参数,它刻画了密度函数和分布函数的特征。

威布尔分布的分布函数为

$$F(x) = \begin{cases} 1 - \exp\left\{-\dfrac{(x-\alpha)^{\gamma}}{\beta}\right\}, & x \geqslant \alpha \\ 0, & x < \alpha \end{cases}$$

威布尔分布的密度曲线图如图 3-16 所示。当形状参数 $\gamma = 1$ 时,威布尔分布为指数分布;当 $\gamma = 3.5$ 时,它又很近似正态分布。

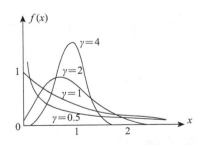

图 3-16　威布尔分布的密度曲线图

威布尔分布最初是在解释疲劳数据时提出的,可描述电子元件故障和滚珠轴承失效等,在工程实践中应用很广泛,并已扩展到更多的领域。威布尔分布可用于药物释放度和稳定性、肿瘤患者存活期等的研究。例如,在有关生命现象的研究中,某对象适合"最弱链"模型时,即该对象由许多部分组成,

其任何一部分毁坏时就会终止其寿命,可以证明此对象寿命就服从威布尔分布。

最后我们将本章介绍的 SPSS 软件中常用统计类 SPSS 函数汇总如表 3-9 所示。

表 3-9　本章 SPSS 软件中统计类函数应用一览表

统计内容			SPSS 软件应用实现的菜单选项
统计分布的概率值、累积概率值或临界值(分位数)			【转换】→【计算变量】(SPSS 函数计算)
SPSS 函数计算	二项分布	概率值	$P(X=x)=\text{PDF.BINOM}(x,n,p)$
		累积概率值	$P(X\leqslant x)=\text{CDF.BINOM}(x,n,p)$
	泊松分布	概率值	$P(X=x)=\text{PDF.POISSON}(x,\lambda)$
		累积概率值	$P(X\leqslant x)=\text{CDF.POISSON}(x,\lambda)$
	正态分布	累积概率值	$P(X\leqslant x)=\text{CDF.NORMAL}(x,\mu,\sigma)$
		临界值(分位数)	$x_a=\text{IDF.NORMAL}(1-\alpha,\mu,\sigma)$
	指数分布	累积概率值	$P(X\leqslant x)=\text{CDF.EXP}(x,\lambda)$
		临界值(分位数)	$x_a=\text{IDF.EXP}(1-\alpha,\lambda)$

综合练习三

一、填空题

1. 已知 X 服从二项分布 $B(n,p)$,且 $E(X)=6,D(X)=4.2$,则 $n=$ _____,$p=$ _____。

2. 设随机变量 X 的密度函数为 $f(x)$,则 $P(a\leqslant X\leqslant b)=$ _____,$\int_{-\infty}^{+\infty}f(x)\,dx=$ _____。

3. 设随机变量 X、Y 相互独立,且 $D(X)=6,D(Y)=3$,则 $D(2X-Y)=$ _____。

4. 设 $X\sim N(\mu,\sigma^2)$,对于常数 a、b 有:$E(aX+b)=$ _____;$D(aX+b)=$ _____。

二、选择题

1. 正态分布有两个参数 μ 与 σ,(　　),相应的正态曲线的形状越扁平。

A. μ 越大　　　　　B. μ 越小　　　　　C. σ 越大　　　　　D. σ 越小

2. 下列说法正确的是　　　　　　　　　　　　　　　　　　　　　　　　　　　　(　　)

A. 任一事件的概率总在 $(0,1)$ 之内　　　　B. 不可能事件的概率不一定为 0

C. 必然事件的概率一定为 1　　　　　　　　D. 以上均不对

3. 甲、乙两人独立地向目标射击,射中目标的概率分别为 0.7、0.8,两人中恰好有一人射中目标的概率为

　　　　　　　　　　　　　　　　　　　　　　　　　　　　　　　　　　　　　(　　)

A. 0.56　　　　　　　B. 0.44　　　　　　　C. 0.38　　　　　　　D. 0.5

4. 某人打靶的命中率为 0.8,现独立地射击 5 次,则 5 次中有 2 次命中的概率为　　(　　)

A. $0.8^2\times0.2^3$　　　B. 0.8^2　　　C. $\dfrac{2}{5}\times0.8^2$　　　D. $C_5^2\times0.8^2\times0.2^3$

5. 设 $X\sim N(0,1)$,$\varPhi(x)$ 为 X 的分布函数,则 $P(|X|\leqslant3)=$　　　　　　(　　)

A. $\varPhi(3)$　　　　B. $2\varPhi(3)$　　　　C. $\varPhi(3)+\varPhi(-3)$　　　　D. $2\varPhi(3)-1$

三、计算题

1. 已知离散型随机变量 X 的概率分布如下:

X	0	1	2	3
P	0.4	C	$2C$	$3C$

试求:(1) C 值;(2) 累积概率 $P(X\leqslant2)$;(3) X 的数学期望 $E(X)$。

2. 设连续型随机变量 X 的密度函数为

$$f(x) = \begin{cases} Cx, & 0 \leqslant x \leqslant 1 \\ 0, & \text{其他} \end{cases}$$

试求：(1) 常数 C；(2) $P(0.3 < X < 1.5)$；(3) 数学期望 $E(X)$。

3. 已知某药治某病的治愈率为 80%，今用该药治病 20 例。

试求：(1) 有人未治愈的概率；(2) 恰有 2 例未治愈的概率；(3) 20 人中治愈人数的概率分布；(4) 20 人中已治愈的平均人数。

4. 已知 $X \sim N(1.5, 2^2)$。

试求：(1) $P(2 < X \leqslant 2.5)$；(2) $P(X < 5)$；(3) $P(|X - 1.5| > 2)$；(4) $E(X)$；(5) $D(3X + 6)$。

5. 某高校男生身高 $X(\text{cm})$ 服从正态分布 $N(173, 5^2)$，现任选一名男生。

试求：(1) 该男生身高在 170～178 cm 之间的概率；(2) 该男生身高超过 182 cm 的概率；(3) 该高校男生的平均身高。

6. 某车间有 12 台车床独立工作，每台车床开车时间占总工作时间的 $\dfrac{2}{3}$，又开车时每台车床需用 1 单位电力，问：(1) 车间需要电力的最可能值是多少单位？(2) 若供给车间 9 单位电力，则因电力不足而耽误生产的概率等于多少？(3) 至少需要供给车间多少单位电力，才能使因电力不足而耽误生产的概率小于 1%？

7. 某工厂生产的螺栓长度服从参数 $\mu = 10.05$，$\sigma = 0.06$ 的正态分布，如果规定长度在 (10.05 ± 0.12) cm 范围内为合格品，求一螺栓为不合格品的概率。

四、上机实训题

1. 对本章计算题第 3 题的 (1)(2) 问利用 SPSS 中的统计函数来求解。

2. 对本章计算题第 5 题 (1)(2) 问的概率计算问题利用 SPSS 中的统计函数来求解。

第四章　抽样分布和参数估计

统计研究的目的在于探索说明总体的数量特征即统计规律性。如果我们掌握的统计数据是研究对象的全体即总体的全面调查资料,则可直接计算总体的特征指标(如总体的均值、方差、标准差、总体率等)来描述总体的相应数量特征和规律。但现实情况比较复杂,有些现象的范围很广,不可能也没有必要对总体中的每个个体都一一进行测定。这就需要从总体中抽取部分个体进行调查,再利用从样本中所获得的信息来估计和推断总体的数量特征即统计规律性,这称为**统计推断**(statistical inference)。

统计推断是统计研究的基本内容,包括抽样分布、参数估计和假设检验等内容。本章我们首先介绍一些数理统计的基本概念,再介绍有关抽样分布等知识。

第一节　抽样分布

一、统计量

在统计理论中,总体是指某个随机变量 X 取值的全体。由于随机变量 X 是被其概率分布函数 $F(x)$ 或密度函数 $f(x)$ 所刻画,因此有时又把 $F(x)$ 或 $f(x)$ 叫做总体。从总体 X 中抽取 n 个个体即得到一个容量为 n 的样本 $X_1, X_2, \cdots, X_n$。样本 $X_1, X_2, \cdots, X_n$ 可看作 n 个随机变量。在一次具体的抽样后所得到的 n 个观察值,用 $x_1, x_2, \cdots, x_n$ 表示,称为一组样本值。

为方便起见,在不引起混淆的情况下,我们赋予 $x_1, x_2, \cdots, x_n$ 双重意义:视不同场合,有时指一组样本值;有时泛指任意一次抽样结果,即理解为 n 个随机变量。

抽取样本的目的是通过样本对总体的统计特性做出估计和推断,因而对所抽取样本要求能够很好地反映总体的特征。为此样本应当具有如下特征:

(1) 代表性:随机变量 $X_i (i=1,2,\cdots,n)$ 与总体 X 具有相同的分布;

(2) 独立性:要求各随机变量 $X_1, X_2, \cdots, X_n$ 相互独立。

满足这两条的样本称为**简单随机样本**(simple random sample),简称**样本**(sample)。

在抽取样本之后,一般来说,并不直接利用样本进行推断,而是根据实际需要,把样本中所关心的信息集中起来,即针对不同的问题,构造出样本的某种函数。这种不包含任何未知参数的函数在数理统计中统称为统计量。

定义 4-1　我们将样本 $X_1, X_2, \cdots, X_n$ 的不含任何未知参数的函数 $\varphi(X_1, X_2, \cdots, X_n)$ 称为**统计量**(statistic)。

因为样本是随机变量,所以统计量也是随机变量。如果 $x_1, x_2, \cdots, x_n$ 是样本 $X_1, X_2, \cdots, X_n$ 的一组具体观察值,则 $\varphi(x_1, x_2, \cdots, x_n)$ 便是 $\varphi(X_1, X_2, \cdots, X_n)$ 的一个确定值。

根据定义 4-1,统计量完全依赖于样本,不应含有分布的任何未知参数。例如,对总体 X 的一个样本 $X_1, X_2, \cdots, X_n$,若当总体均值 μ 未知,而总体方差 σ^2 已知时,$\dfrac{1}{\sigma^2}\sum\limits_{i=1}^{n} X_i^2$ 是统计量,而 $\sum\limits_{i=1}^{n}(X_i-\mu)^2$ 因为含有未知参数 μ 就不是统计量。

设 $X_1, X_2, \cdots, X_n$ 是总体 X 的一个样本,则常用的样本统计量主要有:

样本均值(mean):

$$\overline{X} = \frac{1}{n}\sum_{i=1}^{n} X_i$$

样本方差(variance)：

$$S^2 = \frac{1}{n-1}\sum_{i=1}^{n}(X_i - \overline{X})^2 = \frac{1}{n-1}\left(\sum_{i=1}^{n} X_i^2 - n\overline{X}^2\right)$$

样本标准差(standard deviation)：

$$S = \sqrt{S^2} = \sqrt{\frac{1}{n-1}\sum_{i=1}^{n}(X_i - \overline{X})^2}$$

样本变异系数(coefficient of variation)：

$$CV = \frac{S}{|\overline{X}|} \times 100\%$$

样本标准误(standard error)：

$$S_{\overline{x}} = \frac{S}{\sqrt{n}}$$

它们分别刻画了样本的位置(集中)特征和离散(变异)特征，并可分别用于估计总体的均值 μ、方差 σ^2、标准差 σ、变异系数 CV 和标准误。

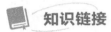

知识链接

盖洛普与民意测验统计

乔治·盖洛普(George Horace Gallup，1901—1984)，美国舆论统计学家和民意测验统计的创始人。1935 年于新泽西州的普林斯顿创立美国舆论研究所，正式举办各种全国性民意调查。

1936 年，当时非常流行的《文摘》杂志给美国选民邮寄了 1 000 万份总统选举预测的调查表，其收回的 240 万份问卷结果表明，共和党总统候选人艾尔弗·兰登(A. Landon)将获得 57% 的选票而获胜，而民主党总统候选人富兰克林·罗斯福(F. D. Roosevelt)只获得 43% 的选票。从 1916 年以来，《文摘》杂志在每次总统选举前都正确预测了总统选举的获胜者。而刚刚成立的盖洛普的研究所仅仅从美国选民中随机抽取了 2 000 名，根据年龄、性别、教育程度、职业、经济收入、宗教信仰等标准，在全国各地区按比例选择测验对象，派调查员亲自去调查访问，根据统计测验结果进行分析，其抽样预测结果表明罗斯福将获得 54% 的选票并获胜。真实的选举结果是罗斯福获得了压倒多数的 62% 的选票，而兰登仅获得 38% 的选票。虽然盖洛普的预测也有误差，但是其总的趋势表明盖洛普民意测验的正确性。

1936 年对总统候选人的正确预测，为盖洛普和他的研究所赢得了威望，并成为美国甚至世界上最负盛名的民意调查机构。自从 1936 年以来，盖洛普在进行每四年一届的总统选举预测中，总是用 1 000~2 000 人的样本代表近 2 亿的成年选民进行快速预测，除了在 1948 年错报外，其余各次的预测结果都是正确的，而且平均误差在 2% 之内。盖洛普也逐渐成了民意测验的代名词。

二、样本均值的抽样分布

抽样分布(sampling distribution)是指统计量作为随机变量所服从的概率分布。抽样分布是统计推断的基础。这里我们主要讨论与常用统计量样本均值与样本方差相关的常用抽样分布。在大多数情形下，统计量服从正态分布或以正态分布为渐近分布，所以正态分布是最常用的抽样分布。此外,本节将介绍的 χ^2 分布、t 分布、F 分布等抽样分布也起着重要作用。

设从总体 X 中随机抽取一个样本 $X_1,X_2,\cdots,X_n$,则 $X_1,X_2,\cdots,X_n$ 是 n 个相互独立且服从与总体相同的分布。由于正态分布是最常见的分布之一,因此我们先考虑在总体 X 服从正态分布 $N(\mu,\sigma^2)$ 时,样本均值 $\overline{X}$ 的抽样分布。

定理 4 - 1 设 $X_1,X_2,\cdots,X_n$ 是来自正态总体 $N(\mu,\sigma^2)$ 的样本,则对其样本均值 $\overline{X}$ 有

$$\overline{X}=\frac{1}{n}\sum_{i=1}^{n}X_i \sim N\left(\mu,\frac{\sigma^2}{n}\right)$$

即样本均值 $\overline{X}$ 的抽样分布仍为正态分布,且 $E(\overline{X})=\mu$,$D(\overline{X})=\dfrac{\sigma^2}{n}$。

(证明略)

样本均值 $\overline{X}$ 的标准差为 $\dfrac{\sigma}{\sqrt{n}}$,称为标准误(standard error),记为 $\sigma(\overline{X})=\dfrac{\sigma}{\sqrt{n}}$。

将样本均值 $\overline{X}$ 标准化后,定理结果即化为

$$Z=\frac{\overline{X}-\mu}{\sigma(\overline{X})}=\frac{\overline{X}-\mu}{\sigma/\sqrt{n}} \sim N(0,1)$$

当总体的分布不是正态分布和近似正态分布时,只要抽样个数 n 比较大,由中心极限定理知,样本均值 $\overline{X}$ 的渐近分布仍为正态分布 $N\left(\mu,\dfrac{\sigma^2}{n}\right)$,也即:

定理 4 - 2(中心极限定理) 若总体 X 的均值 μ 和方差 σ^2 有限,则当样本容量 n 充分大时,不管总体服从什么分布,其样本均值 $\overline{X}$ 近似服从均值是 μ、方差为 $\dfrac{\sigma}{n}$ 的正态分布,即

$$\overline{X}=\frac{1}{n}\sum_{i=1}^{n}X_i \sim N\left(\mu,\frac{\sigma^2}{n}\right)(近似)$$

(证明略)

上述定理表明若用样本均值 $\overline{X}$ 去估计总体均值 μ 时,平均而言是没有偏差的(无偏性),而且当 n 越来越大时,$\overline{X}$ 的离散程度越来越小,即用 $\overline{X}$ 估计 μ 越来越准确。实际计算时,当总分布未知时,对大样本情形($n \geqslant 30$)就可以应用上述定理。

例 4 - 1 从均值 $\mu=18$ 和方差 $\sigma^2=16$ 的总体中随机抽取一个样本容量为 64 的样本,求其样本均值 $\overline{X}$ 落在 17 到 19 之间的概率。

解:因为样本容量 $n=64(>30)$ 为大样本情形,则由中心极限定理 4 - 2,不论总体是何分布,样本均值 $\overline{X}$ 近似服从均值是 $\mu=18$、方差是 $\dfrac{\sigma^2}{n}=\dfrac{16}{64}=\dfrac{1}{4}$ 的正态分布,即

$$\overline{X} \sim N\left(18,\frac{1}{4}\right)(近似)$$

故所求概率为

$$P(17 \leqslant \overline{X} \leqslant 19)=F(19)-F(17)=\Phi\left(\frac{19-18}{1/2}\right)-\Phi\left(\frac{17-18}{1/2}\right)$$
$$=\Phi(2)-\Phi(-2)=2\Phi(2)-1=0.954\,5$$

三、χ^2 分布

定义 4 - 2 设随机变量 $X_1,X_2,\cdots,X_n$ 相互独立,且都服从标准正态分布 $N(0,1)$,则称

$$\chi^2 = X_1^2 + X_2^2 + \cdots + X_n^2$$

服从 $\chi^2(n)$ 分布或**卡方分布**（chi-square distribution），并记为 $\chi^2 \sim \chi^2(n)$。其中 n 称为**自由度**（degree of freedom，简写为 df），表示相互独立的标准正态变量的个数。

$\chi^2(n)$ 分布的密度函数为

$$f(x) = \begin{cases} \dfrac{1}{2^{\frac{n}{2}}\Gamma\left(\dfrac{n}{2}\right)} x^{\frac{n}{2}-1} \mathrm{e}^{-\frac{x}{2}}, & x > 0 \\ 0, & x \leqslant 0 \end{cases}$$

其中 $\Gamma(a) = \displaystyle\int_0^{\infty} x^{a-1} \mathrm{e}^{-x} \mathrm{d}x$ 是 Gamma 函数，$\Gamma(n) = n!$。$\chi^2(n)$ 分布的密度曲线图如图 4-1 所示。

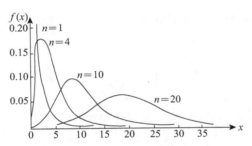

图 4-1 $\chi^2(n)$ 分布的密度曲线图

从图 4-1 中可看出，$\chi^2(n)$ 分布是不对称偏态分布，而且只在第一象限取值，并随 n 的增大而逐渐趋于对称。实际上当 $n \to \infty$ 时，χ^2 分布的极限分布为正态分布。

χ^2 分布具有下列性质：

（1）若 $\chi_1^2 \sim \chi^2(n_1)$，$\chi_2^2 \sim \chi^2(n_2)$，且 χ_1^2 与 χ_2^2 独立，则有 $\chi_1^2 + \chi_2^2 \sim \chi^2(n_1 + n_2)$；

（2）若 $\chi^2 \sim \chi^2(n)$，则 $E(\chi^2) = n$，$D(\chi^2) = 2n$。

对于样本方差 $S^2 = \dfrac{1}{n-1}\displaystyle\sum_{i=1}^{n}(X_i - \overline{X})^2$ 的抽样分布，当总体服从正态分布 $N(\mu, \sigma^2)$ 时，有下列定理。

定理 4-3 设 $X_1, X_2, \cdots, X_n$ 是来自正态总体 $N(\mu, \sigma^2)$ 的样本，则对于其样本方差 S^2，有

$$\frac{(n-1)S^2}{\sigma^2} \sim \chi^2(n-1)$$

而且样本均值 $\overline{X}$ 与样本方差 S^2 相互独立。

（证明略）

定义 4-3 对于给定的 $\alpha(0 < \alpha < 1)$，我们称满足

$$P\left(\chi^2 > \chi_{\alpha}^2(n)\right) = \alpha \text{ 或 } \int_{\chi_{\alpha}^2(n)}^{+\infty} f(x) \mathrm{d}x = \alpha$$

的点 $\chi_{\alpha}^2(n)$ 称为 χ^2 分布的上侧 α 分位数或临界值。

对于不同的自由度 n 和 α，附表 5 中编制的 χ^2 分布的上侧 α 分位数表列出了相应的 $\chi_{\alpha}^2(n)$ 的值，可用于有关 χ^2 分布的概率计算问题。

例如，当 $\alpha = 0.05$，$n = 10$ 时，查附表 5（χ^2 分布表）得：$\chi_{0.05}^2(10) = 18.307$。

对 χ^2 分布，当自由度 n 很大时，有

$$\sqrt{2\chi^2} \sim N(\sqrt{2n-1}, 1)（近似）$$

故附表 5 中编制的 $\chi_\alpha^2(n)$ 表仅列出 $n \leqslant 45$ 相应的值,对 $n > 45$,有

$$\chi_\alpha^2(n) \approx \frac{1}{2}(Z_\alpha + \sqrt{2n-1})^2$$

式中:Z_α 是标准正态分布 $N(0,1)$ 的上侧 α 分位数,满足 $P(Z > Z_\alpha) = \alpha$,其值可由标准正态分布分位数表(见附表 4)查得。

例如,当 $\alpha = 0.05, n = 50$ 时,有

$$\chi_{0.05}^2(50) \approx \frac{1}{2}(Z_{0.05} + \sqrt{2 \times 50 - 1})^2 = \frac{1}{2} \times (1.64 + \sqrt{99})^2 \approx 67.163$$

四、t 分布

定义 4 - 4 设随机变量 X 服从标准正态分布 $N(0,1)$,Y 服从 $\chi^2(n)$ 分布,且 X 与 Y 相互独立,则有

$$T = \frac{X}{\sqrt{Y/n}}$$

服从自由度为 n 的 **t 分布**(t distribution)**或学生分布**(student distribution),记为 $T \sim t(n)$。

t 分布的密度函数为

$$f(x) = \frac{\Gamma\left(\frac{n+1}{2}\right)}{\sqrt{n\pi}\,\Gamma\left(\frac{n}{2}\right)}\left(1 + \frac{x^2}{n}\right)^{-\frac{n+1}{2}}, \quad -\infty < x < +\infty$$

t 分布的密度曲线图如图 4 - 2 所示。

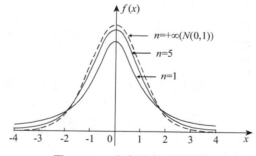

图 4 - 2　t 分布的密度曲线图

从图 4 - 2 中可看出,t 分布的密度曲线与标准正态分布曲线类似,是关于 Y 轴对称的"钟形"曲线,均值是 0,而且随着自由度 n 的逐渐增大,$t(n)$ 逐渐接近于标准正态分布 $N(0,1)$ 的图形。

实际上可以证明,当 $n \to \infty$ 时,$t(n)$ 的极限分布为标准正态分布 $N(0,1)$。因此,对大样本情形 $n \geqslant 30$,t 分布可用标准正态分布近似。

前面我们讨论了总体方差已知时,样本均值的抽样分布。但在实际应用中,总体的方差(及标准差)往往是未知的,此时需用样本方差 S^2 代替总体方差 σ^2,或用样本标准差 S 代替总体标准差 σ,对此,有

定理 4 - 4 设 $X_1, X_2, \cdots, X_n$ 是来自正态总体 $N(\mu, \sigma^2)$ 的样本,$\overline{X}$ 与 S^2 分别是样本均值与样本方差,则

$$T = \frac{\overline{X} - \mu}{S/\sqrt{n}} \sim t(n-1)$$

证明：由定理 4-1 和定理 4-3 知

$$Z = \frac{\overline{X} - \mu}{\sigma/\sqrt{n}} \sim N(0,1), Y = \frac{(n-1)S^2}{\sigma^2} \sim \chi^2(n-1)$$

且两者相互独立，则

$$T = \frac{Z}{\sqrt{Y/(n-1)}} = \frac{\dfrac{\overline{X} - \mu}{\sigma/\sqrt{n}}}{\sqrt{\dfrac{(n-1)S^2}{\sigma^2}\Big/(n-1)}} = \frac{\overline{X} - \mu}{S/\sqrt{n}} \sim t(n-1)$$

（证毕）

在研究两个正态总体均值的统计推断时，我们需要考察分别来自两个正态总体的样本均值之差的分布。对此，我们有

定理 4-5　设 $X_1, X_2, \cdots, X_{n_1}$ 与 $Y_1, Y_2, \cdots, Y_{n_2}$ 分别是来自同方差的正态总体 $X \sim N(\mu_1, \sigma^2)$ 和 $Y \sim N(\mu_2, \sigma^2)$ 的两个相互独立样本，其样本均值和样本方差分别为 $\overline{X}$、$\overline{Y}$ 和 S_x^2、S_y^2，则

$$T = \frac{(\overline{X} - \overline{Y}) - (\mu_1 - \mu_2)}{S\sqrt{\dfrac{1}{n_1} + \dfrac{1}{n_2}}} \sim t(n_1 + n_2 - 2)$$

式中：$S^2 = \dfrac{(n_1-1)S_x^2 + (n_2-1)S_y^2}{n_1 + n_2 - 2}$，$S_x^2 = \dfrac{1}{n_1-1}\sum_{i=1}^{n_1}(X_i - \overline{X})^2$，$S_y^2 = \dfrac{1}{n_2-1}\sum_{i=1}^{n_2}(Y_i - \overline{Y})^2$。

（证明略）

为方便有关 t 分布的计算，附表 6 中编制了上侧 α 分位数表，对自由度 $n(n \leqslant 45)$ 和较小的 α 值，列出了相应的 t 分布的上侧 α 分位数 $t_\alpha(n)$ 的值。对较大的 α 值，可由 t 分布的对称性得：$t_\alpha(n) = -t_{1-\alpha}(n)$。

例如，当 $\alpha = 0.05, n = 10$ 时，直接查 t 分布表（附表 6）得：$t_{0.05}(10) = 1.812\,5$。

当 $\alpha = 0.95, n = 10$ 时，$t_{0.95}(10) = t_{1-0.05}(10) = -t_{0.05}(10) = -1.812\,5$。

而当 $n > 45$ 时，$t_\alpha(n)$ 可用标准正态分布 $N(0,1)$ 的分位数 Z_α 来近似：$t_\alpha(n) \approx Z_\alpha$。

例如，当 $\alpha = 0.05, n = 50$ 时，$t_{0.05}(50) \approx Z_{0.05} = 1.64$。

【SPSS 软件应用】 在 SPSS 中，用 SPSS 函数 CDF.T 可计算 t 分布的累积概率值 $P(T \leqslant x)$；用 SPSS 函数 IDF.CHISQ 可计算 t 分布的 α 分位数 $t_\alpha(n)$，即

$$P(t(n) \leqslant x) = \text{CDF.T}(x, n); \quad t_\alpha(n) = \text{IDF.T}(1-\alpha, n)$$

式中：n 为 t 分布的自由度。

下面用 SPSS 软件求概率 $P(t(50) > 2)$ 和分位数 $t_{0.025}(10)$ 的值。

在 SPSS 的数据集中输入 2，选择菜单【转换】→【计算变量】，在【目标变量】中输入 P2，在【数字表达式】中选定：CDF.T(2,50)，点击 确定 ，在数据集窗口得概率 $P(t(50) \leqslant 2)$ 的值 P2 为 0.974\,5。故

$$P(t(50) > 2) = 1 - P(t(50) \leqslant 2) = 1 - 0.974\,5 = 0.025\,5$$

考虑用 SPSS 来求分位数 $t_{0.025}(10)$ 的值，其对应的累积概率为 $1 - 0.025 = 0.975$。选择菜单【转换】→【计算变量】，在【目标变量】中输入 I2，【数字表达式】中选定：IDF.T(0.975,10)，点击 确定 ，在数据集窗口即得分位数 $t_{0.025}(10)$ 的值 I2 为 2.228。

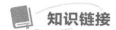 知识链接

戈塞特与 t 分布

威廉·戈塞特(William Sealy Gosset,1876—1937)是小样本统计理论和方法的开创者,推断统计学的先驱。从牛津大学毕业后在酿酒厂担任酿造化学技师,从事统计和实验工作。

1905 年,戈塞特利用酒厂里大量的小样本数据发表了第一篇论文《误差法则在酿酒过程中的应用》。经过多年的潜心研究,戈塞特终于在 1908 年以"Student"的笔名在《生物统计学》杂志发表了著名论文《均值的可能误差》,提出了一种统计量的抽样分布——t 分布,引入了小样本估计。该论文开创了小样本统计理论的先河,为研究样本分布理论奠定了重要基础,被统计学家誉为统计推断理论发展史上的里程碑。而 t 分布又被称为"Student(学生)分布"。

戈塞特在 1907—1937 年间发表了 22 篇统计学论文,引入了均值、方差、方差分析、样本等概率统计的一些基本概念和术语,研究了相关系数的抽样分布、泊松分布应用中的样本误差问题等,被现代数理统计学的主要奠基人 R. A. 费希尔誉为"统计学中的法拉第"。

五、F 分布

定义 4-5 设随机变量 $X_1 \sim \chi^2(n_1)$,$X_2 \sim \chi^2(n_2)$,且 X_1 与 X_2 相互独立,则称

$$F = \frac{X_1/n_1}{X_2/n_2}$$

服从 **$F(n_1, n_2)$分布**(F distribution),并记为 $F \sim F(n_1, n_2)$。其中 n_1、n_2 分别称为 F 分布的第一(分子)自由度、第二(分母)自由度。

F 分布的密度函数为

$$f(x) = \begin{cases} \dfrac{\Gamma\left(\dfrac{n_1+n_2}{2}\right)}{\Gamma\left(\dfrac{n_1}{2}\right)\Gamma\left(\dfrac{n_2}{2}\right)}\left(\dfrac{n_1}{n_2}\right)^{\frac{n_1}{2}} x^{\frac{n_1-1}{2}}\left(1+\dfrac{n_1}{n_2}x\right)^{-\frac{n_1+n_2}{2}}, & x > 0 \\ 0, & x \leqslant 0 \end{cases}$$

F 分布的密度曲线图如图 4-3 所示。

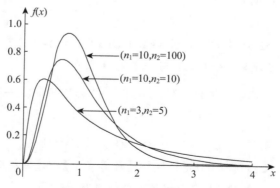

图 4-3　F 分布的密度曲线图

从图 4-3 中可看出,F 分布的密度曲线随自由度(n_1, n_2)的取值不同而对应相应的曲线,且只在第一象限取值。注意:F 分布总是不对称的正偏态分布,而且不以正态分布为其极限分布。

在将要介绍的假设检验、方差分析等重要章节中,我们需要考虑分别来自正态总体的两个样本方差比的分布,对此,我们有

定理 4-6 设 $X_1, X_2, \cdots, X_{n_1}$ 与 $Y_1, Y_2, \cdots, Y_{n_2}$ 分别是来自正态总体 $N(\mu_1, \sigma_1^2)$ 和 $N(\mu_2, \sigma_2^2)$ 的两个相互独立样本，S_x^2、S_y^2 分别是它们的样本方差：

$$S_x^2 = \frac{1}{n_1 - 1} \sum_{i=1}^{n_1} (X_i - \overline{X})^2, \overline{X} = \frac{1}{n_1} \sum_{i=1}^{n_1} X_i$$

$$S_y^2 = \frac{1}{n_2 - 1} \sum_{i=1}^{n_2} (Y_i - \overline{Y})^2, \overline{Y} = \frac{1}{n_2} \sum_{i=1}^{n_2} Y_i$$

则

$$F = \frac{S_x^2 / \sigma_1^2}{S_y^2 / \sigma_2^2} \sim F(n_1 - 1, n_2 - 1)$$

特别地，当 $\sigma_1^2 = \sigma_2^2 = \sigma^2$ 时，有

$$F = \frac{S_x^2}{S_y^2} \sim F(n_1 - 1, n_2 - 1)$$

（证明略）

利用附表 7 中 $F(n_1, n_2)$ 分布表，我们就可以得到对于常用的 $\alpha(\alpha = 0.10, 0.05, \cdots)$ 和不同自由度 (n_1, n_2) 的相应 $F_\alpha(n_1, n_2)$ 值。例如，查表得

$$F_{0.05}(10,5) = 4.74, F_{0.05}(5,10) = 3.33$$

注意：F 分布中的两个自由度 n_1 与 n_2 不可倒置。实际上，由 F 分布的定义可知，若随机变量 X 服从 $F(n_1, n_2)$，则随机变量 $1/X$ 服从 $F(n_2, n_1)$；又若随机变量 Y 服从 $F(1, n)$，随机变量 Z 服从 $t(n)$，则 Y 与 Z^2 有相同的分布。利用上述性质，我们还有

$$F_{1-\alpha}(n_1, n_2) = \frac{1}{F_\alpha(n_2, n_1)}$$

由此，我们可利用 F 分布表中对应于 $\alpha = 0.10, 0.05, 0.025, \cdots$ 的 F 分布的上侧 α 分位数 $F_\alpha(n_1, n_2)$ 来得到相应于 $\alpha = 0.90, 0.95, 0.975, \cdots$ 的 F 分布的上侧 α 分位数。

例如，查表得 $F_{0.05}(5,10) = 3.33$，于是

$$F_{0.95}(10,5) = F_{1-0.05}(10,5) = \frac{1}{F_{0.05}(5,10)} = \frac{1}{3.33} \approx 0.30$$

最后我们对本章介绍的 SPSS 软件中常用的统计类 SPSS 函数进行汇总，如表 4-1 所示。由此，用类似于 t 分布中【SPSS 软件应用】操作应用方法，即可得到用 SPSS 软件计算 χ^2 分布、F 分布的概率分布值和上侧 α 分位数的操作应用。

表 4-1 本章 SPSS 软件中统计类函数应用一览表

统计内容			SPSS 软件应用实现的菜单选项
统计分布的概率值和临界值（分位数）计算			【转换】→【计算变量】（SPSS 函数计算）
SPSS 函数计算	χ^2 分布	概率分布值	$P(\chi^2(n) \leqslant x) = \text{CDF.CHISQ}(x, n)$
		临界值（分位数）	$\chi_\alpha^2(n) = \text{IDF.CHISQ}(1-\alpha, n)$
	t 分布	概率分布值	$P(t(n) \leqslant x) = \text{CDF.T}(x, n)$
		临界值（分位数）	$t_\alpha(n) = \text{IDF.T}(1-\alpha, n)$
	F 分布	概率分布值	$P(F(n_1, n_2) \leqslant x) = \text{CDF.F}(x, n_1, n_2)$
		临界值（分位数）	$F_\alpha(n_1, n_2) = \text{IDF.F}(1-\alpha, n_1, n_2)$

第二节 点 估 计

在医药生产与科研中,有时总体的分布类型已知,但总体分布中经常含有未知参数。为了获取总体中的未知参数,我们往往需要通过样本观测值来统计推断总体中的未知参数,这类问题我们称为参数估计。

参数估计(parameter estimation)是统计推断的基本问题之一,它是当总体的分布形式已知,但其所含参数的真值未知时,根据样本所提供的信息,构造样本的函数即统计量来对总体未知参数所做的估计或推断。用来估计总体参数的样本统计量称为**估计量**(estimate)。参数估计可分为点估计和区间估计两类,下面我们将分别进行讨论。

一、点估计与矩估计法

先看一个实例。从某批药品中任取 5 个样品进行储存试验,现测得其有效期分别为(单位:d):

$$1\ 050 \quad 1\ 100 \quad 1\ 120 \quad 1\ 250 \quad 1\ 280$$

假定该批药品的有效期服从正态分布 $N(\mu,\sigma^2)$,μ、σ^2 分别是正态总体的未知参数均值、方差,如何估计 μ 和 σ^2?

很自然我们会想到分别用样本均值 $\overline{X}$ 和样本方差 S^2 的值去估计 μ 和 σ^2。由数据计算得 $\overline{X}=1\ 160,S^2=9\ 950$。因此,$\mu$ 的估计值是 1 160,σ^2 的估计值是 9 950。这就是分别对参数 μ 和 σ^2 做定值估计,亦称参数的点估计。

一般地,我们有如下定义。

定义 4-6 参数的点估计(point estimate)就是直接用一个样本估计量 $\hat{\theta}=\hat{\theta}(X_1,X_2,\cdots,X_n)$ 对总体未知参数 θ 所做的一个数值点的估计。

注意:估计量作为样本统计量是一个随机变量。而对应于样本的一组具体取值 $x_1,x_2,\cdots,x_n$,估计量 $\hat{\theta}$ 的相应取值 $\hat{\theta}(x_1,x_2,\cdots,x_n)$ 称为总体参数 θ 的一个**估计值**(estimate value)。同一个估计量,当样本取不同值时所得到的估计值往往是不相同的。以后在不致混淆的情况下,估计量 $\hat{\theta}=\hat{\theta}(X_1,X_2,\cdots,X_n)$ 与估计值 $\hat{\theta}(x_1,x_2,\cdots,x_n)$ 都称为 θ 的估计,并都简记为 $\hat{\theta}$。

用于求参数点估计的方法有矩估计法、最大似然估计法、顺序统计量估计法和最小二乘法等。这里我们只介绍最常用的矩估计法和最大似然估计法,最小二乘法将在相关与回归分析一章(第 8 章)中介绍。

矩估计法是由英国统计学家卡尔·皮尔逊(Karl Pearson)于 1894 年提出的。在统计学中,**矩**(moment)是以均值为基础而定义的数字特征,其中均值是一阶矩,方差是二阶中心矩。**矩估计法**(method of moment estimate)即用样本矩作为相应总体矩的估计,用样本矩的函数作为相应总体矩的函数的估计。

根据矩估计法,样本均值 $\overline{X}$ 是总体均值 μ 的点估计量,样本方差 S^2 是总体方差 σ^2 的点估计量,样本标准差 S 是总体标准差 σ 的点估计量,即有

$$\hat{\mu}=\overline{X}=\frac{1}{n}\sum_{i=1}^{n}X_i,\ \hat{\sigma}^2=S^2=\frac{1}{n-1}\sum_{i=1}^{n}(X_i-\overline{X})^2,\ \hat{\sigma}=S=\sqrt{\frac{1}{n-1}\sum_{i=1}^{n}(X_i-\overline{X})^2}$$

例 4-2 已知某药品的质量指标 X 服从指数分布,其密度为:

$$f(x)=\begin{cases}\lambda e^{-\lambda x}, & x\geqslant 0 \\ 0, & x<0\end{cases}$$

试用矩估计法求未知参数 λ 的点估计量。

解：先求 X 的总体均值

$$\mu = E(X) = \int_{-\infty}^{+\infty} x f(x) \mathrm{d}x = \int_{0}^{+\infty} x \lambda \mathrm{e}^{-\lambda x} \mathrm{d}x = \frac{1}{\lambda}$$

则

$$\lambda = \frac{1}{E(X)} = \frac{1}{\mu}$$

它是总体均值 μ 的函数，故用样本均值 $\overline{X}$ 替代总体均值 μ 即可得 λ 的点估计量

$$\hat{\lambda} = \frac{1}{\hat{\mu}} = \frac{1}{\overline{X}}$$

二、最大似然估计法

矩估计法在应用时并不需要知道总体的分布形式，适用范围较广。然而，当总体的分布类型已知时，如果仍用矩估计法，将浪费很多已知信息，而最大似然估计法充分利用分布类型已知的条件，所得估计量更接近总体的情况。

在随机抽样中，样本 $X_1, X_2, \cdots, X_n$ 的取值是随机的，若 $X_1, X_2, \cdots, X_n$ 的观测值为 $x_1, x_2, \cdots, x_n$，则有理由认为取到 $x_1, x_2, \cdots, x_n$ 的概率较大，从而可选取总体中适当的参数，使取到该样本值的概率达到最大。这就是**最大似然估计法**（maximum likelihood estimation method）的基本思想。

设总体 X 为随机变量，其分布的概率函数 $P(X=x) = P(x, \theta)$ 或密度函数 $f(x, \theta)$ 形式已知，而 θ 为未知参数，$x_1, x_2, \cdots, x_n$ 为样本观测值，称

$$L(\theta) = \prod_{i=1}^{n} P(x_i, \theta) = P(x_1, \theta) P(x_2, \theta) \cdots P(x_n, \theta)$$

或

$$L(\theta) = \prod_{i=1}^{n} f(x_i, \theta) = f(x_1, \theta) f(x_2, \theta) \cdots f(x_n, \theta)$$

为**似然函数**（likelihood function）。当 $\theta = \hat{\theta}$ 时，似然函数达到最大值，即

$$L(\hat{\theta}) = \max_{\theta} L(\theta)$$

则称 $\hat{\theta} = \hat{\theta}(x_1, x_2, \cdots, x_n)$ 为参数 θ 的**最大似然估计值**（maximum likelihood estimate value），称 $\hat{\theta} = \hat{\theta}(X_1, X_2, \cdots, X_n)$ 为参数 θ 的**最大似然估计量**（maximum likelihood estimator）。当 $L(\theta)$ 可导时，最大似然估计量 $\hat{\theta}$ 可由方程

$$\frac{\mathrm{d}L(\theta)}{\mathrm{d}\theta} = 0 \quad \text{或} \quad \frac{\mathrm{d}\ln L(\theta)}{\mathrm{d}\theta} = 0$$

解出。上述方程称为**似然方程**（likelihood equation）。

例 4-3　设总体 X 服从参数为 λ 的指数分布，其密度函数为

$$f(x, \lambda) = \begin{cases} \lambda \mathrm{e}^{-\lambda x}, & x \geqslant 0 \\ 0, & x < 0 \end{cases}$$

$x_1, x_2, \cdots, x_n$ 为样本观测值，求 λ 的最大似然估计量。

解：似然函数为

$$L(\lambda) = \prod_{i=1}^{n} \lambda \mathrm{e}^{-\lambda x_i} = \lambda^n \mathrm{e}^{-\lambda \sum_{i=1}^{n} x_i} \quad (x_i > 0, i = 1, 2, \cdots, n)$$

取对数得

$$\ln L(\lambda) = n\ln\lambda - \lambda \sum_{i=1}^{n} x_i$$

对 λ 求导并令其为 0,得似然方程为

$$\frac{\mathrm{d}\ln L(\lambda)}{\mathrm{d}\lambda} = \frac{n}{\lambda} - \sum_{i=1}^{n} x_i = 0$$

解得 λ 的最大似然估计值为

$$\hat{\lambda} = \frac{n}{\sum_{i=1}^{n} x_i} = \frac{1}{\overline{x}}$$

则 λ 的最大似然估计量为

$$\hat{\lambda} = \frac{n}{\sum_{i=1}^{n} X_i} = \frac{1}{\overline{X}}$$

最大似然估计法充分利用总体分布的类型和样本信息,因而它的应用较广,但有时参数的最大似然估计量不能由解似然方程得到,有时似然方程不易求解,这些因素都使得最大似然估计法的应用受到一定的限制。尽管如此,最大似然估计法仍是参数估计的最重要和最好的方法之一。

三、估计量的判别标准

为了估计同一总体参数,不同的估计法可以得到不同的估计量,由此产生了如何评判估计量是否优良的判别标准问题。这里介绍三个标准:无偏性、一致性、有效性。

1. 无偏性

设 $\hat{\theta}$ 是未知参数 θ 的估计量,如果 $E(\hat{\theta}) = \theta$,则称 $\hat{\theta}$ 为 θ 的**无偏估计量**(unbiased estimator)。

同一个估计量对于不同的样本有不同的估计值,无偏性则表示无偏估计量的所有可能估计值的均值等于被估计参数的真值,即平均而言,估计是无偏的。

2. 一致性

设 $\hat{\theta}(X_1, X_2, \cdots, X_n)$ 是参数 θ 的估计量,若在样本容量 n 充分大时,估计量 $\hat{\theta}$ 接近于参数 θ 的概率近似为 1,即对任意给定的 $\varepsilon > 0$,均有

$$\lim_{n \to +\infty} P(|\hat{\theta} - \theta| < \varepsilon) = 1$$

则称 $\hat{\theta}$ 是参数 θ 的**一致估计量**(consistent estimator)。

3. 有效性

设 $\hat{\theta}_1$、$\hat{\theta}_2$ 为总体的未知参数 θ 的两个无偏估计量,若 $D(\hat{\theta}_1) < D(\hat{\theta}_2)$,则称 $\hat{\theta}_1$ 比 $\hat{\theta}_2$ **有效**(effective)。

例 4-4 设 $X_1, X_2, \cdots, X_n$ 是来自总体 X 的一个样本,证明:

(1) 样本均值 $\overline{X} = \frac{1}{n} \sum_{i=1}^{n} X_i$ 是总体均值 μ 的无偏估计量;

(2) $\overline{X}$ 比总体均值 μ 的另一无偏估计量 X_1 有效。

证明:(1) 利用数学期望的性质,有

$$E(\overline{X}) = E\left(\frac{1}{n} \sum_{i=1}^{n} X_i\right) = \frac{1}{n} E\left(\sum_{i=1}^{n} X_i\right) = \frac{1}{n} \sum_{i=1}^{n} E(X_i)$$

$$= \frac{1}{n} \sum_{i=1}^{n} E(X) = E(X) = \mu$$

即 $\overline{X}$ 是总体均值 μ 的无偏估计量。

（2）由于 X_1 与总体 X 服从同一分布，则

$$E(X_1)=\mu,D(X_1)=\sigma^2$$

即 X_1 是 μ 的无偏估计量。再由（1）知 $\overline{X}$ 也是 μ 的无偏估计量，而且

$$D(\overline{X})=\frac{\sigma^2}{n}$$

故只要 $n>1$，就有

$$D(\overline{X})=\frac{\sigma^2}{n}<D(X_1)=\sigma^2$$

因此 $\overline{X}$ 比 X_1 有效。

例 4-5　设 $X_1,X_2,\cdots,X_n$ 是总体 X 的一个样本，证明：样本方差 $S^2=\dfrac{1}{n-1}\displaystyle\sum_{i=1}^{n}(X_i-\overline{X})^2$ 是总体方差 σ^2 的无偏估计量。

证明：对样本方差 S^2，有

$$
\begin{aligned}
E(S^2)&=E\left(\frac{1}{n-1}\sum_{i=1}^{n}(X_i-\overline{X})^2\right)=\frac{1}{n-1}E\left(\sum_{i=1}^{n}X_i^2-n\overline{X}^2\right)\\
&=\frac{1}{n-1}\left[\sum_{i=1}^{n}E(X_i^2)-nE(\overline{X}^2)\right]\\
&=\frac{1}{n-1}\left\{\sum_{i=1}^{n}\left[D(X_i)+(E(X_i))^2\right]-n\left[D(\overline{X})+(E(\overline{X}))^2\right]\right\}\\
&=\frac{1}{n-1}\left[\sum_{i=1}^{n}(\sigma^2+\mu^2)-n\left(\frac{\sigma^2}{n}+\mu^2\right)\right]\\
&=\frac{1}{n-1}(n-1)\sigma^2=\sigma^2
\end{aligned}
$$

即样本方差 $S^2=\dfrac{1}{n-1}\displaystyle\sum_{i=1}^{n}(X_i-\overline{X})^2$ 的理论平均值等于总体方差 σ^2。

注意：$\dfrac{1}{n}\displaystyle\sum_{i=1}^{n}(X_i-\overline{X})^2$ 不是总体方差 σ^2 的无偏估计量，事实上

$$E\left(\frac{1}{n}\sum_{i=1}^{n}(X_i-\overline{X})^2\right)=\frac{n-1}{n}\sigma^2\neq\sigma^2$$

第三节　区间估计

一、区间估计的概念

点估计是用一个估计量明确估计总体参数,在实际中应用较广,但是由于样本的随机性,由样本算得的点估计通常并不是所要估计的参数真值,而且无法知道它与真值的误差及估计的可靠性。

例4-6　设某药厂生产的某种药片直径 X 是一随机变量,服从方差为 0.8^2 的正态分布。现从某日生产的药片中随机抽取9片,测得其直径分别为(单位:mm):

14.1　14.7　14.7　14.4　14.6　14.5　14.5　14.8　14.2

由样本观测值计算得 $\overline{X}=14.5$,则可求得 μ 的点估计是:

$$\hat{\mu}=\overline{X}=14.5$$

问题:用矩估计法可以很简单地求得总体未知参数 θ 的估计值 $\hat{\theta}$,但 $\hat{\theta}$ 的精确性和可靠性无从得知。如何估计参数 θ 所在的范围以及这个范围包含参数 θ 的可靠程度呢?

为解决上述问题,本节将介绍另一种应用更广泛的参数估计法——参数的**区间估计**(interval estimate),就是用区间形式估计出未知参数 θ 所在的范围,以及该区间包含参数 θ 真值的概率,同时解决了参数估计的精度和可靠度问题。

定义4-7　设 θ 是总体 X 的一个待估计参数,现由样本观测值 $x_1,x_2,\cdots,x_n$ 确定两个统计量 $\hat{\theta}_1(x_1,x_2,\cdots,x_n)$ 和 $\hat{\theta}_2(x_1,x_2,\cdots,x_n)$,如果对于给定的 $\alpha(0<\alpha<1)$,有

$$P(\hat{\theta}_1<\theta<\hat{\theta}_2)=1-\alpha$$

则称 $(\hat{\theta}_1,\hat{\theta}_2)$ 为 θ 的置信度为 $(1-\alpha)$[或 $100(1-\alpha)\%$]的**置信区间**(confidence interval),区间端点 $\hat{\theta}_1$、$\hat{\theta}_2$ 分别称为**置信下限**(confidence lower limit)、**置信上限**(confidence upper limit),α 称为**显著性水平**(significance level),$(1-\alpha)$ 则称为**置信度**或**置信水平**(confidence level)。

置信度 $(1-\alpha)$ 表示区间估计的可靠程度,即置信区间 $(\hat{\theta}_1,\hat{\theta}_2)$ 包含参数 θ 的真值的可能性(概率)。置信度为 $(1-\alpha)$ 的置信区间 $(\hat{\theta}_1,\hat{\theta}_2)$ 表示以概率 $(1-\alpha)$ 包含未知参数 θ 的真值的随机区间,其直观意义是:当反复抽样多次时(样本容量都相同),将得到多个具体的置信区间,其中有的区间包含参数 θ 的真值,有的则不包含。平均而言,包含 θ 的真值的区间约占 $100(1-\alpha)\%$。

例如,通常 α 取 0.05,此时置信度为 $(1-\alpha)$,即 0.95,若反复抽样 1000 次,则可得到 1000 个确定的区间(图4-4中的短横线),其中大约有950个区间包含 θ 的真值(图中竖线的位置),约有50个区间不包含 θ 的真值。

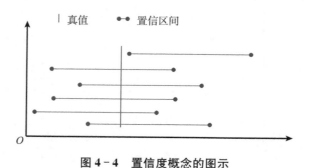

图4-4　置信度概念的图示

二、正态总体均值的区间估计

考察正态总体均值的置信区间有两种情形：一是方差 σ^2 已知；二是方差 σ^2 未知。

（一）方差已知时总体均值的区间估计

设总体 X 服从正态分布 $N(\mu,\sigma^2)$，$X_1,X_2,\cdots,X_n$ 是来自正态总体 X 的一个样本。考察总体均值 μ 的无偏估计——样本均值 $\overline{X}=\dfrac{1}{n}\sum\limits_{i=1}^{n}X_i$，则 $\overline{X}\sim N\left(\mu,\dfrac{\sigma^2}{n}\right)$。

当总体方差 σ^2 已知时，建立置信区间的随机变量

$$Z=\frac{\overline{X}-\mu}{\sigma/\sqrt{n}}\sim N(0,1)$$

则对于给定的置信度 $1-\alpha$，查 $N(0,1)$ 分位数表（见附表 4），得到分位数 $Z_{\alpha/2}$，使得

$$P\left(\left|\frac{\overline{X}-\mu}{\sigma/\sqrt{n}}\right|<Z_{\alpha/2}\right)=1-\alpha\quad(图\ 4-5)$$

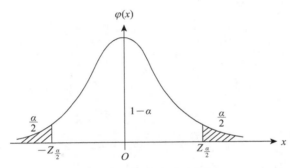

图 4-5　正态分布的双侧分位数

即　　　　$P\left(-Z_{\alpha/2}<\dfrac{\overline{X}-\mu}{\sigma/\sqrt{n}}<Z_{\alpha/2}\right)=P\left(\overline{X}-Z_{\alpha/2}\dfrac{\sigma}{\sqrt{n}}<\mu<\overline{X}+Z_{\alpha/2}\dfrac{\sigma}{\sqrt{n}}\right)=1-\alpha$

故总体均值 μ 的 $100(1-\alpha)\%$ 置信区间为

$$\left(\overline{X}-Z_{\alpha/2}\frac{\sigma}{\sqrt{n}},\ \overline{X}+Z_{\alpha/2}\frac{\sigma}{\sqrt{n}}\right)$$

也可简记为 $\overline{X}\pm Z_{\alpha/2}\dfrac{\sigma}{\sqrt{n}}$。

例 4-6（续一）　考察例 4-6，随机抽取 9 片药片的直径数据，试求该药片直径的均值 μ 的 95% 置信区间。

解： 已知药片直径 X 服从正态分布 $N(\mu,0.8^2)$，则由样本观测值计算得 $\overline{X}=14.5$。

由 $1-\alpha=0.95$，得 $\alpha=0.05$，查 $N(0,1)$ 分位数表（见附表 4）得分位数 $Z_{\alpha/2}=Z_{0.025}=1.96$。

又已知 $\sigma=0.8$，$n=9$，故

$$\overline{X}\pm Z_{\alpha/2}\frac{\sigma}{\sqrt{n}}=14.5\pm1.96\times\frac{0.8}{\sqrt{9}}\approx14.5\pm0.52$$

故该药片直径的均值 μ 的 95% 置信区间为 $(13.98,15.02)$。

对于非正态总体，当样本容量 n 足够大时，由中心极限定理（本章的定理 4-2）知，样本均值 $\overline{X}$ 近似服从正态分布 $N\left(\mu,\dfrac{\sigma^2}{n}\right)$，此时非正态总体均值的 $100(1-\alpha)\%$ 置信区间仍然为

$$\left(\overline{X} - Z_{\alpha/2}\frac{\sigma}{\sqrt{n}},\ \overline{X} + Z_{\alpha/2}\frac{\sigma}{\sqrt{n}}\right)$$

实际应用时，$n \geqslant 30$ 时即可认为样本容量足够大。

（二）方差未知时总体均值的区间估计

由于总体方差 σ^2 未知，用 σ^2 的无偏估计量——样本方差 S^2 代替 σ^2，得到 T 统计量：

$$T = \frac{\overline{X} - \mu}{S/\sqrt{n}}$$

由本章定理 $4-4$ 知

$$T = \frac{\overline{X} - \mu}{S/\sqrt{n}} \sim t(n-1)$$

对于给定的置信度 $(1-\alpha)$ 及自由度 $n-1$，查 t 分布表（见附表 6），得到分位数 $t_{\alpha/2}(n-1)$，使得

$$P(\,|\,T\,| < t_{\alpha/2}(n-1)\,) = 1-\alpha\,(\text{图}\,4-6)$$

即

$$P\left(\left|\frac{\overline{X}-\mu}{S/\sqrt{n}}\right| < t_{\alpha/2}(n-1)\right) = 1-\alpha$$

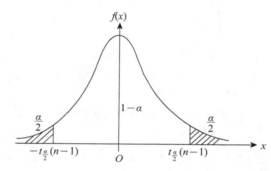

图 4-6 t 分布的双侧分位数

所以

$$P\left(-t_{\alpha/2} < \frac{\overline{X}-\mu}{S/\sqrt{n}} < t_{\alpha/2}\right) = P\left(\overline{X} - t_{\alpha/2}\frac{S}{\sqrt{n}} < \mu < \overline{X} + t_{\alpha/2}\frac{S}{\sqrt{n}}\right) = 1-\alpha$$

故总体均值 μ 的 $100(1-\alpha)\%$ 置信区间为

$$\left(\overline{X} - t_{\alpha/2}\frac{S}{\sqrt{n}},\ \overline{X} + t_{\alpha/2}\frac{S}{\sqrt{n}}\right)$$

也可简记为 $\overline{X} \pm t_{\alpha/2}\dfrac{S}{\sqrt{n}}$。

例 4-7 设有一组 12 例儿童的每 100 mL 血所含钙的实测数据（单位：μg）：

   54.8 72.3 53.6 64.7 43.6 58.3 63.0 49.6 66.2 52.5 61.2 69.9

已知该含钙量服从正态分布，试求该组儿童的每 100 mL 血平均含钙量的 90% 置信区间。

解：根据实测数据计算可得到：$\overline{X} = 59.14$，$S^2 = 74.15$，$S = \sqrt{S^2} = 8.61$。

又由 $1-\alpha = 0.90$，得 $\alpha = 0.1$，查 t 分布表得临界值 $t_{\alpha/2}(n-1) = t_{0.05}(11) = 1.796$，则

$$\overline{X} \pm t_{\frac{\alpha}{2}}(n-1)\frac{S}{\sqrt{n}} = 59.14 \pm 1.796 \times \frac{8.61}{\sqrt{12}} \approx 59.14 \pm 4.46$$

故所求平均含钙量的 90％置信区间为(54.68，63.6)。

【SPSS 软件应用】 首先建立对应的 SPSS 数据集＜儿童血钙实测数据＞,包括一个数值变量：血钙量,如图 4－7 所示。

在 SPSS 中,打开该数据集,选择菜单【分析】→【描述统计】→【探索】,在对话框【探索性】中选定：血钙量→因变量列表(D);点击选项【统计量】,在对话框【探索：统计量】中设定：

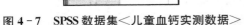 □描述性 均值的置信区间(C)：90 ％

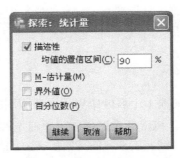

图 4－7 SPSS 数据集＜儿童血钙实测数据＞ **图 4－8 对话框【探索：统计量】**

点击 继续 (图 4－8),最后点击 确定 ,即可得如图 4－9 所示的儿童血钙含量的常用描述统计量,包括均值的 90％置信区间的下限和上限。

描述			统计量	标准误
血钙量	均值		59.142	2.485 9
	均值的 90％置信区间	下限	54.677	
		上限	63.606	
	5％修整均值		59.274	
	中值		59.750	
	方差		74.154	
	标准差		8.611 2	
	极小值		43.6	
	极大值		72.3	
	范围		28.7	
	四分位间距		13.1	
	偏度		−.180	.637
	峰度		−.683	1.232

图 4－9 【探索：统计量】输出的常用描述统计量

由图 4－9 结果可知,所求儿童血钙平均含量的 90％置信区间为(54.677，63.606)。

当 n 足够大即大样本情形($n \geqslant 30$)时,由于 t 分布接近于标准正态分布,因此总体均值的 $100(1-\alpha)\%$ 置信区间也可以由下列公式近似得到:

$$\left(\overline{X} - Z_{\alpha/2} \frac{S}{\sqrt{n}},\ \overline{X} + Z_{\alpha/2} \frac{S}{\sqrt{n}} \right)$$

对于非正态总体,当方差 σ^2 未知时,可以证明,只要样本容量 n 充分大($n \geqslant 30$),近似有

$$Z = \frac{\overline{X} - \mu}{S/\sqrt{n}} \sim N(0,1)$$

由此即可得到非正态总体均值的 $100(1-\alpha)\%$ 置信区间

$$\left(\overline{X} - Z_{\alpha/2} \frac{S}{\sqrt{n}},\ \overline{X} + Z_{\alpha/2} \frac{S}{\sqrt{n}} \right)$$

也可简记为 $\overline{X} \pm Z_{\alpha/2} \dfrac{S}{\sqrt{n}}$。

例 4-8 对某地 101 名健康男子血清胆固醇进行测定,所得数据样本均值为 $\overline{X} = 182.08$,样本标准差 $S = 34.77$。试求该地区健康男子血清胆固醇的 95% 置信区间。

解: 已知 $\overline{X} = 182.08, S = 34.77, n = 101$ 是大样本情形。

由 $1 - \alpha = 0.95$,得 $\alpha = 0.05$,查 $N(0,1)$ 分位数表(见附表 4)得分位数 $Z_{\alpha/2} = Z_{0.025} = 1.96$。

则所求置信区间为

$$\overline{X} \pm Z_{\alpha/2} \frac{S}{\sqrt{n}} = 182.08 \pm 1.96 \times \frac{34.77}{\sqrt{101}} = 182.08 \pm 6.78$$

所以该地区健康男子血清胆固醇的 95% 置信区间是 $(175.30,\ 188.86)$。

三、总体率的区间估计

总体率 P(population rate)是指总体中具有某种特征的个体占总体全部个体的比例。如果总体容量为 N,具有某种特征的个体数为 M,则 $P = \dfrac{M}{N}$。如全部药品中合格品的比例、某地区人群中某种病的发病率等。

样本率 p(sample rate)是指在随机抽样得到的样本中具有该特征的个体占样本全部个体的比例。如果样本容量为 n,具有某种特征的个体数为 m,则 $p = \dfrac{m}{n}$。

在实际应用中,总体率通常是未知的。由于样本率 p 是总体率 P 的无偏估计量,因此一般需利用随机抽样得到的样本率 p 来估计总体率 P。

(一)大样本情形总体率的区间估计(正态近似法)

根据中心极限定理,对于大样本情形($n \geqslant 30$ 且 $np > 5$ 和 $n(1-p) > 5$ 都成立时),对样本率 p 近似有

$$p \sim N\left(P,\ \frac{P(1-P)}{n} \right)$$

当 n 充分大时,由于总体率 P 是未知的,我们用样本率 p 代替 P 来计算 p 的总体标准差

$$\sigma(p) = \sqrt{\frac{P(1-P)}{n}} \approx \sqrt{\frac{p(1-p)}{n}}$$

则

$$Z=\frac{p-P}{\sqrt{\dfrac{p(1-p)}{n}}} \sim N(0,1)（近似）$$

对于给定的置信度 $1-\alpha$，查 $N(0,1)$ 分位数表（见附表 4），得到分位数 $Z_{\alpha/2}$，使得

$$P\left(-Z_{\alpha/2}<\frac{p-P}{\sqrt{\dfrac{p(1-p)}{n}}}<Z_{\alpha/2}\right)=1-\alpha$$

即

$$P\left(p-Z_{\alpha/2}\sqrt{\frac{p(1-p)}{n}}<P<p+Z_{\alpha/2}\sqrt{\frac{p(1-p)}{n}}\right)=1-\alpha$$

故大样本情形总体率 P 的 $100(1-\alpha)\%$ 置信区间是

$$\left(p-Z_{\alpha/2}\sqrt{\frac{p(1-p)}{n}},\ p+Z_{\alpha/2}\sqrt{\frac{p(1-p)}{n}}\right)$$

也可简记为 $p\pm Z_{\alpha/2}\sqrt{\dfrac{p(1-p)}{n}}$。

例 4-9 随机调查了某校 200 名沙眼患者，经用某种方法治疗一段时间后治愈 168 名，试求沙眼总体治愈率的 95% 置信区间。

解：显然，该题属于大样本情形时总体率的置信区间问题。

由题意，样本治愈率 $p=\dfrac{168}{200}=0.84$。由置信度 $1-\alpha=0.95$，得 $\alpha=0.05$，查 $N(0,1)$ 分位数表，得到分位数 $Z_{\alpha/2}=Z_{0.025}=1.96$，则

$$p\pm Z_{\alpha/2}\sqrt{\frac{p(1-p)}{n}}=0.84\pm1.96\sqrt{\frac{0.84\times(1-0.84)}{200}}\approx0.84\pm0.051$$

故沙眼总体治愈率的 95% 置信区间为 $(78.9\%,\ 89.1\%)$。

（二）总体率区间估计的样本容量（大样本情形）

样本容量的大小是抽样估计中自然产生的一个问题。对区间估计来说，估计样本容量大小的方法在于通过置信区间的宽度来控制估计的精度，从而确定样本容量的大小。

若要求置信区间的宽度不超过给定的正数 δ，则由

$$Z_{\alpha/2}\sqrt{\frac{p(1-p)}{n}}\leqslant\delta/2$$

解得

$$n\geqslant\frac{Z_{\alpha/2}^2 p(1-p)}{(\delta/2)^2}$$

式中：p 可用预试验或预调查的结果代入，或凭以往经验得出的粗略估计值。若对 p 一无所知，则可令 $p=0.5$，代入即可得到 n 的值。

例 4-10 某药厂的质量控制负责人希望估计一批片剂产品中片重为 199～205 mg 的合格片所占百分比的 95% 置信区间，要求估计的精度范围为 $\pm5\%$。据以往经验，合格片约占 80%，问：大约应称重多少药片？

解：已知 $p=0.8,\delta/2=0.05$，又由 $1-\alpha=0.95$，得 $\alpha=0.05$，查 $N(0,1)$ 分位数表，得到分位数 $Z_{\alpha/2}=1.96$，则

$$n \geqslant \frac{Z_{\alpha/2}^2 p(1-p)}{(\delta/2)^2} = \frac{1.96^2 \times 0.8 \times 0.2}{0.05^2} \approx 245.9$$

故应称重246片即符合要求。

(三)小样本情形总体率的区间估计(查表法)

当样本容量 n 不够大时,不宜用上述正态近似法,而应用查表法。

当具有某种特性的个体的总体率为 P 时,在总体中随机抽取 n 个个体,其中具有该特性的个体数 m 作为随机变量服从二项分布,为求总体率 P 的置信区间,可根据二项分布的分布函数进行精确计算。

实际应用时,人们已将计算结果制成二项分布总体率 P 的置信区间(见附表8),只要给定 $1-\alpha$,n,m,就可从表中查得总体率 P 的 $100(1-\alpha)\%$ 置信区间。

例 4 - 11 给10只同品系的动物分别注射某种药物,结果有4只死亡。试求总体死亡率的99%置信区间。

解:因为 $n=10$,$m=4$,$1-\alpha=0.99$,查附表8得 $1-\alpha=0.99$ 的置信区间上、下限分别为:0.809和0.077,故所求总体死亡率 P 的 99% 置信区间为 $(7.7\%, 80.9\%)$。

📖 **知识链接**

约翰·格朗特与统计学的兴起

英国统计学家、人口统计学的创立者、政治算术学派的创始人之一约翰·格朗特(John Graunt, 1620—1672)出生于英国伦敦,先后做过服饰店店主、伦敦政府职员、伦敦市参议员和大学音乐教授等。他从小未受过任何正规教育,但他善于积累知识,自学成才,在生命统计、保险统计和经济统计等方面做出了重大贡献,被誉为"哥伦布般伟大的统计学家"。

格朗特通过对人口出生率、死亡率、年龄构成、性别比例等的研究,发现了某些现象的统计规律性,第一个提出了人口统计中的性别比例,并试图确立人口的期望寿命,编制了第一个死亡率统计表,奠定了人口统计学的基础。他还发现了生命运动中的大数法则——大数守恒定律,运用了推算和预测等多种统计方法。1662年他出版的《关于死亡公报的自然和政治观察》是关于描述统计的开山之作,在统计发展史上具有划时代的意义。而因此书的出版,国王查理二世立即亲自推荐他为刚成立的英国皇家学会会员。

综合练习四

一、填空题

1. 已知总体 $X \sim N(\mu, \sigma^2)$,其中 μ 未知,$\sigma^2 = \sigma_0^2$ 为已知参数,$X_1, X_2, \cdots, X_n$ 是从总体中抽取的一个样本,则下列各式中属于统计量的是 _____。

(1) $\sum_{i=1}^{n}(X_i - \sigma_0)^2$;　　　　(2) $\sum_{i=1}^{n}(X_i - \mu)$;　　　　(3) $\sum_{i=1}^{n}(X_i - \overline{X})^2$;

(4) $\frac{1}{n}(X_1^2 + X_2^2 + \cdots + X_n^2)$;　　(5) $\mu^2 + \frac{1}{3}(X_1 + X_2 + X_3)$;　　(6) $\frac{1}{\sigma_0^2}\sum_{i=1}^{n}X_i^2$。

2. 设总体 $X \sim N(\mu, \sigma^2)$,其中 μ, σ^2 为已知参数,$X_1, X_2, \cdots, X_n$ 是来自 X 的一个样本,$\overline{X}$,S^2 分别是样本均值和样本方差,且相互独立,则样本均值 $\overline{X} \sim$ _____ 分布,而统计量 $\frac{\overline{X} - \mu}{\sigma/\sqrt{n}} \sim$ _____ 分布,统计量 $\frac{\overline{X} - \mu}{S/\sqrt{n}} \sim$ _____ 分布,统计量 $\frac{(n-1)S^2}{\sigma^2} \sim$ _____ 分布。

3. 设 $X_1, X_2, \cdots, X_{20}$ 是来自 $N(10,1)$ 的样本，$\overline{X}$ 是容量为 20 的样本均值，则 $\overline{X}$ 服从 _____ 分布，$E(\overline{X}) = $ _____，$D(\overline{X}) = $ _____；$P(\overline{X} > 10) = $ _____。

4. 估计量的评判标准是 _____ 性和 _____ 性。

5. 总体的数学期望和方差的点估计值分别是 _____ 和 _____。

6. 用样本 $X_1, X_2, \cdots, X_n$ 估计总体参数，总体均值的一个无偏估计量是 _____，总体方差的无偏估计量是 _____。

二、选择题

1. 关于随机抽样，下列哪一项说法是正确的？　　　　　　　　　　　　（　　）

 A. 抽样时应使得总体的每一个个体都有同等的机会被抽取

 B. 研究者在抽样时应精心挑选个体，以使样本更能代表总体

 C. 随机抽样即随意抽取个体

 D. 为确保样本具有更好的代表性，样本量必须比较大

2. 参数是指　　　　　　　　　　　　　　　　　　　　　　　　　　（　　）

 A. 参与个体数　　　　　　　　　　　　B. 总体的统计指标

 C. 样本的统计指标　　　　　　　　　　D. 样本的总和

3. σ^2 已知时，区间 $\overline{X} \pm 1.96 \dfrac{\sigma}{\sqrt{n}}$ 的含义是　　　　　　　　　　（　　）

 A. 95% 的总体均值在此范围内　　　　　B. 样本均值的 95% 置信区间

 C. 95% 的样本均值在此范围内　　　　　D. 总体均值的 95% 置信区间

4. 样本容量为 n，置信度为 $1-\alpha$ 的 t 分布分位数 λ_t 是　　　　　　（　　）

 A. $\lambda_t = t_{1-\alpha/2}(n)$　　　　　　　　　B. $\lambda_t = t_{\alpha/2}(n-1)$

 C. $\lambda_t = t_{\alpha/2}(n)$　　　　　　　　　　D. $\lambda_t = t_{1-\alpha/2}(n-1)$

三、计算题

1. 查表求下列各分位数：

(1) $\chi^2_{0.99}(10)$，$\chi^2_{0.05}(16)$；(2) $t_{0.90}(4)$，$t_{0.025}(60)$；(3) $F_{0.01}(10,9)$，$F_{0.90}(28,2)$。

2. 在总体 $N(52, 6.3^2)$ 中随机地抽取一个容量为 36 的样本，求样本均值 $\overline{X}$ 落在 50.8 到 53.8 之间的概率。

3. 根据下列数据求总体均值和方差的无偏估计：

$$5 \quad -3 \quad 2 \quad 10 \quad 8 \quad 6$$

4. 从一批片剂中随机抽检 10 片，测定某成分的含量，均值为 103 mg，标准差为 2.22 mg，假定片剂中该成分的含量服从正态分布，求这批片剂中该成分的平均含量的 95% 置信区间。

5. 已知来自正态总体的样本值为：

$$7.0 \quad 8.0 \quad 7.8 \quad 9.2 \quad 6.4$$

试求：(1) $\sigma = 1.2$ 时，总体均值 μ 的 90% 置信区间；(2) σ^2 未知时总体均值 μ 的 90% 置信区间。

6. 设正态总体的方差已知，问抽取的样本容量 n 应多大，才能使总体均值 μ 的置信度为 0.95 的置信区间长度不大于 L？

7. 在一指定地区的选民中，随机挑选 300 名选民进行民意测验，结果有 182 人对某个指定的候选人是满意的，求在所有选民中，对该候选人满意率的 95% 置信区间。

8. 从某批灯泡中随机抽查 12 个，其中 4 个是次品，试求该批灯泡次品率的 95% 置信区间。

四、上机实训题

1. 对本章计算题第 1 题的分位数，利用 SPSS 软件中的统计函数计算其结果。

2. 对本章计算题第 5 题的(2)问，利用 SPSS 软件计算相应总体均值的 90% 置信区间。

第五章　参数假设检验

假设检验是统计推断的另一基本内容。**假设检验**(test of hypothesis)，顾名思义就是先假设后检验，就是事先对总体的参数或分布形式提出一个假设，再利用样本数据信息来判断原假设是否合理，从而决定应接受还是拒绝原假设。

假设检验可以分为两类：一类是总体参数的假设检验，简称**参数检验**(parametric test)；另一类是**非参数检验**(nonparametric test)，主要包括总体分布形式的假设检验、随机变量独立性的假设检验等。这里我们讨论有关总体参数(均值、方差等)的参数检验问题，非参数检验问题将在第六章讨论。

第一节　假设检验的基本概念

一、假设检验问题

为考察假设检验问题，我们先来看一个假设检验的案例。

例 5 - 1　某药厂用自动包装机包装的葡萄糖质量服从正态分布 $N(\mu, \sigma^2)$，按规定的标准质量为 500 g，由以往标准知总体方差 $\sigma^2 = 6.5^2$，且保持不变。某日从生产线上随机抽取 6 袋，称得净重为(单位：g)：

$$498 \quad 516 \quad 507 \quad 492 \quad 502 \quad 512$$

问题：该日自动包装机包装的葡萄糖平均质量是否还是 500 g？

在例 5 - 1 中，利用其样本值计算可得其平均质量 $\bar{x} = 504.5$(g)，与标准质量 500 g 相比差 4.5 g，但该差异究竟是由自动包装机工作不正常造成的实质性差异，还是纯粹由于随机因素引起的随机误差？显然，该日生产的每袋葡萄糖的平均质量就是总体参数 μ，该案例的问题要回答：μ 是否等于 500？即 $\mu = \mu_0$。像这样要回答总体参数是否等于某个数值的问题就是一个假设检验问题。

在假设检验中，通常将所要进行检验的假设称为**原假设**[或**零假设**(null hypothesis)]，用 H_0 表示；而将原假设的对立面称为**备择假设**[或**对立假设**(alternative hypothesis)]，用 H_1 表示。

例如对例 5 - 1，有原假设 $H_0: \mu = 500$；备择假设 $H_1: \mu \neq 500$。

二、假设检验的基本思想

假设检验的基本思想就是所谓概率性质的反证法，也即为了检验原假设是否正确，首先假定原假设 H_0 成立，在原假设 H_0 成立的条件下根据抽样理论和样本信息进行推断，如果得到矛盾的结论，就推翻原假设；否则，接受原假设。这里我们在概率性质的反证法中运用了**小概率原理**(small probability principle)，即小概率事件在一次试验中几乎不可能发生。如果小概率事件在一次试验中发生，即认为导出矛盾，则判断原假设不成立。

例如对例 5 - 1，应检验原假设 $H_0: \mu = 500(=\mu_0)$ 是否成立。为此，首先假定原假设 H_0 成立，则总体 X 服从 $N(\mu_0, 6.5^2)$，再用样本去检验 H_0 的真伪。由于样本所包含的信息较分散，一般需要构造一个检验统计量去进行判断。例 5 - 1 是正态总体均值 μ 的参数检验问题，在方差 σ^2 已知和原假设 H_0 成立的条件下，考虑 μ 的无偏估计量 $\bar{X}$ 的抽样分布，有

$$\overline{X} \sim N\left(\mu_0, \frac{\sigma^2}{n}\right)$$

故可以取

$$Z = \frac{\overline{X} - \mu_0}{\sigma/\sqrt{n}} \sim N(0,1)$$

作为检验统计量。

对于给定的一个小概率 $\alpha(0 < \alpha < 1)$，通常取 $\alpha = 0.05$，根据一次抽样的样本值(试验观测值数据)，计算统计量 Z 的观测值 z，并计算其对应的概率 P 值：

$$P = P(|Z| > z)$$

若 P 值 $< \alpha$，则表明小概率事件在一次抽样试验中居然发生了，即可认为导出矛盾而拒绝原假设 H_0；否则，可认为没有导出矛盾而接受原假设 H_0。

由于该 P 值计算量较大，因此需要利用统计软件来得到。实际应用时，若手工计算，可查本教材后的正态分布临界值表(见附表 4)得到临界值 $Z_{\alpha/2}$，使得

$$P(|Z| > Z_{\alpha/2}) = \alpha(\text{对应地，有 } P(Z > Z_{\alpha/2}) = \alpha/2)(\text{图 } 5-1)$$

此时，事件 $(|Z| > Z_{\alpha/2}) = \left(\left|\frac{\overline{X} - \mu_0}{\sigma/\sqrt{n}}\right| > Z_{\alpha/2}\right)$ 是一个概率为 α 的小概率事件。对于一次抽样的样本值，计算统计量 Z 的观测值 z，如果 $|z| > Z_{\alpha/2}$，则表明抽样结果落在上述小概率事件的范围内，也即对应概率的 P 值 $< \alpha$，则表明小概率事件在一次抽样试验中居然发生了，即可认为导出矛盾而拒绝原假设 H_0；否则，可认为没有导出矛盾而接受原假设 H_0。

下面我们利用上述原理来解决例 5-1 的问题。

例 5-1 解：应检验

$$\text{原假设 } H_0: \mu = 500; \text{备择假设 } H_1: \mu \neq 500$$

由题中条件得 $\overline{X} = 504.5, \mu_0 = 500, \sigma^2 = 6.5^2$。

则检验统计量 Z 的观测值为

$$z = \frac{\overline{X} - \mu_0}{\sigma/\sqrt{n}} = \frac{504.5 - 500}{6.5/\sqrt{6}} = 1.696$$

再由标准正态分布临界值表(见附表 4)查得临界值 $Z_{\alpha/2} = Z_{0.025} = 1.96$。

由于 $|z| = 1.696 < Z_{\alpha/2} = 1.96$，即小概率事件在一次抽样试验中没有发生，故没有导出矛盾，所以可接受原假设 $H_0: \mu = 500$，即认为该日自动包装机包装的平均质量还是 500 g。

在假设检验中，我们将事先给定的小概率 α 称为**显著性水平**(significance level)；将拒绝 H_0 还是接受 H_0 的界限值称为**临界值**(critical value)；将拒绝原假设 H_0 的区域称为**拒绝域**(region of rejection)，而将接受原假设 H_0 的区域称为**接受域**(region of acceptance)。

在假设检验中，小概率即显著性水平 α 应该是一个接近于 0 的正数。著名统计学家罗纳德·艾尔默·费希尔把 1/20 即 0.05 作为其标准，从此 0.05 或小于 0.05 的概率被认为是小概率。

例如在例 5-1 中，检验的显著性水平 $\alpha = 0.05$，临界值 $Z_{\alpha/2} = 1.96$，拒绝域为 $|Z| > 1.96$。

如图 5-1 所示，如果由样本值所得到的检验统计量的值落在拒绝域中，则认为原假设 H_0 不成立，则拒绝原假设 H_0；否则，接受原假设 H_0。

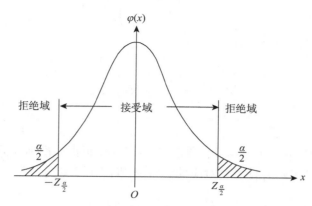

图 5-1 假设检验的拒绝域和接受域

上述通过比较统计量的值与临界值的大小来做出统计判断结论的假设检验方法称为**临界值法**（critical value method），而在统计论文或专著中还经常采用更直接的 P 值法。

P 值是指在原假设 H_0 成立时从总体中抽样，抽到现有的样本以及更加极端情况出现的概率值（例如，在例 5-1 中，P 值 $= P(|Z|>z) = P(|Z|>1.696) = 0.0898$）。$P$ 值法（P value method）就是根据计算出来的 P 值与显著性水平 α 的比较进行统计判断的假设检验法，即当 P 值 $<\alpha$ 时拒绝 H_0，当 P 值 $>\alpha$ 时接受 H_0。P 值的大小由检验统计量的值决定，与显著性水平 α 无关，无须查统计表，但计算要求较高。一般统计软件如 SAS、SPSS 等都能计算 P 值，故可用 P 值法。而通常手工计算时则采用查统计教材后面附加的统计表的临界值法。

综上所述，我们可得到进行假设检验的一般步骤：

（1）建立原假设 H_0 和备择假设 H_1；

（2）确定检验统计量及其分布，并由给定样本值计算检验统计量的值，若利用统计软件还可计算对应的概率 P 值；

（3）根据显著性水平 α，确定其临界值，从而得到拒绝域；

（4）做出统计判断，若统计量的值落在拒绝域内，或者 P 值 $<\alpha$，则拒绝原假设 H_0，接受备择假设 H_1；否则，就接受原假设 H_0。

（5）对原问题给出相应结论。

三、假设检验的两类错误

由于假设检验是根据小概率原理由样本信息推断总体特征，而抽样的随机性使得假设检验有可能发生以下两类错误（表 5-1）：

第一类错误（typy Ⅰ error）：当原假设 H_0 为真时，拒绝 H_0，此类错误又称拒真错误。发生第一类错误的概率就是显著性水平 α。

第二类错误（typy Ⅱ error）：当原假设 H_0 为假时，接受 H_0，此类错误又称取伪错误。发生第二类错误的概率一般记为 β。

表 5-1 统计推断所犯的两类错误

检验结论	实际情况	
	H_0 为真	H_0 为假
接受 H_0	正确	第二类错误（取伪）
拒绝 H_0	第一类错误（拒真）	正确

两类错误所造成的后果通常是不一样的。例如,要求检验某种新药是否提高了疗效,做假设 H_0:该药未提高疗效,则第一类错误是把未提高疗效的新药误认为提高了疗效,倘若推广使用该新药,则对病人不利;而第二类错误则是把疗效确有提高的新药误认为与原药相当,不予推广使用,当然也会带来损失。最理想的是所做的检验使犯两类错误的概率都很小,但实际上减小其中一个,另一个往往就会增大。要使它们同时减小,只有增大样本容量,即增加试验次数,但这会导致人力、物力的耗费。所以,在实际工作中要根据两类错误可能造成的损失和抽样耗费等统筹考虑。通常是限制犯第一类错误的概率 α,然后适当确定样本的容量使犯第二类错误的概率 β 尽可能地小。

应注意,在确保犯第一类错误概率为小概率 α 时,若检验结果拒绝假设 H_0,则有 $100(1-\alpha)\%$ 的把握。可是,若检验结果不能拒绝 H_0,则并不意味着 H_0 一定为真,也不意味着 H_0 为真的可能性一定很大。为慎重起见,可通过增大样本容量,重新进行检验,以提高结论的可靠性。

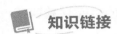 **知识链接**

奈曼与假设检验理论

乔治·奈曼(Jerzy Splawa Neyman,1894—1981)是美国统计学家、现代统计学的奠基人之一。原籍波兰,1938 年起担任美国加州大学伯克利分校教授、统计研究中心主任。

1925—1927 年,他在伦敦大学师从 K. 皮尔逊,并与英国统计学家、K. 皮尔逊之子 E. 皮尔逊展开了深入的合作研究。奈曼和 E. 皮尔逊利用数学概念和逻辑推理发展了假设检验理论,并于 1928—1934 年间发表了多篇重要的相关文献,内容包括两类错误、备择假设、似然比检验、一致最优检验、功效函数、最佳临界域等概念和方法,奠定了假设检验的理论基础。1937 年发表了有关置信区间估计的理论成果。奈曼和 E. 皮尔逊因区间估计和假设检验的 Neyman-Pearson 理论而一起名垂数理统计发展史。

第二节　单个正态总体参数的假设检验

正态总体 $N(\mu,\sigma^2)$ 中有两个参数:均值 μ 和方差 σ^2,有关 μ 与 σ^2 的假设检验问题在实际应用中经常遇到,下面分不同情形对参数 μ 与 σ^2 的假设检验问题加以讨论。

一、方差已知时正态总体的均值检验

设样本 $X_1,X_2,\cdots,X_n$ 来自正态总体 $N(\mu,\sigma^2)$,其中方差 σ^2 已知,需对总体均值 μ 进行检验。

检验步骤为:

(1) 建立原假设 H_0:$\mu=\mu_0$;备择假设 H_1:$\mu\neq\mu_0$。

(2) 在 H_0:$\mu=\mu_0$ 成立时,构造检验统计量

$$Z=\frac{\overline{X}-\mu_0}{\sigma/\sqrt{n}}\sim N(0,1)$$

并计算 Z 检验统计量的观测值 z。

(3) 对于给定的显著性水平 α,查 $N(0,1)$ 临界值表(见附表 4),得到临界值 $Z_{\alpha/2}$,使得

$$P(\mid Z\mid>Z_{\alpha/2})=\alpha\text{(对应地,有 }P(Z>Z_{\alpha/2})=\alpha/2)\text{(图 5-2)}$$

(4) 统计判断:当 $\mid z\mid>Z_{\alpha/2}$ 时,拒绝 H_0,接受 H_1,即认为 μ 与 μ_0 有显著差异;当 $\mid z\mid\leqslant Z_{\alpha/2}$ 时,接受 H_0,认为 μ 与 μ_0 无显著差异。

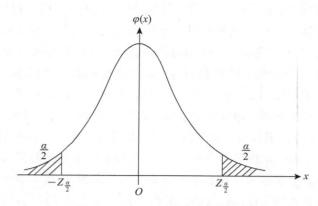

图 5-2　标准正态分布的双侧临界值

该检验运用服从标准正态分布 $N(0,1)$ 的检验统计量 Z，故称为 **Z 检验**（Z test）或 **U 检验**（U test）。

在上述检验中，原假设是 $H_0:\mu=\mu_0$，而备择假设 $H_1:\mu\neq\mu_0$ 则等价于 $\mu<\mu_0$ 或 $\mu>\mu_0$，即不论 $\mu<\mu_0$ 还是 $\mu>\mu_0$ 均拒绝原假设 $\mu=\mu_0$，相应的两个拒绝域为 $z<-Z_{a/2}$ 和 $z>Z_{a/2}$，这对应于图 5-2 中的两个拒绝域，分别在分布曲线区域两侧的尾部，每侧占 $\alpha/2$，我们将这种检验称为**双侧检验**（two-side test）。

例 5-2　已知某药厂正常情况下生产的某药膏甘草酸的含量 X 服从 $N(4.5,0.108^2)$。现随机抽查了 5 支药膏，其甘草酸的含量分别为：

$$4.40\quad 4.25\quad 4.21\quad 4.33\quad 4.46$$

若已知总体方差保持不变，则此时药膏的平均甘草酸含量是否有显著变化？（$\alpha=0.05$）

解：应检验 $H_0:\mu=4.5;H_1:\mu\neq4.5$。

由题中条件和计算得：$\sigma^2=0.108^2,n=5,\mu_0=4.5,\overline{X}=4.33$。

则检验统计量 Z 的值为

$$z=\frac{\overline{X}-\mu_0}{\sigma/\sqrt{n}}=\frac{4.33-4.5}{0.108/\sqrt{5}}\approx-3.52$$

对于给定的显著性水平 $\alpha=0.05$，查 $N(0,1)$ 临界值表（见附表 4），得到临界值

$$Z_{a/2}=Z_{0.025}=1.96$$

因为 $|z|=3.52>1.96$，所以拒绝 H_0，而接受 H_1，即在 0.05 的显著水平下，认为平均甘草酸含量有显著变化。

二、方差未知时正态总体的均值检验

设样本 $X_1,X_2,\cdots,X_n$ 来自正态总体 $N(\mu,\sigma^2)$，其中 σ^2 未知，要检验原假设 $H_0:\mu=\mu_0$ 是否成立。

此时由于 $Z=\dfrac{\overline{X}-\mu_0}{\sigma/\sqrt{n}}$ 含有未知参数 σ，不能作为 μ 的检验统计量。而样本方差

$$S^2=\frac{1}{n-1}\sum_{i=1}^{n}(X_i-\overline{X})^2$$

是总体方差 σ^2 的无偏估计，因此可用 S 代替 σ，在原假设 $H_0:\mu=\mu_0$ 成立时得到统计量

$$T = \frac{\overline{X} - \mu_0}{S/\sqrt{n}}$$

由抽样分布理论(第四章定理 4-4)知

$$T = \frac{\overline{X} - \mu_0}{S/\sqrt{n}} \sim t(n-1)$$

故用 T 代替 Z 作为检验统计量,再计算检验统计量 T 的观测值 t。

当 $|t| > t_{\alpha/2}$ 时,拒绝 H_0,接受 H_1,即认为 μ 与 μ_0 有显著差异;当 $|t| \leqslant t_{\alpha/2}$ 时,接受 H_0,认为 μ 与 μ_0 无显著差异。

上述检验运用服从 t 分布的统计量 T,所以称为 **t 检验**(t test)。

在实际应用中,由于正态总体的方差通常是未知的,因此我们常用 t 检验法来进行其均值检验。

例 5-3　在前面例 5-2 中,如果总体方差未知,其他不变,此时药膏的平均甘草酸含量是否仍为 4.5?($\alpha = 0.05$)

解:由于总体方差未知,因此用 t 检验法来检验总体的均值。应检验

$$H_0: \mu = 4.5; H_1: \mu \neq 4.5$$

由题中条件知:$n = 5, \mu_0 = 4.5$,再由样本值计算得 $\overline{X} = 4.33$,而且有

$$S^2 = \frac{1}{n-1} \sum_{i=1}^{n} (X_i - \overline{X})^2 = 0.010\,65$$

$$S = \sqrt{S^2} = \sqrt{0.010\,65} \approx 0.103$$

则检验统计量 T 的值为

$$t = \frac{\overline{X} - \mu_0}{S/\sqrt{n}} = \frac{4.33 - 4.5}{0.103/\sqrt{5}} = -3.69$$

对于给定的 $\alpha = 0.05$ 和自由度 $n-1 = 4$,查 t 分布表(见附表 6),得到临界值

$$t_{\alpha/2}(n-1) = t_{0.025}(4) = 2.776$$

因为 $|t| = 3.69 > t_{\alpha/2}(4) = 2.776$,所以拒绝 H_0,接受 H_1,即认为药膏的平均甘草酸含量与 4.5 有显著差异。

【SPSS 软件应用】在 SPSS 中,单样本的正态总体均值检验可通过菜单【分析】→【比较平均值】→【单样本 T 检验】的途径加以实现。

首先建立对应的 SPSS 数据集＜药膏的甘草酸含量＞,包括一个数值变量:甘草酸含量,如图 5-3 所示。

在 SPSS 中,打开该数据集,选择菜单【分析】→【比较平均值】→【单样本 T 检验】,在对话框【单样本 T 检验】(图 5-4)中选定:

甘草酸量→检验变量(T);检验值(V):4.5

点击 确定,即可得如图 5-5 所示的 t 检验的 SPSS 输出结果。

	甘草酸含量	变量
1	4.40	
2	4.25	
3	4.21	
4	4.33	
5	4.46	
6		
7		

图 5-3　数据集＜药膏的甘草酸含量＞

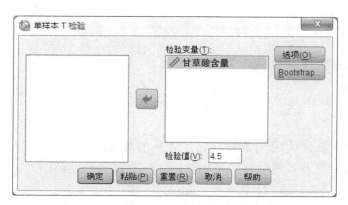

图 5-4 对话框【单样本 T 检验】

单个样本统计量

	N	均值	标准差	均值的标准误
甘草酸含量	5	4.330 0	.103 20	.046 15

单样本检验

	检验值 = 4.5					
	t	自由度	显著性(双尾)	平均差	差值的95%置信区间	
					下限	上限
甘草酸含量	—3.683	4	.021	—.170 00	—.298 1	—.041 9

图 5-5 单样本 t 检验的 SPSS 输出结果

图 5-5 的 SPSS 输出结果中,在"单个样本统计量"表中给出了检测数据的样本均值 4.330 0、样本标准差 0.103 20 和样本标准误 0.046 15。在"单样本检验"表中,给出了 t 检验统计量的值 $t =$ —3.683,而检验概率 P 值即"显著性(双尾)"=0.021。

因为对显著性水平 $\alpha = 0.05$,$P = 0.021 < 0.05$,所以拒绝 H_0,即在 0.05 的显著性水平下,认为药膏的平均甘草酸含量 μ 与 4.5 有显著差异。

t 检验法适用于总体方差未知时正态总体均值的检验。当样本容量 n 增大时,t 分布趋近于标准正态分布 $N(0,1)$,故大样本情形($n \geqslant 30$)时,近似地有

$$Z = \frac{\overline{X} - \mu_0}{S / \sqrt{n}} \sim N(0,1)（渐近）$$

此时总体方差未知时正态总体均值的检验也可用近似 Z 检验法。

另外,利用中心极限定理原理,大样本情形($n \geqslant 30$)时,其样本均值将近似服从正态分布,故非正态总体的均值检验也可用 t 检验或者近似 Z 检验法进行。

三、正态总体的方差检验

设样本 $X_1, X_2, \cdots, X_n$ 来自正态总体 $N(\mu, \sigma^2)$,其中均值 μ、方差 σ^2 未知。

为检验正态总体的方差 σ^2,可考察 σ^2 的无偏估计量——样本方差 S^2 及其相关抽样分布,由抽样分布原理知,在原假设 $H_0: \sigma^2 = \sigma_0^2$ 成立时,统计量

$$\chi^2 = \frac{(n-1)S^2}{\sigma_0^2} \sim \chi^2(n-1)$$

显然,该 χ^2 统计量可作为检验正态总体方差 σ^2 的检验统计量。

检验步骤为:

(1) 建立原假设 $H_0 : \sigma^2 = \sigma_0^2$,备择假设 $H_1 : \sigma^2 \neq \sigma_0^2$。

(2) 在原假设 $H_0 : \sigma^2 = \sigma_0^2$ 成立时,构造检验统计量

$$\chi^2 = \frac{(n-1)S^2}{\sigma_0^2} \sim \chi^2(n-1)$$

由样本值计算检验统计量 χ^2 的值。

(3) 对于给定的显著性水平 α,由 $\chi^2(n-1)$ 分布表(见附表5)查得临界值 $\chi^2_{1-\frac{\alpha}{2}}(n-1)$ 和 $\chi^2_{\frac{\alpha}{2}}(n-1)$,使得

$$P\left(\chi^2 < \chi^2_{1-\frac{\alpha}{2}}\right) = \frac{\alpha}{2} \text{ 且 } P\left(\chi^2 > \chi^2_{\frac{\alpha}{2}}\right) = \frac{\alpha}{2} (\text{图} 5-6)$$

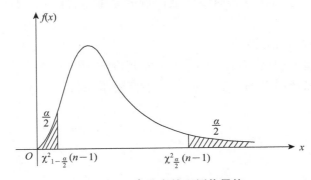

图 5-6　χ^2 分布的双侧临界值

(4) 判断:若 $\chi^2 < \chi^2_{1-\frac{\alpha}{2}}$ 或 $\chi^2 > \chi^2_{\frac{\alpha}{2}}$,则拒绝 H_0,认为 σ^2 与 σ_0^2 有显著差异;若 $\chi^2_{1-\frac{\alpha}{2}} \leqslant \chi^2 \leqslant \chi^2_{\frac{\alpha}{2}}$,则接受 H_0,认为 σ^2 与 σ_0^2 无显著差异。

上述检验运用服从 χ^2 分布的统计量 χ^2,所以称为 **χ^2 检验**(chi-square test)。

例 5-4　某实验室用紫外可见分光光度法测定钯催化剂中的钯含量(%)。根据长期经验知,在正常情况下,此催化剂中钯含量服从标准差 $\sigma = 0.18\%$ 的正态分布 $N(\mu, \sigma^2)$。分光光度计进行检修后,用它测定同样的钯催化剂,测得的钯含量(%)分别为:

$$3.73 \quad 3.59 \quad 3.61 \quad 3.63 \quad 3.16 \quad 3.44$$

试问仪器经过检修后其稳定性是否有了显著变化?($\alpha = 0.10$)

注意:凡有关某项指标的波动、精度、变异度、稳定性、离散度等的检验都属于总体方差(或标准差)检验。

解:因为仪器检修前后测定同样的催化剂,所以催化剂本身钯含量没有变化,如果检修前后测量值不同,则是由仪器稳定性发生变化所致。因此,要通过检修后所抽样本方差 S^2 推断总体方差 σ^2 是否等于正常情况下规定的方差 0.18^2,即检验

$$H_0 : \sigma^2 = 0.18^2; H_1 : \sigma^2 \neq 0.18^2$$

则 χ^2 检验统计量的值

$$\chi^2 = \frac{(n-1)S^2}{\sigma_0^2} = \frac{(6-1) \times 0.041}{0.18^2} \approx 6.33$$

对于给定的 $\alpha = 0.10$ 和自由度 $n-1=5$，由 χ^2 分布表（见附表 5）查得临界值

$$\chi^2_{1-\frac{\alpha}{2}}(n-1) = \chi^2_{1-\frac{0.10}{2}}(5) = 1.145; \chi^2_{\frac{\alpha}{2}}(n-1) = \chi^2_{\frac{0.10}{2}}(5) = 11.072$$

因为 $1.145 < \chi^2 = 6.33 < 11.072$，故接受 H_0，认为 σ^2 与 0.18^2 无显著差异，也即仪器经过检修后稳定性没有显著变化。

四、假设检验中的单侧检验

在实际假设检验中，有时我们更关心总体均值 μ 是否大于 μ_0 或小于 μ_0。例如，有一种具有降压作用的药物给一组患原发性高血压的病人服用后，其平均血压只会降低，不会升高，这时被检验的假设为 $H_0 : \mu = \mu_0$ 及 $H_1 : \mu < \mu_0$。此时检验的拒绝域将对应于图 5-7 中分布曲线区域单侧的尾部，这类假设检验称为**单侧检验**（one-side test）。而前面讨论的检验的原假设是 $H_0 : \mu = \mu_0$，其备择假设 $H_1 : \mu \neq \mu_0$ 则等价于 $\mu < \mu_0$ 或 $\mu > \mu_0$，即不论 $\mu < \mu_0$ 还是 $\mu > \mu_0$ 均拒绝原假设 $\mu = \mu_0$，这对应于图 5-2 中的两个拒绝域，分别在分布曲线区域两侧的尾部，每侧占 $\alpha/2$，这类检验称为**双侧检验**（two-side test）。

单侧检验主要有以下两种情形：

原假设 $H_0 : \mu = \mu_0$，备择假设 $H_1 : \mu < \mu_0$ —— 左侧检验（图 5-7）；

原假设 $H_0 : \mu = \mu_0$，备择假设 $H_1 : \mu > \mu_0$ —— 右侧检验（图 5-8）。

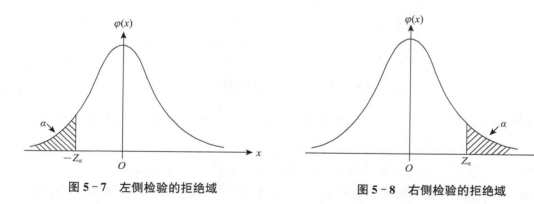

图 5-7　左侧检验的拒绝域　　　　　　图 5-8　右侧检验的拒绝域

例 5-5　某药品的有效期规定为 3 年即 1 095 d。为延长有效期而改进其配方后，已知其有效期总体的均值不会缩短，但不知其是否确有延长。现从新生产的一批药品中随机抽取 5 件样品进行储存试验，测得其有效期（单位：d）为：

$$1\ 050 \quad 1\ 100 \quad 1\ 150 \quad 1\ 250 \quad 1\ 280$$

假定该药品的有效期服从正态分布 $N(\mu, 50^2)$。如果方差不变，则能否认为该药的平均有效期比规定的 3 年有所延长？（$\alpha = 0.05$）

显然，本题需进行单侧检验。注意：在单侧检验中，通常将题目中提问所倾向的情形作为备择假设 H_1。

解：应检验

$$H_0 : \mu = 1\ 095; H_1 : \mu > 1\ 095$$

由题意及计算知：$\mu_0 = 1\ 095, \sigma^2 = 50^2, n = 5, \overline{X} = 1\ 166$。

则检验统计量 Z 的值为

$$z = \frac{\overline{X} - \mu_0}{\sigma/\sqrt{n}} = \frac{1\ 166 - 1\ 095}{50/\sqrt{5}} \approx 3.175$$

对给定的 $\alpha = 0.05$，查正态分布双侧分位数表（见附表 4）得临界值 $Z_\alpha = Z_{0.05} = 1.645$。

因 $z = 3.175 > 1.645$，则 $P < 0.05$，故拒绝 H_0，接受 H_1，即可认为改进配方后该药的平均有效期比规定的 3 年有所延长。

从例 5-5 的解题过程还可以看出，方差已知时，关于均值的单侧检验与双侧检验的主要步骤类似，只是在备择假设、临界值和拒绝域上有所差异，我们用表 5-2 加以比较。

表 5-2 方差已知时，单个正态总体均值的 Z 检验

检验假设			统计量	临界值	拒绝域
双侧	$H_0:\mu = \mu_0$	$H_1:\mu \neq \mu_0$	$Z = \dfrac{\overline{X} - \mu_0}{\sigma/\sqrt{n}}$	$Z_{\alpha/2}$	$\mid z \mid > Z_{\alpha/2}$
单侧		$H_1:\mu > \mu_0$（或 $H_1:\mu < \mu_0$）		Z_α	$z > Z_\alpha$（或 $z < -Z_\alpha$）

类似地，当方差未知时，关于均值的单侧检验与双侧检验的主要步骤也类似，其差异如表 5-3 所示。

表 5-3 方差未知时，单个正态总体均值的 t 检验

检验假设			统计量	临界值	拒绝域
双侧	$H_0:\mu = \mu_0$	$H_1:\mu \neq \mu_0$	$t = \dfrac{\overline{X} - \mu_0}{S/\sqrt{n}}$	$t_{\alpha/2}$	$\mid t \mid > t_{\alpha/2}$
单侧		$H_1:\mu > \mu_0$（或 $H_1:\mu < \mu_0$）		t_α	$t > t_\alpha$（或 $t < -t_\alpha$）

例 5-6 某种内服药有使患者血压升高的副作用。已知原来的药使血压升高幅度 X 服从均值为 20 的正态分布，现研制出一种新药，并观测了 10 名服用新药的患者血压，记录其血压升高幅度的平均值为 17.4，标准差是 2.2，问是否可以认为新药的副作用显著小于原来的药？（$\alpha = 0.05$）

解：由于总体方差未知，需用 t 检验法，且为单侧检验。应检验

$$H_0:\mu = 20; H_1:\mu < 20$$

由题意可得：$n = 10$，$\mu_0 = 20$，$\overline{X} = 17.4$，$S = 2.2$。

则检验统计量 t 的值为

$$t = \frac{\overline{X} - \mu_0}{S/\sqrt{n}} = \frac{17.4 - 20}{2.2/\sqrt{10}} \approx -3.74$$

对于给定的 $\alpha = 0.05$ 和自由度 $n - 1 = 9$，查 t 分布表（见附表 6）得到临界值

$$t_\alpha(n-1) = t_{0.05}(9) = 1.83$$

因为 $t = -3.74 < -t_{0.05}(9) = -1.83$，所以拒绝 H_0，接受 H_1，即可以认为新药的副作用显著小于原来的药。

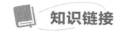 知识链接

瓦尔德与飞机的钢板强化

亚伯拉罕·瓦尔德(Abraham Wald,1902—1950)是二战时期的统计学家,他发明的一些统计方法在战时被视为军事机密。当瓦尔德被咨询飞机上什么部位应该加强钢板时,他开始研究从战役中返航的军机上受敌军创伤的弹孔位置。他画了飞机的轮廓,并标示出弹孔的位置。资料累积一段时间后,几乎把机身各部位都填满了。于是瓦尔德提议,把剩下少数几个没有弹孔的部位补强,因为这些部位被击中的飞机都没有返航!该案例充分体现了统计学如何成为数据处理的一门艺术,简单的统计方法一旦融入统计学家的智慧,便显得生动而唯美!

瓦尔德是著名的美籍罗马尼亚统计学家,他在统计学中的贡献是多方面的,最重要的是发展了统计决策理论,引进了损失函数、风险函数、极大极小原则和最不利先验分布等重要概念;建立了序贯分析理论,提出了著名的序贯概率比检验法;他还在用数理统计方法处理经济问题中取得了不少成果。

第三节　两配对样本的均值比较检验

在医药试验中,为提高检验效率,避免非处理因素干扰分析结果,在试验设计时,常采用**配对设计**(paired design),即把研究对象按某些特征或条件配成对子,每对研究对象分别施加两种不同的处理方法,然后比较两种处理结果的差异。配对设计一般可分为两种情况:一是同一受试对象分别接受两种不同的处理;二是两个同质受试对象即条件相同的受试对象配成对子分别接受两种不同的处理。

在配对试验设计下所得的两组数据(两个样本)不是相互独立的,不能看作两个独立总体的样本进行统计处理。在进行配对比较时,将先求出配对对子数据的差值 d,并将这些差值 d 看成是一个新的总体的随机样本,而差值的变化可以理解为大量、微小、独立的随机因素综合作用的结果。如果此差值 d 服从正态分布 $N(\mu_d,\sigma_d^2)$,其中 μ_d 是差值 d 的总体均值,σ_d^2 是差值 d 的总体方差,那么在配对设计下,检验两种结果的差异是否具有显著性,就相当于检验差值 d 的总体均值 μ_d 是否为零,即原假设为

$$H_0:\mu_d=0$$

从而把配对比较归结为当 σ_d^2 未知时各对数值的差值 d 的单样本的正态总体均值检验问题,这可用前面介绍的 t 检验来解决,其检验统计量为

$$T=\frac{\overline{d}-\mu_d}{S_d/\sqrt{n}}=\frac{\overline{d}}{S_d/\sqrt{n}}$$

式中:$\overline{d}$ 为差值 d 的样本均值;S_d 是差值 d 的样本标准差;n 为配对对子数。

两配对样本的均值比较检验步骤如下:

(1)建立原假设 $H_0:\mu_d=0$;备择假设 $H_1:\mu_d\neq0$。

(2)在 $H_0:\mu_d=0$ 成立时,构造检验统计量

$$T=\frac{\overline{d}}{S_d/\sqrt{n}}\sim t(n-1)$$

并由样本值计算其配对数据之差值 $\{d_i\}$,再计算 T 检验统计量的值 t,用统计软件还可求得其对应的概率 P 值。

(3)对于给定的显著性水平 α,由 t 分布表(见附表6)查得临界值 $t_{\alpha/2}(n-1)$。

(4)当 $|t|>t_{\alpha/2}$ 或 P 值 $<\alpha$ 时,拒绝 H_0,接受 H_1,认为两配对比较的总体均值间具有显著差

异；当$|t|\leqslant t_{\alpha/2}$或$P$值$\geqslant\alpha$时，接受$H_0$，认为两配对比较的总体均值间无显著差异。

上述过程为双侧检验步骤，单侧检验步骤与其相比异同之处见表5-4。

表5-4　两配对样本的均值比较检验

条件	检验假设		统计量	临界值	拒绝域
配对样本	$H_0:\mu_d=0$	$H_1:\mu_d\neq0$	$t=\dfrac{\overline{d}}{S_d/\sqrt{n}}$	$t_{\alpha/2}$	$\mid t\mid>t_{\alpha/2}$
		$H_1:\mu_d>0$ （或$H_1:\mu_d<0$）		t_α	$t>t_\alpha$ （或$t<-t_\alpha$）

例5-6　为比较两种方法对乳酸饮料中脂肪含量测定结果是否不同，随机抽取了10份乳酸饮料制品，分别用甲、乙两种方法测得其结果如表5-5第(1)～(3)栏，问：两种方法测得的结果是否不同？（$\alpha=0.05$）

解：本例属于配对设计的检验问题。应检验

$$H_0:\mu_d=0;H_1:\mu_d\neq0。$$

由题意及计算得：

表5-5　甲、乙两种方法脂肪含量的测定结果(%)及计算表

编号 (1)	甲法 (2)	乙法 (3)	差值d (4)=(2)-(3)
1	0.840	0.580	0.260
2	0.591	0.509	0.082
3	0.674	0.500	0.174
4	0.632	0.316	0.316
5	0.687	0.337	0.350
6	0.978	0.517	0.461
7	0.750	0.454	0.296
8	0.730	0.512	0.218
9	1.200	0.997	0.203
10	0.870	0.506	0.364
合计	—	—	2.724

$$n=10,\sum_{i=1}^{10}d_i=2.724,\sum_{i=1}^{10}d_i^2\approx0.848\,3,\overline{d}=\frac{1}{n}\sum_{i=1}^{n}d_i=\frac{2.724}{10}=0.272\,4$$

$$S_d=\sqrt{\frac{1}{n-1}\Big[\sum_{i=1}^{n}d_i^2-n(\overline{d})^2\Big]}=\sqrt{\frac{0.848\,3-10\times0.272\,4^2}{10-1}}\approx0.108\,7$$

则

$$t=\frac{\overline{d}}{S_d/\sqrt{n}}=\frac{0.272\,4}{0.108\,7/\sqrt{10}}\approx7.925$$

对于$\alpha=0.05$和$n-1=9$，查t分布表（见附表6），得到临界值

$$t_{\alpha/2}(n-1)=t_{0.025}(9)=2.262$$

因$|t|=7.925>t_{\alpha/2}(9)=2.262$，则$P<0.05$，故拒绝$H_0$，接受$H_1$，即可以认为两种方法测得的结果不同。

【**SPSS 软件应用**】在 SPSS 中,两配对样本的均值比较检验可通过菜单【分析】→【比较平均值】→【配对样本 T 检验】的途径加以实现。

首先建立对应的 SPSS 数据集＜两法测定脂肪含量＞,包括两个配对的数值变量:甲法脂肪含量、乙法脂肪含量,如图 5-9 所示。

在 SPSS 中,打开该数据集,选择菜单【分析】→【比较平均值】→【配对样本 T 检验】,在对话框【配对样本 T 检验】(图 5-10)中选定:

甲法脂肪含量→成对变量(V):Variable 1;乙法脂肪含量→成对变量(V):Variable 2

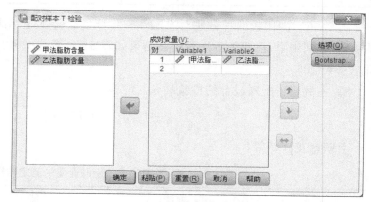

	甲法脂肪含量	乙法脂肪含量
1	.840	0.580
2	.591	0.509
3	.674	0.500
4	.632	0.316
5	.687	0.337
6	.978	0.517
7	.750	0.454
8	.730	0.512
9	1.200	0.997
10	.870	0.506

图 5-9　数据集＜两法测定脂肪含量＞　　　　图 5-10　对话框【配对样本 T 检验】

点击 确定 ,即可得如图 5-11 所示的配对样本 t 检验的 SPSS 主要输出结果。

配对样本检验

	配对差值					t	自由度	显著性(双尾)
	平均值	标准偏差	标准误差平均值	差值的95%置信区间				
				下限	上限			
配对1　甲法脂肪含量 　　　　-乙法脂肪含量	.272 400	.108 681	.034 368	.194 654	.350 146	7.926	9	.000

图 5-11　配对样本 t 检验的 SPSS 主要输出结果

图 5-11 给出了 SPSS 主要输出结果。在其"配对样本检验"表中,给出了配对样本 t 检验统计量的值 $t=7.926$,对应检验概率 P 值即"显著性(双尾)"$=0.000$。

因为对显著性水平 $\alpha=0.05$,$P=0.000<0.05$,所以拒绝 H_0,接受 H_1,即在 0.05 的显著性水平下,认为甲、乙两法测定的脂肪含量结果有显著差异。

第四节　两独立样本的均值比较检验

本节将研究两个相互独立的样本其对应的正态总体均值的比较检验问题。

设两个相互独立的样本 $X_1,X_2,\cdots,X_{n_1}$ 与 $Y_1,Y_2,\cdots,Y_{n_2}$ 分别来自正态总体 $X\sim N(\mu_1,\sigma_1^2)$ 和 $Y\sim N(\mu_2,\sigma_2^2)$,$X$ 与 Y 相互独立,其样本均值、样本方差分别为 $\overline{X}$、S_1^2 和 $\overline{Y}$、S_2^2:

$$\overline{X}=\frac{1}{n_1}\sum_{i=1}^{n_1}X_i,S_1^2=\frac{1}{n_1-1}\sum_{i=1}^{n_1}(X_i-\overline{X})^2$$

$$\overline{Y}=\frac{1}{n_2}\sum_{j=1}^{n_2}Y_j,S_2^2=\frac{1}{n_2-1}\sum_{j=1}^{n_2}(Y_j-\overline{Y})^2$$

一、方差齐性检验

方差相等(或无显著差异)的总体称为具有方差齐性的总体,因此检验两个(或多个)总体方差是否相等的检验又称为**方差齐性检验**(homogeneity test of variance)。

现考察两个总体方差的齐性,即检验

$$\text{原假设 } H_0 : \sigma_1^2 = \sigma_2^2 ; \text{备择假设 } H_1 : \sigma_1^2 \neq \sigma_2^2 (\text{双侧检验})$$

对此,由抽样分布理论(第四章定理 4-6)知

$$F = \frac{S_1^2 / \sigma_1^2}{S_2^2 / \sigma_2^2} \sim F(n_1 - 1, n_2 - 1)$$

由此即可进行两个总体方差的齐性检验。于是,对于给定显著性水平 α,由 $F(n_1-1, n_2-1)$ 分布表(见附表7)查得临界值 $F_{1-\alpha/2}(n_1-1, n_2-1)$ 和 $F_{\alpha/2}(n_1-1, n_2-1)$,

使得
$$P(F \leqslant F_{1-\alpha/2}) = \frac{\alpha}{2} \text{ 且 } P(F \geqslant F_{\alpha/2}) = \frac{\alpha}{2} (\text{图 } 5-12)$$

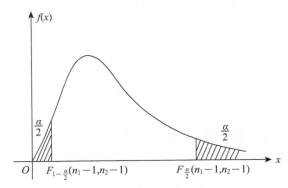

图 5-12 F 分布的双侧临界值

由 F 分布的特性,总有

$$F_{1-\alpha/2}(n_1-1, n_2-1) < 1 < F_{\alpha/2}(n_1-1, n_2-1)$$

为简化计算,在实际处理时,总取较大的样本方差做分子 S_1^2,使得

$$F = \frac{S_1^2}{S_2^2} > 1$$

此时只需查得上侧临界值 $F_{\alpha/2}(n_1-1, n_2-1)$ 即可,当 $F > F_{\alpha/2}(n_1-1, n_2-1)$ 时,就可拒绝 H_0;否则,接受 H_0。

故当 $F \geqslant F_{\alpha/2}$ 时,拒绝 H_0,认为 σ_1^2 与 σ_2^2 差异有显著性;当 $F < F_{\alpha/2}$ 时,接受 H_0,认为 σ_1^2 与 σ_2^2 差异无显著性。

注意:在上述检验中,只需查上侧临界值 $F_{\alpha/2}(n_1-1, n_2-1)$ 就够了,而在本书附表7中也只能查到 $F_{\alpha/2}(n_1-1, n_2-1)$ 的值。有时如需计算左侧临界值 $F_{1-\alpha/2}(n_1-1, n_2-1)$,则可利用下列公式进行:

$$F_{1-\alpha/2}(n_1-1, n_2-1) = \frac{1}{F_{\alpha/2}(n_2-1, n_1-1)}$$

现将两个正态总体方差齐性的 F 检验的双侧检验和单侧检验汇总于表 5-6 中。

表 5 - 6　两个正态总体方差的 F 检验

检验假设			统计量	临界值	拒绝域
双侧	$H_0:\sigma_1^2=\sigma_2^2$	$H_1:\sigma_1^2\neq\sigma_2^2$	$F=\dfrac{S_1^2}{S_2^2}$	$F_{\alpha/2}$	$F>F_{\alpha/2}$
单侧		$H_1:\sigma_1^2>\sigma_2^2$		F_α	$F>F_\alpha$

上述检验运用服从 F 分布的检验统计量 F,故称为 **F** 检验(F test)。

例 5 - 7　将 24 只豚鼠均分成两组做支管灌流试验,记录流速如下(滴/min):

表 5 - 7　两组豚鼠支管灌流试验的流速

对照组 x	46	30	38	48	60	46	26	58	46	48	44	48
用药组 y	54	46	50	52	52	58	64	56	54	54	58	36

假定豚鼠支管灌流试验的流速服从正态分布,试检验这两组支管灌流试验流速的方差是否有显著差异。($\alpha=0.05$)

解:根据题意,应检验

$$H_0:\sigma_1^2=\sigma_2^2;H_1:\sigma_1^2\neq\sigma_2^2(双侧)$$

由题意及数据计算得:$n_1=n_2=12,\overline{x}\approx44.83,S_1^2\approx96.33,\overline{y}=52.83,S_2^2\approx48.33$。
则 F 检验统计量的值为

$$F=\frac{S_1^2}{S_2^2}=\frac{96.33}{48.33}\approx1.993>1$$

对显著性水平 $\alpha=0.05$,查 F 分布表(见附表7)得

$$F_{\alpha/2}(n_1-1,n_2-1)=F_{0.025}(11,11)=3.45$$

因 $F\approx1.993<F_{0.025}(11,11)=3.45$,则 $P>0.05$,故接受 H_0,即认为这两组支管灌流试验流速的方差无显著差异。

二、方差已知时两独立样本的均值比较检验

对两独立样本的正态总体均值的假设检验,即检验原假设

$$H_0:\mu_1=\mu_2$$

也就是检验 $H_0:\mu_1-\mu_2=0$ 是否成立。

当总体方差 σ_1^2、σ_2^2 已知时,由抽样分布理论知

$$Z=\frac{\overline{X}-\overline{Y}-(\mu_1-\mu_2)}{\sqrt{\dfrac{\sigma_1^2}{n_1}+\dfrac{\sigma_2^2}{n_2}}}\sim N(0,1)$$

在原假设 $H_0:\mu_1=\mu_2$ 成立时,即得到检验统计量

$$Z=\frac{\overline{X}-\overline{Y}}{\sqrt{\dfrac{\sigma_1^2}{n_1}+\dfrac{\sigma_2^2}{n_2}}}\sim N(0,1)$$

由此即可用 Z 检验法进行检验,其检验步骤与单个正态总体的 Z 检验类似(表 5 - 8)。

表 5-8　两独立样本的均值比较检验(方差已知)

条件	检验假设		统计量	临界值	拒绝域
σ_1^2、σ_2^2 已知	$H_0:\mu_1=\mu_2$	$H_1:\mu_1\neq\mu_2$	$Z=\dfrac{\overline{X}-\overline{Y}}{\sqrt{\dfrac{\sigma_1^2}{n_1}+\dfrac{\sigma_2^2}{n_2}}}$	$Z_{\alpha/2}$	$\mid z\mid>Z_{\alpha/2}$
		$H_1:\mu_1>\mu_2$ (或 $H_1:\mu_1<\mu_2$)		Z_α	$z>Z_\alpha$ (或 $z<-Z_\alpha$)

三、方差未知时两独立样本的均值比较检验

在实际应用中,对于两独立样本的均值比较的检验问题,其总体方差 σ_1^2、σ_2^2 通常是未知的。此时通常需用下列两独立样本的均值比较的 t 检验或者 t' 检验来进行。

(一)总体方差未知但方差齐性时,两独立样本的均值比较检验

假定两小样本相互独立地来自方差相等的两个正态总体 $N(\mu_1,\sigma_1^2)$ 和 $N(\mu_2,\sigma_2^2)$,则有 $\sigma_1^2=\sigma_2^2=\sigma^2$,故

$$Z=\frac{\overline{X}-\overline{Y}-(\mu_1-\mu_2)}{\sqrt{\dfrac{\sigma_1^2}{n_1}+\dfrac{\sigma_2^2}{n_2}}}=\frac{\overline{X}-\overline{Y}-(\mu_1-\mu_2)}{\sigma\sqrt{\dfrac{1}{n_1}+\dfrac{1}{n_2}}}\sim N(0,1)$$

由于 σ^2 未知,可用由样本方差 S_1^2、S_2^2 得到的合并样本方差 S^2 对其进行估计:

$$S^2=\frac{(n_1-1)S_1^2+(n_2-1)S_2^2}{n_1+n_2-2}$$

特别地,当 $n_1=n_2$ 时,$S^2=\dfrac{S_1^2+S_2^2}{2}$。

当用 S 代替 Z 表达式中的 σ 时,由抽样分布理论知

$$\frac{\overline{X}-\overline{Y}-(\mu_1-\mu_2)}{S\sqrt{\dfrac{1}{n_1}+\dfrac{1}{n_2}}}\sim t(n_1+n_2-2)$$

故在原假设 $H_0:\mu_1=\mu_2$ 成立时,有

$$t=\frac{\overline{X}-\overline{Y}}{S\sqrt{\dfrac{1}{n_1}+\dfrac{1}{n_2}}}\sim t(n_1+n_2-2)$$

由此进行相应的 t 检验即可。

检验方法列于表 5-9 中。

表 5-9　两独立样本的均值比较检验(方差未知且相等)

检验假设			统计量	临界值	拒绝域
双侧	$H_0:\mu_1=\mu_2$	$H_1:\mu_1\neq\mu_2$	$t=\dfrac{\overline{X}-\overline{Y}}{S\sqrt{\dfrac{1}{n_1}+\dfrac{1}{n_2}}}$	$t_{\alpha/2}$	$\mid t\mid>t_{\alpha/2}$
单侧		$H_1:\mu_1>\mu_2$ (或 $H_1:\mu_1<\mu_2$)	$S=\sqrt{\dfrac{(n_1-1)S_1^2+(n_2-1)S_2^2}{n_1+n_2-2}}$	t_α	$t>t_\alpha$ (或 $t<-t_\alpha$)

例 5-8　在前面例 5-7 中,已知条件不变,试检验这两组支管灌流试验流速的均值是否有显著

差异。($\alpha = 0.05$)

解:由题意,应检验 $H_0: \mu_1 = \mu_2; H_1: \mu_1 \neq \mu_2$。

由例5-7的解可知这两个总体的方差未知但相等,故可用上述 t 检验法进行检验。

由例5-7的解知 $n_1 = n_2 = 12, \overline{X} = 44.83, S_1^2 = 96.33, \overline{Y} = 52.83, S_2^2 = 48.33$,则

$$S^2 = (S_1^2 + S_2^2)/2 = (96.33 + 48.33)/2 = 72.33, S = \sqrt{72.33} \approx 8.505$$

则 T 检验统计量的值为

$$t = \frac{\overline{X} - \overline{Y}}{S\sqrt{\dfrac{1}{n_1} + \dfrac{1}{n_2}}} = \frac{44.83 - 52.83}{8.505\sqrt{\dfrac{1}{12} + \dfrac{1}{12}}} \approx -2.304$$

对给定的 $\alpha = 0.05$,查 t 分布表(见附表6),得临界值

$$t_{\alpha/2}(n_1 + n_2 - 2) = t_{0.025}(22) = 1.717$$

因 $|t| = 2.304 > t_{0.025}(22) = 2.0739$,则 $P < 0.05$,故拒绝 H_0,接受 H_1,即认为这两组支管灌流试验流速的均值有显著差异。

【SPSS 软件应用】在 SPSS 中,两独立样本的均值比较检验可通过菜单【分析】→【比较平均值】→【独立样本 T 检验】的途径加以实现。

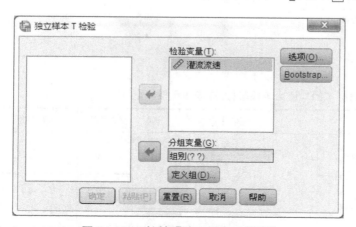

图5-13　数据集＜豚鼠灌流试验流速＞

在 SPSS 中,将例5-7两组豚鼠的支管灌流试验的流速数据录入同一观测变量"灌流流速"中,是数值变量;同时设置分组变量"组别",输入1和2,分别代表数据来自对照组和用药组,是名义变量;所建 SPSS 数据集＜豚鼠灌流试验流速＞如图5-13所示。

在 SPSS 中,打开该数据集,选择菜单【分析】→【比较平均值】→【独立样本 T 检验】,在对话框【独立样本 T 检验】(图5-14)中选定:

灌流流速→检验变量(T);组别→分组变量(G)

点击选项【定义组(D)】,在对话框【定义组】(图5-15)中设定两组在组别变量中的取值:

⊙使用指定值(U)/组1:输入 $\boxed{1}$;组2:输入 $\boxed{2}$

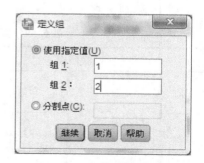

图5-14　对话框【独立样本 T 检验】　　　　图5-15　对话框【定义组】

点击 继续，最后点击 确定，即可得如图 5-16 所示的两独立样本 t 检验的 SPSS 主要输出结果。

组统计

	组别	数字	平均值（E）	标准偏差	标准误差平均值
灌流流速	1	12	44.83	9.815	2.833
	2	12	52.83	6.952	2.007

独立样本检验

		列文方差相等性检验		平均值相等的 t 检验					差值95%置信区间	
		F	显著性	t	自由度	显著性（双尾）	平均差	标准误差差值	下限	上限
灌流流速	已假设方差齐性	.839	.370	−2.304	22	.031	−8.000	3.472	−15.201	−.799
	未假设方差齐性			−2.304	19.818	.032	−8.000	3.472	−15.247	−.753

图 5-16　两独立样本 t 检验的 SPSS 主要输出结果

图 5-16 的输出结果中首先给出的是"组统计"表，显示两组灌流流速的样本均值分别是 44.83 和 52.83，其数值大小有一定差异。

在"独立样本检验"表中给出了这两组独立样本的 t 检验结果，可通过以下两步完成。

（1）两总体方差是否相等（方差齐性）的 Levene 检验：在"列文方差相等性检验"中，Levene 统计量的观察值 $F=0.839$，对应的概率 P 值即"显著性（双尾）" $=0.370$，因为 $P=0.370>\alpha=0.05$，所以认为两总体的方差无显著差异，即方差齐性成立。

（2）两总体均值是否相等的检验：在 SPSS 中进行两独立样本 t 检验时，应首先对方差是否相等的 F 检验结果进行判断。根据方差是否相等，再分别观察分析结果中"已假设方差齐性"行和"未假设方差齐性"行的 t 检验结果。现由 Levene 的 F 检验结果（列文方差相等性检验）知两总体方差齐性成立，因此应看第一行（已假设方差齐性）的 t 检验结果。此时，t 统计量的观测值 $t=-2.304$，对应的概率 P 值"显著性（双尾）" $=0.031<\alpha=0.05$，故拒绝 H_0，即认为两组灌流流速的均值有显著差异。

对于大样本情形，即两个样本容量 n_1、n_2 都足够大（$\geqslant 30$），也可分别用样本方差 S_1^2、S_2^2 近似代替未知的 σ_1^2、σ_2^2，得检验统计量

$$Z=\frac{\overline{X}-\overline{Y}}{\sqrt{\dfrac{S_1^2}{n_1}+\dfrac{S_2^2}{n_2}}}\sim N(0,1)（近似）$$

此时，t 检验也可用 Z 检验法来代替进行检验。对于大样本情形的非正态总体的均值比较检验问题，根据中心极限定理，t 检验法和 Z 检验法也适用。

（二）总体方差未知但方差不等时，两独立样本的均值比较检验

在小样本且两个总体方差不等（$\sigma_1^2\neq\sigma_2^2$）的情况下，既不可用 t 检验，也不可用前述的 z 检验。实际工作中有各种近似方法，这里介绍一种较简单的近似法，其检验步骤与上述均值比较的 t 检验法相似，只是此时的检验统计量变为

$$T'=\frac{\overline{X}-\overline{Y}}{\sqrt{\dfrac{S_1^2}{n_1}+\dfrac{S_2^2}{n_2}}}\sim t(df)$$

其中的自由度
$$df = (n_1 + n_2 - 2)\left(\frac{1}{2} + \frac{S_1^2 \cdot S_2^2}{S_1^4 + S_2^4}\right)$$

仍然查 t 分布表(见附表 6),得到临界值 $t_{\alpha/2}$ 即可进行统计判断:当 $|t'| > t_{\alpha/2}$ 时,拒绝 H_0,接受 H_1;当 $|t'| \leqslant t_{\alpha/2}$ 时,接受 H_0。

检验方法列于表 5-10 中。

表 5-10 两独立样本的均值比较检验(方差未知且不相等)

条件	检验假设		统计量	临界值	拒绝域
σ_1^2、σ_2^2 未知 且不等 $\sigma_1^2 \neq \sigma_2^2$	$H_0: \mu_1 = \mu_2$	$H_1: \mu_1 \neq \mu_2$	$T' = \dfrac{\overline{X} - \overline{Y}}{\sqrt{\dfrac{S_1^2}{n_1} + \dfrac{S_2^2}{n_2}}} \sim t(df)$	$t_{\alpha/2}$	$\|t\| > t_{\alpha/2}$
		$H_1: \mu_1 > \mu_2$ (或 $H_1: \mu_1 < \mu_2$)	$df = (n_1 + n_2 - 2)\left(\dfrac{1}{2} + \dfrac{S_1^2 \cdot S_2^2}{S_1^4 + S_2^4}\right)$	t_α	$t > t_\alpha$ (或 $t < -t_\alpha$)

该法称为近似 t' 检验法,必须指出的是,这种方法中用来检验的统计量 T' 与统计量 T 是不同的。

例 5-9 某医生对 10 名肺癌病人和 50 名硅肺为 0 期的矿工进行研究,观察某项指标得:肺癌病人此项指标的均值为 6.21,方差为 3.204;硅肺为 0 期的矿工此项指标的均值为 4.34,方差为 0.314。问:肺癌病人与硅肺为 0 期的矿工此项指标的均值是否有显著差异?($\alpha = 0.05$)

解 因为两总体方差 σ_1^2、σ_2^2 未知,所以先进行两总体方差齐性的 F 检验。根据题意,首先应检验

$$H_0: \sigma_1^2 = \sigma_2^2; \quad H_1: \sigma_1^2 \neq \sigma_2^2$$

已知 $n_1 = 10, n_2 = 50, \overline{x} = 6.21, \overline{y} = 4.34, S_1^2 = 3.204, S_2^2 = 0.314$,

则 F 检验统计量的值:

$$F = \frac{S_1^2}{S_2^2} = \frac{3.204}{0.314} \approx 10.20$$

对显著性水平 $\alpha = 0.05$,查 F 分布表(见附表 7)得

$$F_{\alpha/2}(n_1 - 1, n_2 - 1) = F_{0.025}(9, 49) \approx 2.45$$

因 $F = 10.20 > 2.45 \approx F_{0.025}(9, 49)$,则 $P < 0.05$,故拒绝 H_0,即认为两总体方差不等。

现在再进行两总体均值比较,可用上述 t' 检验法进行。应检验

$$H_0: \mu_1 = \mu_2; \quad H_1: \mu_1 \neq \mu_2$$

则近似 T' 检验统计量的值

$$t' = \frac{\overline{x} - \overline{y}}{\sqrt{\dfrac{S_1^2}{n_1} + \dfrac{S_2^2}{n_2}}} = \frac{6.21 - 4.34}{\sqrt{\dfrac{3.204}{10} + \dfrac{0.314}{50}}} \approx 3.272$$

又 $df = (n_1 + n_2 - 2)\left(\dfrac{1}{2} + \dfrac{S_1^2 \cdot S_2^2}{S_1^4 + S_2^4}\right) = (10 + 50 - 2)\left(\dfrac{1}{2} + \dfrac{3.204 \times 0.314}{3.204^2 + 0.314^2}\right) \approx 35$

对显著性水平 $\alpha = 0.05$,$df = 35$,查 t 分布表(见附表 6),得临界值

$$t_{\alpha/2}(35) = t_{0.025}(35) = 2.030$$

因 $|t'| = 3.272 > t_{0.025}(35) = 2.030$,则 $P < 0.05$,故拒绝 H_0,接受 H_1,即认为肺癌病人与硅肺为 0 期的矿工此项指标的均值差异有显著性。

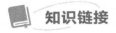

知识链接

许宝騄——享誉国际的中国统计学家

中国数学家、统计学家许宝騄(1910—1970)1928年考入燕京大学化学系,次年转学入清华大学数学系。1936年派往伦敦大学Galton实验室和统计系攻读博士学位,师从R. A.费希尔、J.奈曼等国际著名统计学家,毕业后回国在西南联大任教授。他与数学家华罗庚和陈省身享有"数学三杰"的称号。中华人民共和国成立后在北京大学任教授,是首批中国科学院院士。

在概率论极限理论研究方面,许宝騄创造性地提出"完全收敛性"概念;对中心极限定理进行研究,改进了克拉美定理和贝莱定理。在数理统计领域,他对Neyman-Pearson理论做出了重要的贡献,得到了一些重要的非中心分布,论证了F检验在上述理论中的优良性;同时他在对多元统计分析研究中导出正态分布样本协方差矩阵特征根的联合分布和极限分布,被公认为多元统计分析的奠基人之一。

著名的德国施普林格(Springer-Verlag)出版社刊印《许宝騄全集》后,书评中有这样一句话:许宝騄被公认为在数理统计和概率论方面第一个具有国际声望的中国数学家。许宝騄的相片悬挂在美国斯坦福大学统计系的走廊上,与世界著名的统计学家并列。

第五节　非正态总体参数的假设检验

前面讨论的假设检验都是在总体服从正态分布的假设下进行的,大部分对样本容量没有任何限制,如对单个正态总体的均值检验,只要σ^2已知,不论样本大小均可用z检验;σ^2未知时,只要样本容量足够大,无论是单个总体还是两个总体,均可用z检验。但在实际工作中,有时会遇到总体不服从正态分布甚至不知道总体分布的情况,此时检验总体参数的统计量的确切分布一般不易求出,往往借助于统计量的极限分布,对总体参数做近似检验,但此时要求样本容量必须足够大,在医药问题中,通常要求$n > 30$。

一、总体均值的假设检验(大样本方法)

(一)单个总体均值的假设检验

设总体并非正态分布,总体均值μ未知,应检验$H_0: \mu = \mu_0$是否成立。若总体方差σ^2已知,当n足够大($n > 30$)时,根据中心极限定理可知,在原假设$H_0: \mu = \mu_0$成立时,近似地有

$$Z = \frac{\overline{X} - \mu_0}{\sigma / \sqrt{n}} \sim N(0, 1)$$

若总体方差σ^2未知,则可用其无偏估计量样本方差S^2代替上式中的σ^2,此时近似地有

$$Z \approx \frac{\overline{X} - \mu_0}{S / \sqrt{n}} \sim N(0, 1)$$

故大样本下非正态总体均值的假设检验也可用z检验法进行。

例5-10　已知某地男性健康成人的血清总胆固醇均值为180 mg/dl,现随机抽取了该地区某工厂80名男性工人,测得其血清总胆固醇均值为183 mg/dl,标准差为9.8 mg/dl。问:该工厂男性工人的血清总胆固醇均值是否与该地男性健康成人有极显著差异?($\alpha = 0.01$)

解:应检验

$$H_0: \mu = 180; H_1: \mu \neq 180$$

已知 $\mu_0=180$，$n=80$（大样本），$\overline{x}=183$，$S=9.8$，则检验统计量 Z 的值为

$$z \approx \frac{\overline{x}-\mu_0}{S/\sqrt{n}}=\frac{183-180}{9.8/\sqrt{80}} \approx 2.738$$

对于给定的 $\alpha=0.01$，查正态分布表（见附表4），得到临界值 $Z_{\alpha/2}=Z_{0.01/2}=2.58$。

因 $|z|=2.738>Z_{0.01/2}=2.58$，则 $P<0.01$，故拒绝 H_0，接受 H_1，即认为该工厂男性工人的血清总胆固醇均值与该地男性健康成人有极显著差异。

（二）两个总体均值的假设检验

对于两个非正态总体均值比较的大样本，即两个样本容量 n_1、n_2 都足够大（$\geqslant 30$），在原假设 $H_0:\mu_1=\mu_2$ 成立时，近似有

$$\frac{\overline{X}-\overline{Y}}{\sqrt{\dfrac{\sigma_1^2}{n_1}+\dfrac{\sigma_2^2}{n_2}}} \sim N(0,1)$$

当 σ_1^2,σ_2^2 未知时，可分别用其样本方差 S_1^2、S_2^2 近似代替，从而有统计量

$$Z \approx \frac{\overline{X}-\overline{Y}}{\sqrt{\dfrac{S_1^2}{n_1}+\dfrac{S_2^2}{n_2}}} \sim N(0,1)$$

同样可用 Z 检验法进行检验。

例 5-11 某地随机抽取正常成年男子156名和正常成年女子74名，测定其红细胞计数，男性红细胞的均值为 465.13 万/mm³，标准差为 54.80 万/mm³；女性红细胞的均值为 422.16 万/mm³，标准差为 49.20 万/mm³。试问：该地正常男女红细胞计数有无极显著差别？（$\alpha=0.01$）

解：应检验

$$H_0:\mu_1=\mu_2；H_1:\mu_1 \neq \mu_2$$

已知 $n_1=156$，$n_2=74$，$\overline{X}=465.13$，$S_1=54.8$，$\overline{Y}=422.16$，$S_2=49.2$，则

$$z \approx \frac{\overline{X}-\overline{Y}}{\sqrt{\dfrac{S_1^2}{n_1}+\dfrac{S_2^2}{n_2}}}=\frac{465.13-422.16}{\sqrt{\dfrac{54.8^2}{156}+\dfrac{49.2^2}{74}}} \approx 5.96$$

对于给定的 $\alpha=0.01$，查正态分布表（见附表4）得：$Z_{\alpha/2}=Z_{0.01/2}=2.58$。

因 $|z|=5.96>Z_{\alpha/2}=2.58$，则 $P<0.01$，故拒绝 H_0，接受 H_1，即认为该地正常男女红细胞计数有极显著差别。

二、总体率的假设检验

（一）大样本情形单个总体率的检验

设有一个样本，其样本率为 $p=\dfrac{m}{n}$，它来自总体率为 P 的总体，现需根据样本资料来检验总体率 P 与已知定值 P_0 的差异是否有显著差异，即应检验假设

$$H_0:P=P_0；H_1:P \neq P_0（双侧检验）$$

如第四章第三节所述，样本率 $p=\dfrac{m}{n}$ 是总体率 P 的无偏估计量，且作为随机变量服从二项分

布 $B(n,P)$。当样本容量 n 充分大（$n \geqslant 50$）时，由中心极限定理知 p 近似服从正态分布 $N\left(P, \dfrac{P(1-P)}{n}\right)$，则

$$Z \approx \frac{p-P}{\sqrt{\dfrac{P(1-P)}{n}}} \sim N(0,1)（近似）$$

在原假设 $H_0: P = P_0$ 成立时，得到检验统计量

$$Z \approx \frac{p-P_0}{\sqrt{\dfrac{P_0(1-P_0)}{n}}} \sim N(0,1)$$

由此即可进行相应的 z 检验。

检验方法列于表 5-11 中。

表 5-11　单个总体率的 z 检验（大样本）

检验假设			统计量	临界值	拒绝域
双侧	$H_0: P = P_0$	$H_1: P \neq P_0$	$Z \approx \dfrac{p-P_0}{\sqrt{\dfrac{P_0(1-P_0)}{n}}}$	$Z_{\alpha/2}$	$\lvert z \rvert > Z_{\alpha/2}$
单侧		$H_1: P > P_0$（或 $H_1: P < P_0$）		Z_α（或 $-Z_\alpha$）	$z > Z_\alpha$（或 $z < -Z_\alpha$）

例 5-12　（次品检测）根据国家有关质量标准，某厂生产的某种药品的次品率 P 不得超过 1%。现从该厂生产的一批药品中随机抽取 200 件进行检测，发现其中有 3 件次品。试问：该批药品的次品率是否已超标？（$\alpha = 0.05$）

解： 依题意，应进行单侧检验

$$H_0: P \leqslant 0.01; \ H_1: P > 0.01$$

已知 $P_0 = 0.01, n = 200, m = 3$，而样本率

$$p = \frac{m}{n} = \frac{3}{200} = 0.015$$

则检验统计量 Z 的值

$$z \approx \frac{p-P_0}{\sqrt{\dfrac{P_0(1-P_0)}{n}}} = \frac{0.015-0.01}{\sqrt{\dfrac{0.01 \times 0.99}{200}}} \approx 0.71$$

对于给定的 $\alpha = 0.05$，查正态分布表（见附表 3）得临界值 $Z_\alpha = Z_{0.05} = 1.645$。

因 $z = 0.71 < z_{0.05} = 1.645$，则 $P > 0.05$，故接受 H_0，拒绝 H_1，即认为该批药品的次品率没有超标。

（二）大样本情形两个总体率的比较检验

设有两个相互独立的样本，其样本率分别为 $p_1 = \dfrac{m_1}{n_1}$ 和 $p_2 = \dfrac{m_2}{n_2}$，且分别来自总体率为 P_1 和 P_2 的两个总体，试检验两个总体率的差异是否有显著性。此时应检验假设

$$H_0: P_1 = P_2; \ H_1: P_1 \neq P_2（双侧检验）$$

对大样本情形$(n_1 \geqslant 50, n_2 \geqslant 50)$,由抽样分布理论可知

$$Z \approx \frac{(p_1 - p_2) - (P_1 - P_2)}{\sqrt{\dfrac{P_1(1-P_1)}{n_1} + \dfrac{P_2(1-P_2)}{n_2}}} \sim N(0,1)$$

在原假设 $H_0 : P_1 = P_2$ 成立的条件下,设 $P_1 = P_2 = P$,则有

$$Z \approx \frac{p_1 - p_2}{\sqrt{P(1-P)\left(\dfrac{1}{n_1} + \dfrac{1}{n_2}\right)}}$$

由于总体率 P 一般是未知的,因此取两个样本率 p_1 和 p_2 的加权均值作为其估计值,以 p 表示

$$P \approx p = \frac{n_1 p_1 + n_2 p_2}{n_1 + n_2} = \frac{m_1 + m_2}{n_1 + n_2}$$

从而

$$Z \approx \frac{p_1 - p_2}{\sqrt{p(1-p)\left(\dfrac{1}{n_1} + \dfrac{1}{n_2}\right)}}$$

由此即可进行相应的 Z 检验。

检验方法列于表 5-12 中。

表 5-12　两个总体率比较的 z 检验(大样本)

检验假设			统计量	临界值	拒绝域
双侧	$H_0 : P_1 = P_2$	$H_1 : P_1 \neq P_2$	$Z \approx \dfrac{p_1 - p_2}{\sqrt{p(1-p)\left(\dfrac{1}{n_1} + \dfrac{1}{n_2}\right)}}$	$Z_{\alpha/2}$	$\lvert z \rvert > Z_{\alpha/2}$
单侧		$H_1 : P_1 > P_2$ (或 $H_1 : P_1 < P_2$)	$p = \dfrac{m_1 + m_2}{n_1 + n_2}$	Z_α (或 $-Z_\alpha$)	$z > Z_\alpha$ (或 $z < -Z_\alpha$)

例 5-13　某医院用内科疗法治疗一般类型胃溃疡病患者 80 例,治愈 63 例;治疗特殊类型胃溃疡病患者 99 例,治愈 31 例。试问:内科疗法对两种类型胃溃疡病治愈率有无极显著差异?$(\alpha = 0.01)$

解:由题意,应用两总体率比较的大样本 z 检验法。应检验

$$H_0 : P_1 = P_2 ; H_1 : P_1 \neq P_2 （双侧检验）$$

由题意知 $n_1 = 80, p_1 = \dfrac{63}{80} = 0.787\,5, n_2 = 99, p_2 = \dfrac{31}{99} \approx 0.313\,1$。

$$p = \frac{n_1 p_1 + n_2 p_2}{n_1 + n_2} = \frac{63 + 31}{80 + 99} \approx 0.525\,1$$

$$z \approx \frac{p_1 - p_2}{\sqrt{p(1-p)\left(\dfrac{1}{n_1} + \dfrac{1}{n_2}\right)}} = \frac{0.787\,5 - 0.313\,1}{\sqrt{0.525\,1(1 - 0.525\,1)\left(\dfrac{1}{80} + \dfrac{1}{99}\right)}} \approx 6.319$$

对于给定的 $\alpha = 0.01$,查正态分布表(见附表 4)得临界值 $Z_{\alpha/2} = Z_{0.01/2} = 2.576$。

因 $\lvert z \rvert \approx 6.319 > Z_{0.01/2} = 2.576$,则 $P < 0.01$,故拒绝 H_0,接受 H_1,即认为内科疗法对两种类型胃溃疡病治愈率有极显著差异。

(三)小样本情形单个总体率的检验

统计研究的理论表明:无论是在大样本情形还是小样本情形,将样本率 p 经反正弦变换转化成

$\varphi = 2\arcsin\sqrt{p}$ 后,φ 近似服从正态分布 $N(\varPhi, 1/n)$,其中 $\varPhi = 2\arcsin\sqrt{P}$。因而可以用 z 检验法来判别总体率差异的显著性。

根据样本资料来检验总体率 P 与已知定值 P_0 的差异是否显著,即应检验

$$H_0 : P = P_0 ; H_1 : P \neq P_0 (双侧检验)$$

将样本率 p 与已知定值 P_0 通过查附表 10 分别转化成 φ 与 $\varPhi_0$:

$$\varphi = 2\arcsin\sqrt{p} , \varPhi_0 = 2\arcsin\sqrt{P_0}$$

则 φ 近似服从正态分布 $N(\varPhi, 1/n)$,其中 $\varPhi = 2\arcsin\sqrt{P}$。故可得:

$$Z \approx \frac{\varphi - \varPhi}{\sqrt{1/n}} \sim N(0,1)(近似)$$

在原假设 $H_0 : P = P_0$ 成立时,即 $\varPhi = \varPhi_0$ 成立时,得检验统计量

$$Z \approx \frac{\varphi - \varPhi_0}{\sqrt{1/n}} = (\varphi - \varPhi_0)\sqrt{n} \sim N(0,1)$$

由此,即可用 z 检验法进行检验。

（四）小样本情形两个总体率的比较检验

设有两个相互独立的样本,其样本率分别为 $p_1 = \dfrac{m_1}{n_1}$ 和 $p_2 = \dfrac{m_2}{n_2}$,且分别来自总体率为 P_1 和 P_2 的两个总体,试检验两个总体率的差异是否有显著性,即应检验假设

$$H_0 : P_1 = P_2 ; H_1 : P_1 \neq P_2 (双侧检验)$$

此时,若样本量较小(n_1、n_2 中至少有一个小于 50),则先将样本率 $p_1 = \dfrac{m_1}{n_1}$ 和 $p_2 = \dfrac{m_2}{n_2}$ 分别经反正弦变换转化为:

$$\varphi_1 = 2\arcsin\sqrt{p_1} , \varphi_2 = 2\arcsin\sqrt{p_2}$$

再由 $\varphi_1 \sim N(\varPhi_1, 1/n_1)$,$\varphi_2 \sim N(\varPhi_2, 1/n_2)$,其中

$$\varPhi_1 = 2\arcsin\sqrt{P_1} , \varPhi_2 = 2\arcsin\sqrt{P_2}$$

可得

$$\varphi_1 - \varphi_2 \sim N\left(\varPhi_1 - \varPhi_2, \frac{1}{n_1} + \frac{1}{n_2}\right)$$

于是

$$Z \approx \frac{(\varphi_1 - \varphi_2) - (\varPhi_1 - \varPhi_2)}{\sqrt{\dfrac{1}{n_1} + \dfrac{1}{n_2}}} \sim N(0,1)$$

在原假设 $P_1 = P_2$ 成立,即 $\varPhi_1 = \varPhi_2$ 成立时,得检验统计量

$$Z \approx \frac{(\varphi_1 - \varphi_2)}{\sqrt{\dfrac{1}{n_1} + \dfrac{1}{n_2}}} = (\varphi_1 - \varphi_2)\sqrt{\frac{n_1 n_2}{n_1 + n_2}} \sim N(0,1)$$

由此,即可用 z 检验法的步骤进行检验。

例 5-14 某医师用甲、乙两法治疗动脉硬化病人共 46 例,其中甲法治疗 26 例,有效 19 例,有效率为 73.1%;乙法治疗 20 例,有效 6 例,有效率为 30.0%。试问:甲法的疗效是否显著高于乙法?($\alpha = 0.01$)

解:依题意,应检验

$$H_0:P_1=P_2;H_1:P_1>P_2(单侧检验)$$

将 $p_1=73.1\%$ 和 $p_2=30.0\%$,利用附表 10 转化为 φ_1 和 φ_2 得

$$\varphi_1=2.051,\varphi_2=1.159$$

则

$$z\approx(\varphi_1-\varphi_2)\sqrt{\frac{n_1 n_2}{n_1+n_2}}=(2.051-1.159)\sqrt{\frac{26\times 20}{26+20}}\approx 3.00$$

对于给定的 $\alpha=0.01$,查正态分布表(见附表 4),得到临界值 $Z_\alpha=Z_{0.01}=2.326$。

因 $z\approx 3.00>Z_{0.01}=2.326$,则 $P<0.01$,故拒绝 H_0,接受 H_1,即认为甲法的疗效显著高于乙法。

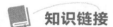 **知识链接**

埃贡·皮尔逊与假设检验理论

埃贡·皮尔逊(Egon Sharpe Pearson,1895—1980)是卡尔·皮尔逊之子,毕业于英国剑桥大学。早期他进入伦敦大学,1933 年其父亲卡尔·皮尔逊辞去统计系主任和《生物统计学》杂志主编之后继任其职位。在此期间,他发表了 133 篇统计学论文,最重要的是,他与 J. 奈曼一起作为现代假设检验理论的创立者而载入 20 世纪统计学发展的史册。

罗纳德·艾尔默·费希尔认为假设检验是一种可以对某一总体参数形成一种判断的程序;而 Neyman-Pearson 认为假设检验是一种方法,利用这一方法可以在两种可能中做出明确选择,而同时又要控制错误发生的概率,并提出了两个对立假设:H_0 和 H_1。此外,Neyman-Pearson 引入正式的接受/拒绝原则,也引入两类错误的概念,以及假设检验势的概念,并注意到观测数据的成本(取决于样本量)是如何与犯第一类错误或者犯第二类错误所带来的成本之间进行转换的。

综合练习五

一、填空题

1. 从正态总体 $N(\mu,\sigma^2)$(μ,σ^2 未知)中随机抽取容量为 n 的一个样本,其样本均值和标准差分别为 X、S,现要检验假设 $H_0:\mu=2.5,H_1:\mu>2.5$,则应该用 _____ 检验法,检验统计量为 _____;如取 $\alpha=0.05$,则临界值为 _____,拒绝域为 _____。

2. 用 P 值法进行假设检验时,若 $P<\alpha$,则结论应当是 _____ H_0。

3. 假设检验中,要同时减少犯两类错误的概率 α 与 β,只有增加 _____。

二、选择题

1. 在假设检验的问题中,显著性水平 α 的意义是 ( )

A. 原假设 H_0 成立,经检验不能拒绝的概率

B. 原假设 H_0 成立,经检验被拒绝的概率

C. 原假设 H_0 不成立,经检验不能拒绝的概率

D. 原假设 H_0 不成立,经检验被拒绝的概率

2. 下列关于假设检验的有关结论哪项是正确的 （　）

A. 检验中显著性水平 α 是犯"以真为假"的错误（即第一类错误）的概率

B. 进行假设检验时,选取的检验统计量不能包含总体分布中的任何参数

C. 用 z 检验法进行两个总体均值的比较检验时,要求方差相等

D. 统计软件做假设检验时一般给出 P 值,若 $P > \alpha$,则在显著性水平 α 下拒绝 H_0。

3. 对大样本情形,总体率 P 的假设检验 $H_0:P = P_0$（已知值）的检验法是 （　）

A. z 检验法   B. t 检验法

C. F 检验法   D. 查表法

4. 在假设检验中,用 α 和 β 分别表示犯第一类错误和犯第二类错误的概率,则当样本容量一定时,下列说法正确的是 （　）

A. 减小 α 时,β 往往减小   B. 增大 α 时,β 往往增大

C. 减小 α 时,β 往往增大   D. 无法确定

三、计算题

1. 已知某药品服从标准差 $\sigma = 0.8$ 的正态分布 $N(\mu, \sigma^2)$,现抽取一个样本容量为 9 的样本,其样本均值 $\overline{x} = 2$,试检验 $H_0:\mu = 3$ 是否成立。（$\alpha = 0.01$）

2. 某公司生产某种灯管,该公司的经理称,他们产品的平均使用寿命为 3 年。为检验他的说法,随机抽取 5 个灯管,测得灯管寿命数据如下（单位:年）:

$$1.3 \quad 4.1 \quad 4.8 \quad 3.4 \quad 2.9$$

已知灯管的使用寿命服从正态分布,试检验他的说法是否正确。（$\alpha = 0.05$）

3. 某医院试验中药青兰在改变兔脑血流图方面的作用,对 5 只兔子分别测得用药前后的数据如下表所示:

兔号	1	2	3	4	5
给药前	4	2	5	6	5
给药后	4.5	3	6	8	5.5

假定兔脑血流图数据服从正态分布,试判断青兰有无显著改变兔脑血流图的作用。（$\alpha = 0.05$）

4. 设有两种玉米的甲、乙两块农业试验区,各分为 10 个小区,各小区的面积相同,除甲区施磷肥外,其他试验条件均相同,试验结果玉米产量（kg）如下:

甲区	62	57	65	60	63	58	57	60	60	58
乙区	56	59	56	57	58	57	60	55	57	55

设两区玉米产量均服从正态分布,且方差相同,试判别磷肥对玉米产量有无显著影响。（$\alpha = 0.05$）

5. 某制药厂利用两条自动化流水线装药品,现分别从两条流水线上抽取两组样本:$x_1, x_2, \cdots, x_{12}$ 及 $y_1,$ $y_2, \cdots, y_{17}$,并算出 $\overline{x} = 10.6$（g）,$\overline{y} = 9.55$（g）,$S_x^2 = 2.4$,$S_y^2 = 4.7$。假设这两条流水线上装的药品质量都服从正态分布,且相互独立,其总体均值分别为 μ_x、μ_y,试检验 μ_x 与 μ_y 是否有显著差异。（$\alpha = 0.05$）

6. 有人研究一种减少室性早搏的药物,为 10 名患者静脉注射 2 mg/kg 的剂量后一定时间内每分钟室性早搏次数减少值分别为:

$$0 \quad 7 \quad -2 \quad 14 \quad 15 \quad 14 \quad 6 \quad 16 \quad 19 \quad 26$$

假定该早搏次数减少值服从正态分布,试判断药物是否确实有效。（$\alpha = 0.05$）

7. 某剂型药物在正常生产过程中,含碳量服从正态分布 $N(1.408, 0.048)$,今从某班产品中任取 5 件,测量其含碳量（%）分别为:

$$1.32 \quad 1.55 \quad 1.36 \quad 1.40 \quad 1.44$$

据分析其平均含量符合规定的要求,问含量的波动是否正常?（$\alpha = 0.02$）

8. 某厂有一批产品,需检验合格才能出厂,按国家标准,次品率不得超过 3%,今在其中任意抽取 100 件,发现有 10 件是次品,试问这批产品能否出厂?($\alpha = 0.10$)

四、上机实训题

1. 某油田在正常情况下日产量(t)服从正态分布 $N(120, 2^2)$,今连续 8 天测得 8 天产量如下:

$$117 \quad 122 \quad 108 \quad 98 \quad 129 \quad 119 \quad 120 \quad 103$$

试利用 SPSS 软件检验其平均日产量是否与 120(t)有显著差异。($\alpha = 0.05$)

2. 某医院用新药与常规药物治疗婴幼儿贫血,将 20 名贫血患儿随机等分成两组,分别接受两种药物治疗,测得血红蛋白增加量如下表所示。

	血红蛋白增加量/(g · L^{-1})									
新药组	24	36	25	14	26	34	23	20	15	19
常规药组	14	18	20	15	22	24	21	25	27	23

假设血红蛋白增加量服从正态分布,试利用 SPSS 软件检验新药与常规药的疗效有无显著差别。($\alpha = 0.05$)

3. 试用 SPSS 软件对计算题第 3 题进行检验。

第六章 非参数假设检验

第五章讨论了在总体分布为正态分布或总体分布类型已知的前提下对参数如总体均值等进行的检验,即参数检验方法。但在实际应用中,许多样本数据并不满足总体服从正态分布的条件或总体分布是未知的,这就需要利用那些推断假设不依赖于总体分布或与总体的参数无关的假设检验方法即**非参数检验**(nonparametric test)法来进行检验。

非参数检验由于不需要已知总体分布的类型,因此应用较为广泛。它既可检验样本是否来自某种已知分布的总体,又可检验两种属性分类变量之间是否相互独立,还可检验那些非准确测定的以等级轻重、次第先后等形式给出的数据资料问题。非参数检验方法的不足在于不能充分利用样本信息,如果用于那些适用参数检验的问题,则会降低检验效能,故非参数检验方法主要用于不满足参数检验条件的问题。

本章主要介绍检验两种属性分类变量之间是否相互独立的列联表检验,样本是否来自不同未知分布总体的比较的秩和检验等非参数检验方法。

第一节 列联表检验

在实际工作中,常需将试验数据按不同属性进行分类,并要考察这些分类属性是否相互独立或其分类构成是否一致。

列联表(contingency table 或 cross table)是用于多重分类的一种频数分布表,是分析属性数据的常用表格形式。它将每个观测对象按行和列两方面的属性分类,行和列的属性又分为 R 和 C 种分类,从而其表中数据有 R 行 C 列,故常称为 $R \times C$ 列联表,简称 $R \times C$ 表。其最简单形式是 2×2 表,又称**四格表**(fourfold table)。利用列联表,可对实际频数与理论频数的一致性做 χ^2 检验,这称为**列联表 χ^2 检验**(contingency table chi-square test),它包括两个分类属性变量的独立性检验和多组总体率的比较检验等。

一、独立性的列联表检验

(一)$R \times C$ 列联表的 χ^2 独立性检验

利用列联表来进行两个分类属性变量的独立性 χ^2 检验,其原理是考察实际频数与理论频数的偏差来进行 χ^2 检验。

设列联表的行、列属性变量分别为 X 和 Y,其中 X 分成 R 类:$X_1, X_2, \cdots, X_R$;Y 分成 C 类:Y_1,$Y_2, \cdots, Y_C$,则 $R \times C$ 列联表的一般形式如表 $6-1$ 所示。

表 $6-1$ $\quad R \times C$ 列联表

	Y_1	Y_2	$\cdots$	Y_C	行和 $O_{i.}$
X_1	O_{11}	O_{12}	$\cdots$	O_{1C}	$O_{1.}$
X_2	O_{21}	O_{22}	$\cdots$	O_{2C}	$O_{2.}$
$\vdots$	$\vdots$	$\vdots$	$\vdots$	$\vdots$	$\vdots$
X_R	O_{R1}	O_{R2}	$\cdots$	O_{RC}	$O_{R.}$
列和 $O_{.j}$	$O_{.1}$	$O_{.2}$	$\cdots$	$O_{.C}$	n

$R \times C$ 列联表中共有 R 行 C 列数据，其中 O_{ij} 表示样本值中 (X_i, Y_j) 出现的实际频数，$O_{i\cdot} = \sum_{j=1}^{C} O_{ij}$ 是第 i 行的行和，$O_{\cdot j} = \sum_{i=1}^{R} O_{ij}$ 是第 j 列的列和，$n = \sum_{j=1}^{C} \sum_{i=1}^{R} O_{ij}$ 是总和。

为检验两个分类属性变量 X 与 Y 的独立性，应检验假设

$$H_0 : X \text{ 与 } Y \text{ 相互独立}; \quad H_1 : X \text{ 与 } Y \text{ 不独立（有关联）}$$

在 H_0 成立时，列联表各单元格的理论频数为

$$E_{ij} = np_{ij} = n\hat{p}_{i\cdot} \cdot \hat{p}_{\cdot j} = n \cdot \frac{O_{i\cdot}}{n} \times \frac{O_{\cdot j}}{n} = \frac{O_{i\cdot} \times O_{\cdot j}}{n}, \quad i = 1, 2, \cdots, R; j = 1, 2, \cdots, C.$$

χ^2 检验法的基本思想是：将总体 X 的取值区域分为 k 个互不相容的组，再将样本观测值落在各组的实际频数 O_{ij} 与 H_0 成立时对应的理论频数 E_{ij} 进行比较，由此构造检验统计量来衡量样本观测值与 H_0 成立时的分布的拟合程度，从而检验 H_0 是否成立。其主要理论依据是由皮尔逊提出的下列定理。

定理 6-1（皮尔逊 χ^2 定理） 当 H_0 成立，n 充分大时，统计量

$$\chi^2 = \sum_{j=1}^{C} \sum_{i=1}^{R} \frac{(O_{ij} - E_{ij})^2}{E_{ij}} \sim \chi^2(df)（\text{渐近}）$$

式中：O_{ij} 为实际频数；E_{ij} 为理论频数；$df = (R-1)(C-1)$。

列联表的 χ^2 拟合优度检验法的检验步骤为：

（1）建立检验原假设 $H_0 : X$ 与 Y 相互独立。

（2）根据样本观测值或者列联表数据，计算实际频数 O_{ij} 与理论频数 E_{ij}。

（3）求出皮尔逊 χ^2 统计量的值：$\chi^2 = \sum_{j=1}^{C} \sum_{i=1}^{R} \frac{(O_{ij} - E_{ij})^2}{E_{ij}}$，由统计软件还可得到对应的概率 P 值。

（4）由显著性水平 α 和 $df = (R-1)(C-1)$ 查 χ^2 分布表，得单侧临界值 $\chi_\alpha^2(df)$。

（5）统计推断（单侧检验）：若 $\chi^2 > \chi_\alpha^2(df)$ 或 $P < \alpha$，则拒绝 H_0，认为 X 与 Y 不独立，有关联；否则，接受 H_0，即可认为 X 与 Y 相互独立。

实际应用时应注意以下事项：（1）样本容量 n 需足够大，一般要求 $n \geqslant 50$；（2）检验时要求各单元格的理论频数 $E_{ij} \geqslant 5$。当遇到一个或几个单元格理论频数小于 5 时，需通过并组使其符合 $E_{ij} \geqslant 5$ 的要求。

下面我们考虑由列联表的 χ^2 检验法来进行例 6-1 问题的求解。

例 6-1 某药厂为了探讨根据药物的外观状况判断药物内在质量的可能性，随机抽取若干同类药品，在相同条件下放置 6 个月，分别检验其内在质量 X 与外观状况 Y，得到的检验数据见表 6-2，试分析药物的内在质量 X 与外观状况 Y 这两种属性之间是否独立。（$\alpha = 0.01$）

表 6-2 例 6-1 中药物的检验结果

内在质量 X	外观状况 Y			合计
	好	中	差	
好	35	15	5	55
中	8	19	7	34
差	4	4	16	24
合计	47	38	28	113

解:应检验 H_0:药物的属性 X 与 Y 相互独立;H_1:药物的属性 X 与 Y 有关联。在 H_0 成立时,由 χ^2 独立性检验公式计算理论频数

$$E_{11} = \frac{47 \times 55}{113} \approx 22.9, E_{12} \approx \frac{38 \times 55}{113} \approx 18.5, E_{13} \approx \frac{28 \times 55}{113} \approx 13.6$$

$$E_{21} \approx 14.1, E_{22} \approx 11.4, E_{23} \approx 8.4, E_{31} \approx 10.0, E_{32} \approx 8.1, E_{33} \approx 5.9$$

则检验统计量

$$\chi^2 = \sum_{j=1}^{C} \sum_{i=1}^{R} \frac{(O_{ij} - E_{ij})^2}{E_{ij}} = \frac{(35 - 22.9)^2}{22.9} + \cdots + \frac{(16 - 5.9)^2}{5.9} \approx 43.097$$

对 $\alpha = 0.01$ 及 $df = (3-1)(3-1) = 4$,查 χ^2 临界值表(见附表5)得 $\chi^2_{0.01}(4) = 13.277$。

因 $\chi^2 \approx 43.097 > \chi^2_{0.01}(4) = 13.277$,则 $P < 0.01$,故拒绝 H_0,接受 H_1,即认为两种药物的属性不独立,有关联。故从药物的外观状况判断药物内在质量的可能性是存在的。

【SPSS 软件应用】 在 SPSS 中,列联表检验包括独立性检验和总体率比较检验,均可通过菜单【分析】→【描述统计】→【交叉表】的途径来实现,步骤均完全类似。

首先建立 SPSS 数据集<药物外观与内在质量>,包括两个属性变量:外观状况、内在质量,用数值"1、2、3"分别表示"好、中、差",为定序变量;一个频数变量:药品个数,为数值变量,如图 6-1 所示。

其次在 SPSS 中,打开该数据集,选择菜单【数据】→【加权个案】,在对话框【加权个案】中,选定:⊙加权个案:药品个数→频率变量(F),点击 确定,即可将变量"药品个数"设定为频数变量。

再选择菜单【分析】→【描述统计】→【交叉表】,在对话框【交叉表】(图 6-2)中选定:

	外观状况	内在质量	药品个数
1	1	1	35.00
2	2	1	15.00
3	3	1	5.00
4	1	2	8.00
5	2	2	19.00
6	3	2	7.00
7	1	3	4.00
8	2	3	4.00
9	3	3	16.00

图 6-1　数据集<药物外观与内在质量>

内在质量→行(S);外观状况→列(C)

再点击选项【统计量】,在对话框【交叉表:统计量】(图 6-3)中选定:☑卡方(H),点击 继续。

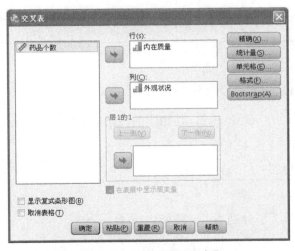

图 6-2　对话框【交叉表】

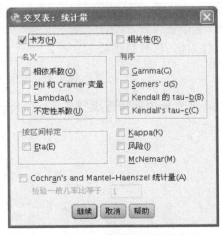

图 6-3　对话框【交叉表:统计量】

最后点击 确定,即可得如图 6-4 所示的列联表检验的 SPSS 主要输出结果。

内在质量 * 外观状况交叉制表

计数

		外观状况			合计
		好	中	差	
内在质量	好	35	15	5	55
	中	8	19	7	34
	差	4	4	16	24
		47	38	28	113

卡方检验

	值	df	渐进 Sig.（双侧）
Pearson 卡方	43.097[a]	4	.000
似然比	39.786	4	.000
线性和线性组合	29.944	1	.000
有效例中的 N	113		

0 单元格(.0%)的期望计数少于 5。
最小期望计数为 5.95。

图 6 - 4　卡方检验的 SPSS 主要输出结果

上述图 6 - 4 中的 SPSS 主要输出结果给出了"内在质量"与"外观状况"这两个属性变量的交叉列联表、独立性检验的"卡方检验"表。由卡方检验表知,其独立性检验统计量的值即"Pearson 卡方"$=43.097$,卡方检验的概率 P 值(渐进 Sig.(双侧))为 $P=0.000<0.01$,故对显著性水平 $\alpha=0.01$,拒绝 H_0,即认为"外观状况"与"内在质量"这两个属性不独立,有关联。

在进行 $R\times C$ 列联表的 χ^2 独立性检验时应注意,在 $R\times C$ 列联表中,如果有 1/5 以上的理论频数小于 5,或有任何一个单元格的理论频数小于 1,那么就应该将理论频数小于 5 的单元格与邻组合并以增大理论频数。但应注意合并组的合理性,如是按量分组的资料(年龄分组),则可以合并;但按性质分组的资料(如不同类型的血型),则不能合并,此时只能增加观察对象例数再进行统计分析。

（二）2×2 列联表的 χ^2 独立性检验

统计中用得最多的一种列联表是 2×2 列联表,常被称为**四格表**(fourfold table),其一般形式如表 6 - 3 所示。

表 6 - 3　2×2 列联表(四格表)

	Y_1	Y_2	行和
X_1	a	b	$a+b$
X_2	c	d	$c+d$
列和	$a+c$	$b+d$	$n=a+b+c+d$

对四格表,其自由度

$$df=(R-1)(C-1)=(2-1)(2-1)=1$$

此时宜采用**耶特连续性校正**(Yate correction for continuity),其相应的四格表 χ^2 检验校正的基本公式为

$$\chi^2=\sum_{j=1}^{2}\sum_{i=1}^{2}\frac{(|O_{ij}-E_{ij}|-0.5)^2}{E_{ij}}$$

式中:$O_{11}=a$,$O_{12}=b$,$O_{21}=c$,$O_{22}=d$;理论频数 E_{ij} 分别为

$$E_{11}=\frac{(a+b)(a+c)}{n},E_{12}=\frac{(a+b)(b+d)}{n},E_{21}=\frac{(c+d)(a+c)}{n},E_{22}=\frac{(c+d)(b+d)}{n}$$

代入 χ^2 公式,整理后得四格表的 χ^2 检验简化公式如下:

$$\chi^2 = \frac{n(|ad-bc|-0.5n)^2}{(a+b)(c+d)(a+c)(b+d)}$$

而用上述简化公式计算四格表的 χ^2 统计量显然更方便。

例 6-2　对某校随机抽取大学生 1 000 人进行是否色盲的调查,按性别和是否色盲进行分类,得 2×2 列联表数据如表 6-4 所示。

表 6-4　某校大学生色盲调查数据

色盲	男性/人	女性/人
非	442	514
是	38	6

试检验该校学生色盲的发生率是否与性别有关。($\alpha=0.05$)

解: 应检验

$$H_0:色盲与性别没有关联;H_1:色盲与性别有关联$$

对该四格表,用 χ^2 检验简化公式,得其检验统计量为

$$\chi^2 = \frac{n(|ad-bc|-0.5n)^2}{(a+b)(c+d)(a+c)(b+d)} \frac{1\,000(|442\times6-514\times38|-0.5\times1\,000)^2}{956\times44\times480\times520} \approx 25.55$$

对 $\alpha=0.05$ 及 $df=(2-1)\times(2-1)=1$,查 χ^2 临界值表(见附表 5)得 $\chi^2_{0.05}(1)=3.841$。

因 $\chi^2=25.55 > \chi^2_{0.05}(1)=3.841$,则 $P<0.05$,故拒绝 H_0,接受 H_1,即认为该校学生色盲的发生率与性别有关。

二、总体率比较的列联表检验

在实际应用中,我们还经常遇到有关多个(包括两个)总体率比较的列联表检验问题。

例 6-3　将 116 例患者随机分为两组:一组 70 例接受实验药物治疗(实验组);另一组 46 例接受对照治疗(对照组),治疗结果见表 6-5。试问:两种疗法的不良事件率有无显著差异?($\alpha=0.05$)

表 6-5　药物治疗对照试验中不良事件发生结果

治疗方法	不良事件结果		合计	不良事件率/%
	发生	未发生		
实验组	4(7.2)	66(62.8)	70	5.7
对照组	8(4.8)	38(41.2)	46	17.4
合计	12	104	116	10.3

注:括弧内为理论频数。

本例也是以列联表形式表示的数据,但与前面独立性检验时仅从同一个总体中随机抽样不同,本例是从两个总体中进行抽样,应检验两个总体的总体率(不良事件率)有无差异。

虽然多组(包括两组)分类资料总体率的比较检验与交叉分类资料的独立性检验的意义不同,但是由列联表数据进行多个总体率比较检验时仍利用相同的拟合优度检验方法,与前面列联表的 χ^2 独立性检验的计算步骤一样,都可归结为用同样的公式来进行皮尔逊 χ^2 检验。即对应于 $R\times C$ 列联表数据,多个总体率比较的检验公式仍然为

$$\chi^2 = \sum_{j=1}^{C}\sum_{i=1}^{R}\frac{(O_{ij}-E_{ij})^2}{E_{ij}} \sim \chi^2((R-1)(C-1))(渐近)$$

对应于 2×2 列联表即四格表数据，两个总体率比较的 χ^2 检验简化公式仍然为

$$\chi^2=\frac{n(ad-bc)^2}{(a+b)(c+d)(a+c)(b+d)}\sim\chi^2(1)$$

或四格表的 χ^2 检验校正简化公式($n>40$ 且至少有一单元格的理论频数 $E_{ij}<5$ 时采用)

$$\chi^2=\frac{n(|ad-bc|-0.5n)^2}{(a+b)(c+d)(a+c)(b+d)}$$

下面对例 6-3 的两个总体率比较检验的四格表问题用列联表的 χ^2 检验公式来求解。

解:应检验假设

H_0:两种疗法的不良事件发生率相等，即 $p_1=p_2=p$;

H_1:两种疗法的不良事件发生率不相等，即 $p_1\neq p_2$

因为 $df=1$ 且理论频数 $E_{21}=4.8<5$，所以应用四格表的 χ^2 检验校正简化公式来计算检验统计量：

$$\chi^2=\frac{n(|ad-bc|-0.5n)^2}{(a+b)(c+d)(a+c)(b+d)}=\frac{116\times(|4\times38-66\times8|-0.5\times116)^2}{70\times46\times12\times104}\approx2.919$$

对 $\alpha=0.05, df=1$，查 χ^2 临界值表(见附表 5)，得 $\chi^2_{0.05}(1)=3.841$。

因 $\chi^2\approx2.919<\chi^2_{0.05}(1)=3.841$，则 $P>0.05$，故接受 H_0，即认为两种疗法的不良事件率无显著差异。

【SPSS 软件应用】 在 SPSS 中，列联表检验包括独立性检验和总体率比较检验，均可通过菜单【分析】→【描述统计】→【交叉表】的途径来实现。

	治疗方法	不良事件结果	人数
1	实验组	发生	4.00
2	实验组	不发生	66.00
3	对照组	发生	8.00
4	对照组	不发生	38.00

图 6-5 数据集<对照治疗的不良事件率>

首先建立 SPSS 数据集<对照治疗的不良事件率>，共包括三个变量："治疗方法"和"不良事件结果"为定类变量，其中"治疗方法"变量的取值为 1(实验组)和 2(对照组)，"不良事件结果"变量的取值为 0(不发生)和 1(发生)；一个频数变量："人数"为相应的患者人数，为数值变量，如图 6-5 所示。

其次在 SPSS 中，打开该数据集，选择菜单【数据】→【加权个案】，在对话框【加权个案】中选定：⊙加权个案：人数→频率变量(F)，点击 确定 ，即可将变量"人数"设定为频数变量。

选择菜单【分析】→【描述统计】→【交叉表】，在对话框【交叉表】中选定：

治疗方法→行(S)；不良事件结果→列(C)

点击选项【统计量】，在对话框【交叉表：统计量】中选定：☑卡方(H)，点击 继续 。最后点击 确定 ，即可得如图 6-6 所示的卡方检验的 SPSS 主要输出结果。

治疗方法 * 不良事件结果交叉表

计数

		不良事件结果		总计
		不发生	发生	
治疗方法	实验组	66	4	70
	对照组	38	8	46
总计		104	12	116

卡方检验

	值	自由度	渐进显著性（双向）	精确显著性（双向）	精确显著性（单向）
Pearson 卡方	4.081[a]	1	.043		
连续校正[b]	2.919	1	.088		
似然比（L）	3.990	1	.046		
Fisher 精确检验				.061	.045
线性关联	4.046	1	.044		
有效个案数	116				

a. 1 个单元格（25.0%）具有的预期计数少于 5，最小预期计数为 4.76。
b. 仅为 2×2 表格计算。

图 6-6　例 6-3 的卡方检验主要输出结果

上述图 6-6 中的 SPSS 主要输出结果，给出了"治疗方法"与"不良事件结果"的交叉列联表和"卡方检验"表。对本例的四格表卡方检验问题，"卡方检验"表同时给出了四格表的 Pearson 卡方、连续校正、Fisher 精确检验的结果供不同情形的检验选用，如表 6-6 所示。

表 6-6　四格表数据不同情形时适用的检验统计量

样本数 n	单元格理论频数 E_{ij}	适用的检验统计量
大样本（$n \geqslant 40$）	所有的 $E_{ij} \geqslant 5$	Pearson 卡方检验值（Pearson Chi-Square）*
	若有 $1 \leqslant E_{ij} < 5$	连续校正卡方检验值（Continuity Correction）
	若有 $E_{ij} < 1$	Fisher's 精确检验的值（Fisher's Exact Test）
小样本（$n < 40$）	所有情形	Fisher's 精确检验的值（Fisher's Exact Test）

* 若所得概率 P 值小于且接近检验水平（显著性水平），则改用 Fisher's 精确检验的值。

根据表下注解"a. 1 个单元格（25.0%）具有的预期计数（理论频数）少于 5，最小预期计数（理论频数）为 4.76"可知，本例应该选用"连续校正"检验结果。由"卡方检验"表，连续校正统计量的值（"连续校正值"）$\chi^2 = 2.919$，对应的检验概率 P 值"渐近显著性（双向）"$= 0.088$。因为 $P = 0.088 > \alpha = 0.05$，所以接受 H_0，即认为这两种疗法的不良事件率无显著差异。

第二节　秩和检验

一、两配对样本比较的秩和检验

对于总体分布类型未知或者总体分布已知但不符合参数检验要求的问题，需用非参数检验法进行统计分析。此时它不比较参数，而是比较分布的位置，一般利用"符号"或"秩（或等级）"来代替数据本身进行分析，诸如**秩和检验**（rank sum test）、**中位数检验**（median test）等非参数检验法，种类较多。本节主要介绍理论上较为完善的几种秩和检验方法。

秩和检验在非参数检验法中效能较高，又比较系统完整。所谓**秩**（rank），就是将数据按从小到大进行排序，给出 1，2，3，…序号或等级的一种编码。

秩和检验主要适用于定序数据（等级数据）或不符合参数检验的数值数据资料。两个或多个定序数据资料的比较，如药物疗效分为治愈、显效、有效、无效；针麻效果分为Ⅰ、Ⅱ、Ⅲ、Ⅳ级；等等。用秩和检验能进一步说明对比各组疗效的优劣及针麻效果的好坏等。

秩和检验主要步骤是:建立假设、编秩、求出秩和、计算检验统计量、查表确定 P 值、统计判断得出是否拒绝 H_0 的结论。

医药研究中常会遇到利用配对设计所得的成对数据来检验两个连续型总体的差异性,而对总体的分布类型没有限定。对此,威尔科克森(Wilcoxon)提出了一种配对数据资料的符号秩和检验,又称 **Wilcoxon 符号秩检验**(Wilcoxon signed rank test),以检验两个配对样本分别代表的总体分布位置有无显著差异。

下面结合实例来介绍配对资料的符号秩和检验方法的具体应用和原理。

例 6-4 为考察某药治疗高脂血症的疗效,对患高脂血症病人进行临床治疗,得到其治疗前后甘油三酯 TG(mmol/L)指标资料,如表 6-7 前 3 列所示。试问:治疗前后病人的 TG 指标有无显著差异?($\alpha = 0.10$)

表 6-7 病人治疗前后 TG 指标

病人编号 (1)	治疗前 x_i (2)	治疗后 y_i (3)	$d_i = x_i - y_i$ (4)	秩次 (5)
1	2.88	2.51	0.37	5
2	2.00	1.83	0.17	4
3	2.34	1.95	0.39	6
4	1.90	1.98	−0.08	−2.5
5	2.20	2.12	0.08	2.5
6	2.68	2.16	0.52	8
7	2.12	2.14	−0.02	−1
8	2.45	2.05	0.40	7
合计	—	—	$T_+ = 32.5$	$T_- = 3.5$

解:(1) 应检验假设:

$$H_0:配对差值的总体中位数为 0;H_1:配对差值的总体中位数不为 0$$

(2) 求差值,编秩次。

首先求出各对数据 (x_i, y_i) 的配对差值 $d_i = x_i - y_i$,见表 6-7 第(4)列;根据差值 d 的绝对值,由小到大编秩次,并给秩次冠以差值的正负符号,见第(5)列。编秩时,对正负号不同而绝对值相等的差值,应取其平均秩次。对差值为 0 的数据对,舍去不计,总的数据对数也要相应减去,减去后记为 n。

(3) 求秩和,计算检验统计量。

对编好的秩次,分别求正、负秩次之和,正秩和记为 T_+,负秩和的绝对值记为 T_-。T_+ 与 T_- 之和应该等于总秩和 $1 + 2 + \cdots + n = \dfrac{n(n+1)}{2} = T_+ + T_-$,以此可验证 T_+ 与 T_- 计算的正确性。再以 T_+ 与 T_- 中绝对值较小者作为统计量,即 $T = \min(T_+, T_-)$。

对本例,由表 6-7 中第(5)列秩次得到秩和 $T_+ = 32.5$,$T_- = 3.5$,而 $T_+ + T_- = 32.5 + 3.5 = 36$,与其总秩和 $n(n+1)/2 = 8(8+1)/2 = 36$ 相等,计算准确无误。再取 T_+ 与 T_- 中较小者为统计量 T 值 $T = \min(T_+, T_-) = T_- = 3.5$。

(4) 统计判断:

当 $n \leqslant 5$ 时,不能得出拒绝 H_0 的结论。

当 $5 < n \leqslant 25$ 时,可查附表 9 的配对符号秩检验用的 T 界值表,确定 P 值。即对确定的 n,找到对应于检验统计量 T 值的界值范围 $T_1 \sim T_2$,若 $T_1 < T < T_2$(不包括端点),则 P 值大于该表上方相应概率水平,就可接受 H_0;若 T 值不在界值范围 $T_1 \sim T_2$ 内,或等于界值 $T_1(T_2)$,则 P 值小于相应的概率值,拒绝 H_0。

当 $n > 25$ 时,可按近似正态分布用 z 检验法,其 Z 检验统计量为:

$$Z = \frac{|T - n(n+1)/4| - 0.5}{\sqrt{n(n+1)(2n+1)/24}}$$

对本例,$n=8$,$\alpha=0.10$(双侧),查 T 界值表(见附表 9)得界值范围 $5 \sim 31$,$T=3.5$ 在界值范围外,所以 $P < 0.10$,按 $\alpha=0.10$ 显著水平拒绝 H_0,可认为治疗前后病人的 TG 指标有显著差异。

【SPSS 软件应用】在 SPSS 中,两配对样本的秩和检验可通过菜单【分析】→【非参数检验】→【旧对话框】→【两个相关样本】的途径来实现。

首先建立对应的 SPSS 数据集＜治疗前后甘油三酯＞,包括两个数值变量:*治疗前 TG*、*治疗后 TG*,如图 6-7 所示。

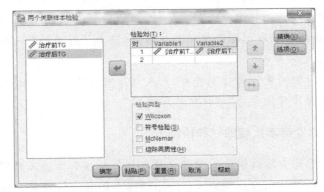

	治疗前 TG	治疗后 TG
1	2.88	2.51
2	2.00	1.83
3	2.34	1.95
4	1.90	1.98
5	2.20	2.12
6	2.68	2.16
7	2.12	2.14
8	2.45	2.05

图 6-7　数据集＜治疗前后甘油三酯＞　　　　**图 6-8　对话框【两个关联样本检验】**

其次在 SPSS 中,打开该数据集,选择菜单【分析】→【非参数检验】→【旧对话框】→【两个相关样本】,在对话框【两个关联样本检验】(图 6-8)中选定:

治疗前 TG→检验对:Variable 1;　　治疗后 TG→检验对:Variable 2

在选项【检验类型】中选定:☑ Wilcoxon(W)。

点击 确定,即可得如图 6-9 所示的配对样本非参数检验的 SPSS 主要输出结果。

Wilcoxon 带符号秩检验

		N	秩均值	秩和
治疗后 TG－治疗前 TG	负秩	6[a]	5.42	32.50
	正秩	2[b]	1.75	3.50
	结	0[c]		
	总数	8		

a. 治疗后 TG < 治疗前 TG
b. 治疗后 TG > 治疗前 TG
c. 治疗后 TG = 治疗前 TG

检验统计量[b]

	治疗后 TG－治疗前 TG
Z	−2.033[a]
渐进显著性(双侧)	.042

a. 基于正秩
b. Wilcoxon 带符号秩检验

图 6-9　配对样本非参数检验的 SPSS 主要输出结果

图 6-9 的 SPSS 主要输出结果首先给出了"Wilcoxon 带符号秩检验"表中治疗前后数据之差对应的正、负秩的秩和与秩均值等,其配对样本的"检验统计量"表给出了配对样本 Wilcoxon 非参数检验的统计量值 $Z=-2.033$,其对应的双侧检验概率 P 值(渐进显著性(双侧))为 0.042。

对显著水平 $\alpha=0.10$,因为 $P=0.042<0.10$,所以拒绝 H_0,接受 H_1,即认为治疗前后病人的 TG 指标有显著差异。

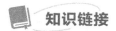 **知识链接**

A. 凯特勒与数理统计学派

A. 凯特勒(Adolphe Quetelet,1796—1874 年),比利时统计学家、数学家、天文学家,数理统计学派的创始人。凯特勒于 1819 年任布鲁塞尔科学协会数学教授,曾师从拉普拉斯、傅里叶等学习概率论。1832 年促成比利时天文台建成后,被任命为台长,从事天文、气象研究,并开始进行人口、犯罪和保险等方面的统计研究,同时创建了"国际统计会议组织"。

凯特勒的一系列开创性工作对统计理论和实践有很大影响。首先,他融汇各家统计思想,将德国的国势学、英国的政治算术与法国、意大利的古典概率论等加以协调改造并融合成为具有近代意义的统计学;其次,他将概率论引入统计学,运用概率论原理,对人口、犯罪、人体测量及天文、气象、地理、动物、植物等领域问题进行了系统研究,提出了著名的"平均人"思想,并对犯罪问题进行了独特的统计研究。

凯特勒的统计著作主要有《论人类》《概率论书简》《社会制度》《社会物理学》等,共计 60 多部,不少统计著作将他誉为"近代统计学之父"。

二、两独立样本比较的秩和检验

对于完全随机设计的两独立样本比较的秩和检验又称**成组比较秩和检验**或 **Mann-Whitney U 检验**(Mann-Whitney U test),它是用两样本观测值的秩来推断两样本分别代表的总体分布位置的差异有无显著性。

下面结合例 6-5 血清治病问题的求解来介绍两总体比较的秩和检验方法的应用和原理。

例 6-5 (血清治病)为研究某种血清是否会抑制白血病,选取 16 只白血病大鼠,随机分为治疗组和对照组,其中治疗组 8 只接受该血清治疗,对照组 8 只不做治疗,观察大鼠存活时间(月),其数据如表 6-8 所示。

表 6-8　血清治疗试验中大鼠存活时间

治疗组/月	3.1	5.3	1.4	4.6	2.8	4.0	3.8	5.5
对照组/月	1.9	0.5	0.9	2.1	1.4	2.1	1.1	0.8

问题:若两个抽样总体的分布未知,试分析这种血清对白血病有无抑制作用。

解:(1)应检验假设:

$$H_0:两总体分布无显著差异;\quad H_1:两总体分布有显著差异$$

(2)编秩次(rank)

将两组样本的全部 16 个数据混合在一起,并由小到大统一排列编秩,其编秩结果如表 6-9 的秩次列所示。编秩时,不同组的相同观测值取原秩次的平均秩次,在同一组内的可不求平均秩次,因为取与不取平均不影响它们的秩和。

表 6-9　两组大鼠的存活时间

治疗组		对照组	
存活时间/月	秩次	存活时间/月	秩次
3.1	11	1.9	7
5.3	15	0.5	1
1.4	5.5	0.9	3
4.6	14	2.1	8
2.8	10	1.4	5.5
4.0	13	2.1	9
3.8	12	1.1	4
5.5	16	0.8	2
$n_1 = 8$	$T_1 = 96.5$	$n_2 = 8$	$T_2 = 39.5$

（3）求秩和,计算检验统计量 T

将各组的秩次相加即得各组的秩和:$T_1 = 96.5, T_2 = 39.5$。两组的秩和合计应该等于总秩和 $N(N+1)/2$,其中 $N = n_1 + n_2$ 为合计例数。

如本例中 $T_1 + T_2 = 96.5 + 39.5 = 136$ 与 $N(N+1)/2 = 16(16+1)/2 = 136$ 相等,表明秩和计算无误。

以样本容量较小(设为 n_1)组的秩和为检验统计量 T。如果两样本容量相同,可任取一组的秩和作为检验统计量 T。本例 $n_1 = n_2 = 8$,故可任选,如将第二组的秩和作为 T,即 $T = 39.5$。

完全随机设计的两样本比较的秩和检验的基本思想是:如果 H_0 成立,则样本容量分别为 n_1 和 n_2 的两个样本来自同一总体(即分布相同的两总体),两样本的平均秩次 T_1/n_1 与 T_2/n_2 应相等或很接近,且都和总体的平均秩次 $(N+1)/2$ 相差很小。容量较小的(设为 n_1)样本的秩和 T,应在 $n_1(N+1)/2$[T 值表的界值范围中心为 $(n_1(N+1)/2)$]的左右变化。若 T 值偏离此值太远,则表示取得现在样本统计量的可能性就很小。若偏离给定 α 值所确定的范围,即 $P < \alpha$,则拒绝 H_0;反之,则不能拒绝 H_0。

当 n_1 与 n_2 超出 T 界值表的范围时,可按正态近似法,用下列公式进行 z 检验:

$$Z = \frac{\left| T - \frac{1}{2}n_1(N+1) \right| - 0.5}{\sqrt{\dfrac{n_1 n_2(N+1)}{12}}}$$

（4）统计判断

当 $n_1 \leqslant 10, n_2 - n_1 \leqslant 10$ 时,查附表 10 的 T 界值表,确定 P 值。若检验统计量 T 值在界值范围内(不包括端点),则 P 值大于表中对应的概率值,即可接受 H_0;若检验统计量 T 值在界值范围外或等于界值,则 P 值小于相应的概率值,即可拒绝 H_0。

在本例中,由 $n_1 = n_2 = 8$,对 $\alpha = 0.05$,查 T 界值表(见附表 10),其临界值的范围是 $49 \sim 87$。由于 $T = 39.5$,在界值范围外,则 $P < 0.05$,因此拒绝 H_0,即认为这种血清对白血病有抑制作用。

【SPSS 软件应用】 在 SPSS 中,两独立样本比较的非参数秩和检验可通过菜单【分析】→【非参数检验】→【旧对话框】→【2 个独立样本】的途径来实现。

	存活时间	组别	V
1	3.10	1	
2	5.30	1	
3	1.40	1	
4	4.60	1	
5	2.80	1	
6	4.00	1	
7	3.80	1	
8	5.50	1	
9	1.90	2	
10	.50	2	

图 6-10　数据集<大鼠的存活时间>

在 SPSS 中,将例 6-5 中两组大鼠的存活时间录入同一观测变量"存活时间"中,是数值变量;同时设置分组变量"组别",输入 1 和 2,分别表示"治疗组"和"对照组",是名义变量;所建 SPSS 数据集<大鼠的存活时间>如图 6-10 所示。

在 SPSS 中,打开该数据集,选择菜单【分析】→【非参数检验】→【旧对话框】→【2 个独立样本】,在对话框【两个独立样本检验】(图 6-11)中选定:

存活时间→检验变量列表(T);组别→分组变量(G)

再点击选项【定义组(D)】,在对话框【两独立样本:定义组】(图 6-12)中分别输入两组在组别变量中的取值:1 和 2,点击 继续 。在选项【检验类型】中选定:

☑ Mann-Whitney U(默认)

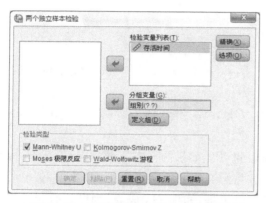

图 6-11　对话框【两个独立样本检验】

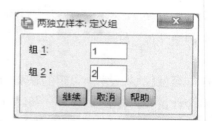

图 6-12　对话框【定义组】

最后点击 确定 ,即可得如图 6-13 所示的两独立样本非参数检验的 SPSS 输出结果。

Mann-Whitney 检验

秩

组别		N	秩均值	秩和
存活时间	治疗组	8	12.06	96.50
	对照组	8	4.94	39.50
	总数	16		

检验统计量[b]

	存活时间
Mann-Whitney U	3.500
Wilcoxon W	39.500
Z	−2.998
渐进显著性(双侧)	.003
精确显著性[2＊(单侧显著性)]	.001[a]

a. 没有对结果进行修正;
b. 分组变量:组别。

图 6-13　两独立样本非参数检验的 SPSS 输出结果

上述图 6-13 的 SPSS 输出结果中,"秩"表给出了 Mann-Whitney U 检验中的各组秩均值与秩和,而由"检验统计量"表可得,两独立样本的 Mann-Whitney U 检验的统计量值 Wilcoxon W＝39.5,对应检验的概率 P 值为"精确显著性[2＊(单侧显著性)]"＝0.001(如果是大样本,则可用 $Z＝−2.998$,对应检验的概率 P 值为"渐进显著性(双侧)"＝0.003)。

因为 $P＝0.001<\alpha＝0.05$,所以拒绝 H_0,接受 H_1,即认为两组白血病大鼠的存活时间有显著差异。而治疗组与对照组的大鼠平均存活时间分别为 3.813(月)和 1.350(月),表明这种血清对白血病有抑制作用。

综合练习六

一、填空题

1. 对一个 3×4 列联表进行 χ^2 独立性检验时,其 χ^2 分布的自由度 $df = $ _____。

2. 2×2 列联表又称为 _____,其自由度 $df = $ _____。

3. 利用三个样本率进行比较的 χ^2 检验中,若 P _____ 0.05,则可认为各总体率不等或不全相等。

二、选择题

1. 下列哪项检验不适用 χ^2 检验? （　）

A. 两样本的均值比较 　　　　　　　　B. 两样本的总体率比较

C. 多个样本的总体率比较 　　　　　　D. 独立性检验

2. 做四格表卡方检验,当样本容量 $n \geqslant 40$,且有单元格的理论频数（　）时,应该使用 Yate 连续性校正公式。

A. $Eij < 1$ 　　　B. $1 < Eij < 5$ 　　　C. $Eij > 5$ 　　　D. $Eij > 10$

3. 利用两独立样本比较对应的总体分布是否相同,以下哪种检验法最为适宜? （　）

A. χ^2 检验 　　　　　　　　　　　B. 符号秩检验

C. 成组比较秩和检验 　　　　　　　　D. 参数检验

4. 当总体分布类型未知时,利用配对设计所得的配对数据来检验两个连续型总体的差异性,以下哪种检验法最为适宜? （　）

A. χ^2 检验 　　　　　　　　　　　B. 符号秩检验

C. Mann-Whitney U 检验 　　　　　　D. 参数检验

三、计算题

1. 为研究慢性气管炎与吸烟量的关系,调查了 272 人,结果如下表所示。

吸烟量（支/d）	0～9	10～19	20 及以上	合计
患者人数	22	98	25	145
健康人数	22	89	16	127
合计	44	187	41	272

试检验慢性气管炎与吸烟量有无关系。（$\alpha = 0.10$）

2. 某医生将两种药物在 60 名受试者的不同部位进行药敏试验,试验结果如下表所示。试问两种药物的阴阳性是否有关联?（$\alpha = 0.05$）

药物 A	药物 B		合计
	阳性	阴性	
阳性	28(18.1)	6(15.9)	34
阴性	4(13.9)	22(12.1)	26
合计	32	28	60

注:括弧内为理论频数。

3. 某学校对甲、乙两个年级学生进行乙型肝炎表面抗原(HbsAg)抽样检测,资料见下表。试问:两个年级学生乙型肝炎表面抗原阳性率有无差别?（$\alpha = 0.05$）

年级	阳性数	阴性数
甲	3(5.9)	25(22.1)
乙	6(3.1)	9(11.9)

注:括弧内为理论频数。

4. 现有 8 只 60 日龄雄鼠在某种处理前后的体重(g)改变如下表所示。

处理前/g	25.7	24.4	21.1	25.2	26.4	23.8	21.5	22.9
处理后/g	22.5	23.2	21.4	23.4	25.4	20.4	21.5	21.7

若分布未知,试用符号秩和检验比较处理前后差异的显著性。($\alpha = 0.10$)

5. 将两组雌鼠分别给以高蛋白或低蛋白的饲料,实验时间自出生后 28 天至 84 天止,计 8 周。观察各鼠所增体重,两种饲料雌鼠体重增加量(g)见下表。若分布未知,试问:两种饲料对雌鼠体重增加有无显著影响?($\alpha = 0.05$)

高蛋白组/g	83	97	104	107	113	119	123	124	129	134	146	161
低蛋白组/g	65	70	70	78	85	94	101	107	122			

四、上机实训题

1. 对本章计算题第 1 题,试用 SPSS 对慢性气管炎与吸烟量有无关联进行检验。($\alpha = 0.10$)

2. 对本章计算题第 2 题,试用 SPSS 对 A 药的阴阳性与 B 药的阴阳性有无关联进行检验。($\alpha = 0.05$)

3. 对本章计算题第 3 题,试用 SPSS 对两个年级学生乙型肝炎表面抗原阳性率有无差别进行检验。($\alpha = 0.05$)

4. 对本章计算题第 4 题,试用 SPSS 进行计算,检验比较处理前后差异的显著性。($\alpha = 0.10$)

5. 对本章计算题第 5 题,试用 SPSS 进行计算,检验比较两种饲料对雌鼠体重增加有无显著影响。($\alpha = 0.05$)

第七章　方差分析

前面我们讨论了两个正态总体均值的比较检验法,而在生产实践和科学实验中,还需分析一个或多个因素对试验结果的指标是否有显著性影响的问题。例如,在新药开发中,需要研究比较不同的反应温度、反应时间、催化剂种类等因素对药品的质量和收率的影响,而每个因素往往选定多种不同的状态条件来考察其试验结果是否有显著差异。如何解决这类可归结为多个正态总体的均值是否有显著差异的比较检验问题呢?

方差分析法就是由英国统计学家罗纳德·艾尔默·费希尔于1923年最先提出的可同时比较多个正态总体均值是否有显著差异的基本统计分析方法,用于考察各因素对试验结果是否有显著影响。

本章就介绍方差分析的基本思想和原理,利用方差分析法进行单因素方差分析和两因素方差分析等内容。

例7-1　为考察催化剂因素对某药得率的影响,现用4种不同的催化剂独立地在相同条件下进行试验,每种催化剂各做5次试验,得到的该药得率如表7-1所示,假设该药得率服从正态分布。

表7-1　4种催化剂作用下的某药得率

催化剂	甲	乙	丙	丁
得率/%	85	79	93	75
	88	85	90	81
	91	82	96	78
	87	81	95	82
	90	88	96	84
平均得率/%	88.2	83	94	80

问题:如何考察不同的催化剂作用下该药的平均得率是否不同,即催化剂因素对药的得率是否有显著影响?

如何解决上述4种不同的催化剂作用下该药平均得率的比较问题? 我们自然联想到利用上一章所讲的两个正态总体的均值比较的 t 检验法来分析问题。但是如果用该 t 检验法,则需要进行 $C_4^2=6$ 次两两比较检验,不仅其计算过程烦琐,而且其犯第一类错误的概率为 $1-(1-\alpha)^6$,当 $\alpha=0.05$ 时为0.265,这是难以接受的。

为此,英国统计学家 R. A. Fisher 于1923年最先提出了可同时比较多个正态总体均值是否相等的方差分析法,该法首先应用于生物和农业田间试验,以后逐渐在许多科学研究领域得到成功应用。

第一节　单因素方差分析

方差分析(analysis of variance,ANOVA)是对试验数据进行多个正态总体均值比较的一种基本统计分析方法,它是对全部样本数据的差异(方差)进行分解,将某种因素下各组数据之间可能存在的因素所造成的系统性误差与随机抽样所造成的随机误差加以区分比较,以推断该因素对试验结果的影响是否显著。

下面我们通过例7-1的分析来介绍方差分析的基本概念和基本方法。

一、方差分析的基本概念

在方差分析中,我们将衡量试验结果的标志称为**试验指标**(experiment indicator),而将影响试验结果的条件称为**因素**(factor),将因素在试验中所处的不同状态称为该因素的**水平**(level)。受试对象、试验指标和试验因素就构成了试验的三要素。

方差分析的目的就是探讨不同因素不同水平之间试验指标的差异,从而考察各因素对试验结果是否有显著影响。而只考察一个影响条件即因素的试验称为**单因素试验**(single-factor experiment),相应的方差分析称为**单因素方差分析**(one-way analysis of variance)。在试验中考察多个因素的试验的方差分析称为**多因素方差分析**(multi-way analysis of variance)。这里我们主要介绍单因素方差分析。

二、单因素方差分析的基本原理

下面我们结合前面例 7-1 来介绍方差分析的原理。在例 7-1 中,试验指标为药的得率,考察的因素是催化剂,4 种不同的催化剂对应于因素的 4 个水平。

由例 7-1 中的表 7-1 可知,首先因素的每个水平(即每种催化剂)下各次试验的得率有所不同。这些数据的差异可认为是由随机因素引起的随机误差,即每个水平下该药的得率可以看成来自同一个总体的样本,4 个水平对应于 4 个相互独立的正态总体 $X_i (i=1,2,3,4)$。由于试验中除了所考虑的催化剂因素外,其他条件都相同,因此可认为各总体的方差是相等的,即

$$X_i \sim N(\mu_i, \sigma^2), i=1,2,3$$

其次,不同水平的平均得率也不同。这些平均值的差异到底是由随机因素引起的随机误差,还是由催化剂的不同而造成的? 因 $\mu_i (i=1,2,3,4)$ 代表各水平下的得率对应的总体均值,为此,我们应检验 $H_0: \mu_1 = \mu_2 = \mu_3 = \mu_4$ 是否成立。如果拒绝 H_0,就可认为不同水平(不同的催化剂)下的得率确实有显著差异,即催化剂对该药的得率有显著影响;否则,可认为不同水平(不同的催化剂)下得率的差异只是由随机误差造成的。

因此,要由总体的随机样本值来检验各总体均值间有无显著差异,而进行方差分析的前提条件是:

(1)(**独立性**)各总体的样本为相互独立的随机样本;

(2)(**正态性**)各总体服从正态分布;

(3)(**方差齐性**)各总体的方差相等。

一般地,我们设因素 A 有 k 个水平 $A_1, A_2, \cdots, A_k$,为考察 A 因素对试验结果是否有显著影响,现对每个水平 A_j 各自独立地进行 n_j 次重复试验($j=1,2,\cdots,k$),其试验结果列于表 7-2 中。

表 7-2 方差分析数据结构表

	A_1	A_2	$\cdots$	A_k
试验结果 x_{ij}	x_{11}	x_{12}	$\cdots$	x_{1k}
	x_{21}	x_{22}	$\cdots$	x_{2k}
	$\vdots$	$\vdots$	$\vdots$	$\vdots$
	$x_{n_1 1}$	$x_{n_2 2}$	$\cdots$	$x_{n_k k}$
平均值 $\bar{x}_j$	$\bar{x}_1$	$\bar{x}_2$	$\cdots$	$\bar{x}_k$

其中，$\overline{x}_j = \dfrac{1}{n_j} \sum\limits_{i=1}^{n_j} x_{ij}$，$j = 1, 2, \cdots, k$ 是 A_j 水平下(第 j 组组内)观测值的样本均值，又称组内平均值。

此时，各个水平 $A_j(j = 1, 2, \cdots, k)$ 下的样本 $x_{1j}, \cdots, x_{n_j}$ 来自具有相同方差 σ^2，均值分别为 μ_j 的正态总体 X_j，μ_j、$\sigma^2(j = 1, 2, \cdots, k)$ 是未知参数，且不同水平 A_j 下的样本之间相互独立。

单因素方差分析的目的就是考察因素 A 的不同水平对应的试验结果总体 $X_1, X_2, \cdots, X_k$ 的均值是否有显著差异，即需要检验

原假设 $H_0 : \mu_1 = \mu_2 = \cdots = \mu_k$；备择假设 $H_1 : \mu_1, \mu_2, \cdots, \mu_k$ 不全相等

方差分析法与其他假设检验一样，也要在原假设 H_0 成立时，构造适当的检验统计量，再进行统计推断。为此，我们考察**总离差平方和**(sum of square of total deviations)或**总变差**(total deviations)：

$$SS_T = \sum_{j=1}^{k} \sum_{i=1}^{m_j} (x_{ij} - \overline{x})^2$$

式中：$\overline{x} = \dfrac{1}{n} \sum\limits_{j=1}^{k} \sum\limits_{i=1}^{m_j} x_{ij}$，$n = \sum\limits_{j=1}^{k} m_j$。总离差平方和 SS_T 是全体数据 x_{ij} 与总均值 $\overline{x}$ 之间的离差平方和，反映了全部数据总的变异程度。如果原假设 H_0 成立，各组数据可看成是来自同一正态总体的一组样本观察值，而 SS_T 只表示由随机因素引起的差异；如果 H_0 不成立，则 SS_T 除了包含由随机因素引起的差异外，还包含因素 A 的各个不同水平作用所引起的差异。

为此，我们对总离差平方和 SS_T 进行分解，有

$$SS_T = \sum_{j=1}^{k} \sum_{i=1}^{m_j} (x_{ij} - \overline{x})^2 = \sum_{j=1}^{k} \sum_{i=1}^{m_j} \left[(\overline{x}_j - \overline{x}) + (x_{ij} - \overline{x}_j) \right]^2$$
$$= \sum_{j=1}^{k} \sum_{i=1}^{m_j} (\overline{x}_j - \overline{x})^2 + \sum_{j=1}^{k} \sum_{i=1}^{m_j} (x_{ij} - \overline{x}_j)^2$$

现在分别记 $SS_A = \sum\limits_{j=1}^{k} \sum\limits_{i=1}^{m_j} (\overline{x}_j - \overline{x})^2$、$SS_E = \sum\limits_{j=1}^{k} \sum\limits_{i=1}^{m_j} (x_{ij} - \overline{x}_j)^2$，则

$$SS_T = SS_A + SS_E$$

式中：SS_A 表示组与组之间各总体平均值的不同所产生的离差平方和，它既包括随机因素的差异，也包括由 A 因素的不同水平作用所造成的系统因素的差异，故称之为**因素平方和**(sum of square factor)或**组间平方和**(sum of square between groups)。SS_E 表示同一样本组内即各水平对应总体所取的样本内部的离差平方和，是重复试验而产生的随机因素的误差，故称之为**误差平方和**(sum of square error)或**组内平方和**(sum of square within groups)。

此时，SS_T、SS_A、SS_E 的**自由度**(degree of freedom)分别为 $n-1$、$k-1$、$n-k$，记为

$$df_T = n - 1, df_A = k - 1, df_E = n - k$$

并有
$$df_T = df_A + df_E$$

在原假设 H_0 成立时，我们有

$$F = \frac{SS_A / (k-1)}{SS_E / (n-k)} = \frac{MS_A}{MS_E} \sim F(k-1, n-k)$$

其中
$$MS_A = SS_A / (k-1), MS_E = SS_E / (n-k)$$

分别称为**因素均方**(mean square factor)[或**组间均方**(mean square between groups)]和**误差均方**(mean square error)[或**组内均方**(mean square within groups)]。当因素均方与误差均方之比值 F 很大时,说明因素 A 引起的变异明显超过了随机因素所引起的差异,即可认为因素 A 对试验结果有显著影响,从而拒绝 H_0。

为此,取上述 F 为检验统计量,对给定显著水平 α,查 F 分布表得临界值 $F_{\alpha}(k-1,n-k)$,使得

$$P\{F > F_a(k-1,n-k)\} = \alpha$$

当 $F > F_a(k-1,n-k)$ 时,拒绝 H_0,认为在显著水平 α 下,因素 A 对试验结果有显著影响;否则,接受 H_0,认为在显著水平 α 下,因素 A 对试验结果无显著影响。

实际应用时,为计算统计量 F 的观测值,通常采用表 7-3 给出的**方差分析表**(analysis of variance table)。

表 7-3　单因素方差分析表

方差来源	离差平方和 SS	自由度 df	均方 MS	F 值 F	临界值 F_α
因素 A(组间)	SS_A	$k-1$	$SS_A/(k-1)$	$F = \dfrac{SS_A/(k-1)}{SS_E/(n-k)}$	$F_\alpha(k-1,n-k)$
误差 E(组内)	SS_E	$n-k$	$SS_E/(n-k)$		
总变差(Total)	$SS_T = SS_A + SS_E$	$n-1$			

注:如果用统计软件(如 SAS、SPSS 等)计算,还将得到 P 值($Pr > F$)的结果,用于统计推断。

利用方差分析表(表 7-3)即可进行统计推断:

当 $F > F_a(k-1,n-k)$ 或 P 值 $< \alpha$ 时,拒绝 H_0,认为因素 A 对试验结果有显著影响;否则,可认为无显著影响。

三、单因素方差分析应用举例

现对显著性水平 $\alpha = 0.05$,用上述解题步骤来解前面提出的例 7-1。

例 7-1 解:应检验

$$H_0 : \mu_1 = \mu_2 = \mu_3 = \mu_4; H_1 : \mu_1, \mu_2, \mu_3, \mu_4 \text{ 不全相等}$$

由试验结果数据表 7-1,利用计算器计算得 $\overline{x}_j$、S_j^2、$\overline{x}$、S^2,分别填入表 7-4 中。

表 7-4　例 7-1 试验结果数据计算表

催化剂	甲	乙	丙	丁	总和
得率/%	85	79	93	75	
	88	85	90	81	
	91	82	96	78	$S^2 = 37.695$
	87	81	95	82	
	90	88	96	84	
$\overline{x}_j$	88.2	83	94	80	$\overline{x} = 86.3$
S_j^2	5.7	12.5	6.5	12.5	

其中,$n_1 = n_2 = n_3 = n_4 = 5, n = 20, k = 4$,则

$$SS_E = \sum_{j=1}^{k}(n_j - 1)S_j^2 = 4 \times (5.7 + 12.5 + 6.5 + 12.5) = 148.8$$

$$SS_T = (n-1)S^2 = 19 \times 37.695 \approx 716.2$$

$$SS_A = SS_T - SS_E = 716.2 - 148.8 = 567.4$$

或 $$SS_A = \sum_{j=1}^{k} n_j \overline{x}_j^2 - n\overline{x}^2 = 5 \times (88.2^2 + 83^2 + 94^2 + 80^2) - 20 \times 86.3^2 = 567.4$$

对显著性水平 $\alpha = 0.05$，查 F 分布表(见附表7)，得临界值

$$F_\alpha(k-1, n-k) = F_{0.05}(3, 16) = 3.24$$

由此可得方差分析表 7-5。

表 7-5 例 7-1 的方差分析表

方差来源	离差平方和 SS	自由度 df	均方 MS	F 值 F	概率值 P
因素 A(组间)	567.4	3	189.13	20.34	
误差 E(组内)	148.8	16	9.3		
总变差	716.2	19	临界值 $F_{0.05}(3,16) = 3.24$		

因为 $F = 20.34 > F_{0.05}(3,16) = 3.24$，所以拒绝 H_0，即认为在 $\alpha = 0.05$ 的显著水平下，不同的催化剂对该药的得率有显著影响。

【SPSS 软件应用】 在 SPSS 中，单因素方差分析可通过菜单【分析】→【比较平均值】→【单因素 ANOVA】的途径加以实现。

在 SPSS 中，将例 7-1 中不同催化剂下药的得率数据录入同一观测变量"药的得率"中，是数值变量；同时设置变量"催化剂种类"作为分组变量，是定序变量；所建 SPSS 数据集＜药的得率与催化剂＞见图 7-1。

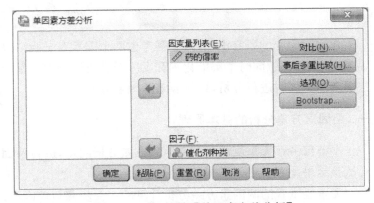

图 7-1 数据集＜药的得率与催化剂＞   图 7-2 主对话框【单因素方差分析】

在 SPSS 中，打开该数据集，从菜单选择【分析】→【比较平均值】→【单因素 ANOVA】，在【单因素方差分析】主对话框(图 7-2)中选定：

药的得率→因变量列表(E)；催化剂种类→因子(F)

点击 确定 ，即可得到相应的输出结果，即单因素方差分析表，如图 7-3 所示。该表即前面表 7-5，表中的"df"为自由度，"显著性"为对应的概率 P 值。

ANOVA

药的得率

	平方和	df	均方	F	显著性
组间	567.400	3	189.133	20.337	.000
组内	148.800	16	9.300		
总计	716.200	19			

图 7-3　单因素方差分析输出结果

由图 7-3 的单因素方差分析表可知,因为 $F=20.337,P=0.000<0.05$,所以拒绝 H_0,即在 $\alpha=0.05$ 的显著水平下,认为不同的催化剂对该药的得率有显著影响。

知识链接

费希尔与推断统计学

英国著名统计学家、遗传学家罗纳德·艾尔默·费希尔(Ronald Aylmer Fisher,1890—1962)被认为是现代数理统计学的主要奠基人之一,曾多次获得英国和许多国家的荣誉。1952 年被授予爵士称号。

作为推断统计学的建立者,1918 年,他在《孟德尔遗传实验设计间的相对关系》中,首创"方差"和"方差分析"两个词汇;1923 年,他与麦肯齐(W. A. Mackenzie)合写《关于收获量变异的研究》,首次对方差分析进行了系统研究,开辟了方差分析、试验设计等统计学研究的理论分支。他还完善了小样本的统计方法,论证了戈塞特提出的相关系数的抽样分布,提出了 t 分布检验、F 分布检验、相关系数检验,并编制了相应的检验概率表,简明陈述了假设检验的逻辑原则等,被后人誉为"现代统计学之父"。

第二节　两因素方差分析

在实际问题的研究中,有时还需考虑两个因素对试验结果是否有显著影响。例如在上节例 7-1 中,如果我们还想同时了解催化剂和反应温度对药的得率是否有显著影响,就得对催化剂和反应温度这两个因素同时进行分析,这就属于两因素方差分析。

一、两因素方差分析的基本原理

本节仅考察无重复试验的两因素方差分析问题,进行两因素方差分析的目的就是检验两个因素对试验结果是否有显著影响。

无重复试验的两因素方差分析计算的主要步骤与单因素方差分析类似,即

(1)针对问题,建立两个因素的原假设 H_0 与备择假设 H_1:

对因素 A:原假设 $H_{A0}:\mu_1.=\mu_2.=\cdots=\mu_k.$;备择假设 $H_{A1}:\mu_1.,\mu_2.,\cdots,\mu_k.$ 不全相等。

对因素 B:原假设 $H_{B0}:\mu._1=\mu._2=\cdots=\mu._s$;备择假设 $H_{B1}:\mu._1,\mu._2,\cdots,\mu._s$ 不全相等。

(2)由试验结果数据表,列出两因素方差分析表(表 7-6)。

表 7-6　两因素方差分析表

方差来源	离差平方和	自由度	均方	F 值	P 值
因素 A	SS_A	$s-1$	$MS_A = \dfrac{SS_A}{s-1}$	$F_A = \dfrac{MS_A}{MS_E}$	P_A
因素 B	SS_B	$r-1$	$MS_B = \dfrac{SS_B}{r-1}$	$F_B = \dfrac{MS_B}{MS_E}$	P_B
误差 E	SS_E	$(s-1)(r-1)$	$MS_E = \dfrac{SS_E}{(s-1)(r-1)}$		
总变差 T	SS_T	$sr-1$			

其中，$SS_T = \sum\limits_{i=1}^{s}\sum\limits_{j=1}^{r}(x_{ij}-\overline{x})^2$，称为总离差平方和；$SS_A = r\sum\limits_{i=1}^{s}(\overline{x}_{i.}-\overline{x})^2$，称为因素 A 的离差平方和，主要反映 A 因素各水平效应之间的差异；$SS_B = s\sum\limits_{j=1}^{r}(\overline{x}_{.j}-\overline{x})^2$，称为因素 B 的离差平方和，主要反映 B 因素各水平效应之间的差异；$SS_E = \sum\limits_{i=1}^{s}\sum\limits_{j=1}^{r}(x_{ij}-\overline{x}_{i.}-\overline{x}_{.j}+\overline{x})^2$，称为随机误差平方和，主要反映随机抽样的误差。总离差平方和（总变差）分解公式如下：

$$SS_T = \sum_{i=1}^{s}\sum_{j=1}^{r}(x_{ij}-\overline{x})^2 = \sum_{i=1}^{s}\sum_{j=1}^{r}\left[(\overline{x}_{i.}-\overline{x})+(\overline{x}_{.j}-\overline{x})+(x_{ij}-\overline{x}_{i.}-\overline{x}_{.j}+\overline{x})\right]^2$$

$$= r\sum_{i=1}^{s}(\overline{x}_{i.}-\overline{x})^2 + s\sum_{j=1}^{r}(\overline{x}_{.j}-\overline{x})^2 + \sum_{i=1}^{s}\sum_{j=1}^{r}(x_{ij}-\overline{x}_{i.}-\overline{x}_{.j}+\overline{x})^2$$

$$= SS_A + SS_B + SS_E$$

（3）比较方差分析表中的各因素的 F 值与 F 临界值，或比较 P 值与显著性水平 α，就可判断对该因素是否拒绝 H_0，从而确定所考察的两个因素对试验结果是否有显著影响。

二、两因素方差分析应用举例

这里我们用 SPSS 软件对实例进行无重复试验的两因素方差分析，以掌握进行无重复试验的两因素方差分析的主要步骤和实际操作能力。

例 7-2　为考察硫酸铜溶液浓度和蒸馏水 pH 对化验血清中白蛋白与球蛋白之比的影响，对硫酸铜浓度（A 因素）选取了 3 个不同水平，对蒸馏水的 pH（B 因素）选取了 4 个不同水平，在不同水平组合（A_i, B_j）下各测一次白蛋白与球蛋白之比，得其结果如表 7-7 所示。

表 7-7　例 7-2 的蛋白化验结果数据

		蒸馏水的 pH（B 因素）			
		B_1	B_2	B_3	B_4
硫酸铜浓度	A_1	3.5	2.6	2.0	1.4
	A_2	2.3	2.0	1.5	0.8
（A 因素）	A_3	2.0	1.9	1.2	0.3

问题：试检验硫酸铜浓度和蒸馏水的 pH 这两个因素对化验结果有无显著影响？（$\alpha = 0.05$）

例 7-2 的问题显然是无重复试验的两因素方差分析问题，即应检验

对因素 A（硫酸铜浓度）：$H_{A0}: \mu_{1.}=\mu_{2.}=\mu_{3.}$；$H_{A1}: \mu_{1.}, \mu_{2.}, \mu_{3.}$ 不全相等。

对因素 B（蒸馏水的 pH）：$H_{B0}: \mu_{.1}=\mu_{.2}=\mu_{.3}=\mu_{.4}$；$H_{B1}: \mu_{.1}, \mu_{.2}, \mu_{.3}, \mu_{.4}$ 不全相等。

下面我们利用 SPSS 软件来完成例 7-2 的无重复试验的两因素方差分析的计算分析。

【SPSS 软件应用】 在 SPSS 中，多因素方差分析可通过菜单【分析】→【一般线性模型】→【单变量】的途径加以实现。

	蛋白比值	硫酸铜浓度	pH
1	3.50	1	1
2	2.30	2	1
3	2.00	3	1
4	2.60	1	2
5	2.00	2	2
6	1.90	3	2
7	2.00	1	3
8	1.50	2	3
9	1.20	3	3
10	1.40	1	4
11	.80	2	4
12	.30	3	4

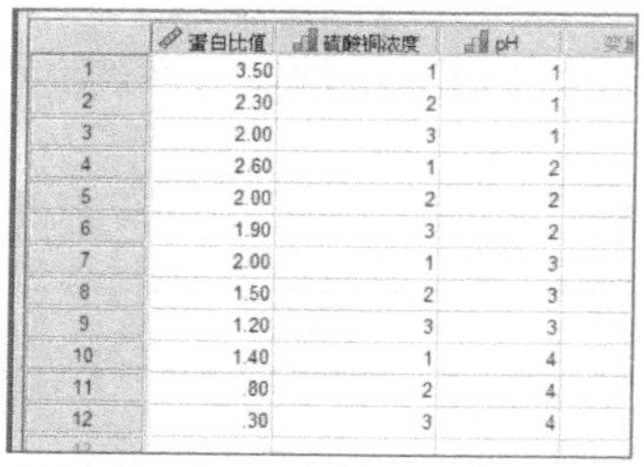

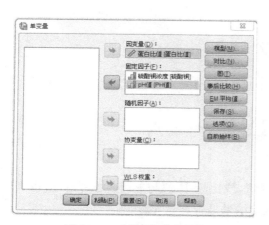

图 7-4　数据集<硫酸铜等对蛋白比值影响>

在 SPSS 中，将例 7-2 中蛋白比值数据录入同一观测变量“蛋白比值”中，是数值变量；同时设置两个分组变量“硫酸铜浓度”“pH”作为两个因素变量，分别取值 1、2、3 和 1、2、3、4，是定序变量；所建 SPSS 数据集<硫酸铜等对蛋白比值影响>见图 7-4。

在 SPSS 中，打开该数据集，从菜单选择【分析】→【一般线性模型】→【单变量】，在【单变量】主对话框(图 7-5)中选定变量：

蛋白比值→因变量(D)；硫酸铜浓度、pH→固定因子(F)

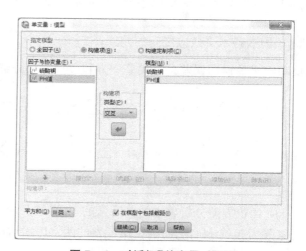

图 7-5　对话框【单变量】

图 7-6　对话框【单变量:模型】

再点击选项【模型】，进入对话框【单变量:模型】，如图 7-6 所示，选定：

指定模型⊙构建项(B)；硫酸铜浓度、pH→模型(M)

点击 继续 。最后点击 确定 ，即可得到相应的输出结果，即两因素方差分析表(主体间效应检验)，如图 7-7 所示。其中“源”为方差来源，“显著性”为对应的概率 P 值。

主体间效应检验

因变量:蛋白比值

源	Ⅲ类平方和	自由度	均方	F	显著性
修正模型	7.511ª	5	1.502	34.889	.000
截距	38.521	1	38.521	894.677	.000
硫酸铜浓度	2.222	2	1.111	25.800	.001
pH	5.289	3	1.763	40.948	.000
误差	.258	6	.043		
总计	46.290	12			
修正后总计	7.769	11			

a. R 方 =.967(调整后 R 方 =.939)

图 7-11　例 7-2 的两因素方差分析的 SPSS 主要输出结果

由图 7-11 的两因素方差分析表可知,对硫酸铜浓度因素 A(硫酸铜浓度):因为 $F=25.800$,检验概率值(Sig.)$P=0.001<0.05$,所以拒绝 H_{A0},认为硫酸铜浓度因素对化验结果有显著影响。

对蒸馏水的 pH 因素 B(pH):因为 $F=40.948$,检验概率值(Sig.)$P=0.000<0.05$,所以拒绝 H_{B0},认为蒸馏水的 pH 因素对化验结果有显著影响。

注意:在用 SPSS 软件进行两因素方差分析时,软件默认的模型为包括交互效应的全因子模型,而只有重复试验时才能够考察交互效应,故只适用于重复试验情形的两因素方差分析。因此,考察无重复试验时,必须选定选项【模型】来设定只含主效应的模型。

综合练习七

一、填空题

1. 在进行方差分析时,必须满足的前提条件:_____、_____和_____。

2. 在单因素方差分析中,计算 F 统计量的分子是_____,分母是_____。

3. 总离差平方和等于_____与_____之和。

4. 完成下列单因素方差分析表:

方差来源	离差平方和 SS	自由度 df	均方 MS	F 值 F	临界值 F_a
因素 A	27.58	3	9.19	_____	$F_{0.05}(3,8)=$
误差 E	_____	8	_____		
总变差	34.67	_____		结论:应 _____ H_0	

二、选择题

1. 在方差分析中,当 $F>F_a(k-1,n-k)$(或 $P<0.05$)时,可认为　　　　　　（　　）

A. 各样本均值都不相等　　　　　　　　　　B. 各总体均值不等或不全相等

C. 各总体均值都不相等　　　　　　　　　　D. 各总体均值相等

2. 多个总体均值差异的比较采用方差分析,而不是 t 检验法来两两比较,主要原因是　　（　　）

A. 控制第一类错误　　　　　　　　　　　　B. 控制第二类错误

C. 减少分析次数　　　　　　　　　　　　　D. 计算方便

3. 在单因素方差分析中,各离差平方和的自由度满足　　　　　　　　　　　　　　（　　）

A. 总离差平方和自由度＝组间离差平方和自由度－组内离差平方和自由度

B. 总离差平方和自由度＝组间离差平方和自由度＋组内离差平方和自由度

C. 总离差平方和自由度＋组间离差平方和自由度＝组内离差平方和自由度

D. 以上选项皆不对

4. 在方差分析中,统计量 F 的取值　　　　　　　　　　　　　　　　　　　　　（　　）

A. 可能小于 1　　　B. 可以小于 0　　　C. 总是大于 1　　　D. 可以取任意值

三、计算题

1. 用 4 种不同的分析方法测定同一药物的某种成分的含量,测得数据如下:

方法	A	B	C	D
含量	9.29	10.16	10.60	10.12
	9.44	10.08	10.43	9.96
	9.33	10.03	10.65	9.98
	9.56	10.11	10.48	10.11

假定该含量服从正态分布,试判断这 4 种方法的测量结果有无显著差异。($\alpha=0.05$)

2. 将 4 个药厂生产的阿司匹林片,用崩解仪法进行片剂释放程度的考察,每个样品进行 5 次试验。所得指标数值初步计算结果如下表所示。

方差来源	离差平方和	自由度
因素 A	0.731	3
误差 E	0.309	16
总变差	1.04	19

试完成方差分析表,并判断 4 个药厂生产的阿司匹林片的平均释放程度是否相同。($\alpha = 0.05$)

四、上机实训题

对本章计算题第 1 题药物的某种成分含量数据,利用 SPSS 软件来检验 4 种不同方法的测量结果有无显著差异。

第八章　相关分析与回归分析

在医药研究中我们常常要分析变量间的关系,如血药浓度与时间、年龄与血压等。变量之间的关系一般可分为确定性的和非确定性的两大类。确定性关系就是可以用函数来表示的变量间关系。但更常见的变量间关系表现出某种不确定性,如人的血压 Y 与年龄 X 的关系。一般来说,年龄愈大的人,血压愈高,表明两者之间确实存在着某种关系,但显然不是函数关系。我们称这种既有关联又不存在确定性的关系为**相关关系**(correlation)。研究具有相关关系的变量之间的数量关系式的统计方法称为**回归分析**(regression analysis),它利用变量的观测数据来确定这些变量之间的数学表达式(称为回归方程式),以定量地反映它们之间的相互依存关系。

本章主要介绍有关相关关系的统计分析方法即相关分析和回归分析的内容。

例 8 - 1　根据国家统计局《中国统计年鉴 2022》提供的数据,我国 2000—2021 年各年份 GDP(国内生产总值)的统计数据如表 8 - 1 所示。

表 8 - 1　我国各年份的 GDP 统计表(2000—2021)

年份	GDP/万亿元	年份	GDP/万亿元	年份	GDP/万亿元
2000	9.91	2008	32.12	2016	74.27
2001	10.93	2009	34.79	2017	83.09
2002	12.05	2010	41.04	2018	91.52
2003	13.66	2011	48.34	2019	98.38
2004	16.14	2012	53.73	2020	100.55
2005	18.60	2013	58.81	2021	113.32
2006	21.90	2014	64.44		
2007	27.07	2015	68.56		

＊ 数据来源:国家统计局《中国统计年鉴 2022》,中国统计出版社,2022

显然,我国 GDP(Y)与年份(X)就形成了一定的相关关系。

问题:(1) 如何用图形来反映我国 GDP(国内生产总值)与年份之间的相关关系?

(2) 如何用统计指标来衡量 GDP(国内生产总值)与年份的线性相关程度?

(3) 如果 GDP(国内生产总值)与年份构成了很明显的线性趋势,那么可否建立反映其线性趋势的直线方程?

相关分析(correlation analysis)与回归分析(regression analysis)正是解决上例所研究变量之间关系的常用统计分析方法,其目的就在于根据统计数据确定变量之间的关系形式及关联程度,并探索其内在的数量规律性。

目前,相关分析与回归分析已广泛应用于工农业生产、医药研究、经济管理以及自然科学与社会科学等许多研究领域。

第一节 相关分析

一、相关关系

对于两个变量间的相关关系,我们可以通过散点图做初步的定性分析。

假定对两个总体 X 和 Y 进行观测,得到一组数据

$$(x_1,y_1),(x_2,y_2),\cdots,(x_n,y_n)$$

现以直角坐标系的横轴代表变量 X,纵轴代表变量 Y,将这些数据作为点的坐标描绘在直角坐标系中,所得的图称为**散点图**(scatter plot)。散点图是判断相关关系的常用直观方法,当散点图中的点形成直线趋势时,表明变量 X 与 Y 之间存在一定的线性关系,则称 X 与 Y 线性相关,否则称为非线性相关(见图 8-1)。

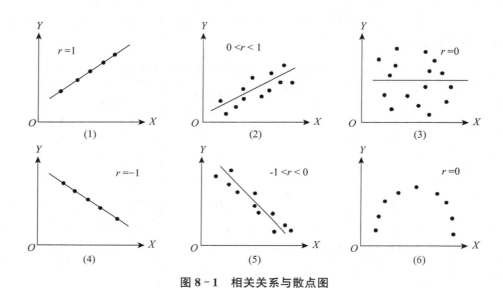

图 8-1 相关关系与散点图

图 8-1 给出了几种较为典型的散点图。图(1)(2)中,从总体上看随 X 的增大 Y 呈直线上升的趋势,而图(1)较图(2)更明显,两者均属正线性相关。而图(4)(5)中的散点呈直线下降趋势,均属负线性相关。另外,图(3)(6)反映的却是与线性相关完全不同的情形,属非线性相关。图(3)中,X 和 Y 的散点分布完全不规则,属不相关。而图(6)中,X 与 Y 之间存在某种曲线联系,属曲线相关。注意:本章所说的相关是指线性相关,在实际问题中,当 X 与 Y 不相关(非线性相关)时,应进一步核实是指图(3)的完全不相关情形还是图(6)的曲线相关情形。

现在我们就可以考察前面的例 8-1,并利用散点图来解决其问题(1)。

例 8-1(续~) 对前面例 8-1 我国各年份的 GDP 数据,试画出 GDP(Y)与年份(X)的散点图。

解:以年份(X)为横坐标,GDP(Y)为纵坐标,在直角坐标系中画出成对观测数据对应的点

$$(x_i,y_i),i=1,2,\cdots,22$$

即可得到所求的散点图。

【SPSS 软件应用】建立数据集＜我国各年份 GDP 数据＞，主要包括两个数值变量:年份和 GDP,见图 8-2。

在 SPSS 中选择菜单【图形】→【旧对话框】→【散点图/点图】,选定散点图类型【简单散点图】,点击 定义。

再在对话框【简单散点图】(图 8-3)中设定变量:

$$年份 \to X \ 轴;GDP \to Y \ 轴$$

点击 确定。由此即可得到散点图,如图 8-4 所示。

	年份	GDP（万亿）	va
1	2000	9.91	
2	2001	10.93	
3	2002	12.05	
4	2003	13.66	
5	2004	16.14	
6	2005	18.60	
7	2006	21.90	
8	2007	27.07	
9	2008	32.12	

图 8-2　数据集＜我国各年份 GDP 数据＞

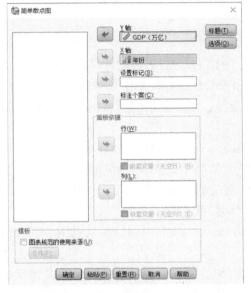

图 8-3　对话框【简单散点图】

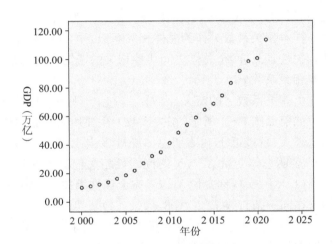

图 8-4　Y 与 X 的散点图

由图 8-4 的散点图可知,GDP(Y)与年份(X)的散点图呈明显的线性趋势。

二、相关系数及意义

前面利用直观的散点图,就可对变量间的相关关系进行定性判断。但在统计分析中,我们不仅要了解变量之间是否相关,而且需要进一步知道相关的程度和方向,即需在定性研究的基础上进一步做定量分析。为此,我们引进相关系数,用来定量地刻画变量间线性相关的强弱程度。

在统计中,**相关分析**(correlation analysis)是用来研究总体(随机变量)间相关关系的基本方法,它根据实际观察的数据资料,通过计算统计指标相关系数来度量变量 X 与 Y 之间线性相关的密切程度。相关系数一般是根据样本数据计算所得,称为**样本相关系数**(sample correlation coefficient),用 r 来表示。若相关系数是根据总体全部数据计算所得,则称为**总体相关系数**(population correlation coefficient),记为 ρ。

定义 8-1　对总体(X,Y)的一组样本观测数据

$$(x_1,y_1),(x_2,y_2),\cdots,(x_n,y_n)$$

其样本相关系数为

$$r=\frac{\sum_{i=1}^{n}(x_i-\overline{x})(y_i-\overline{y})}{\sqrt{\sum_{i=1}^{n}(x_i-\overline{x})^2\sum_{i=1}^{n}(y_i-\overline{y})^2}}=\frac{l_{xy}}{\sqrt{l_{xx}l_{yy}}}$$

其中
$$\overline{x} = \frac{1}{n} \sum_{i=1}^{n} x_i, \overline{y} = \frac{1}{n} \sum_{i=1}^{n} y_i$$

$$l_{xy} = \sum_{i=1}^{n} (x_i - \overline{x})(y_i - \overline{y}) = \sum_{i=1}^{n} x_i y_i - n\overline{x} \cdot \overline{y}$$

$$l_{xx} = \sum_{i=1}^{n} (x_i - \overline{x})^2 = \sum_{i=1}^{n} x_i^2 - n\overline{x}^2$$

$$l_{yy} = \sum_{i=1}^{n} (y_i - \overline{y})^2 = \sum_{i=1}^{n} y_i^2 - n\overline{y}^2$$

实际计算 l_{yy}、l_{xx} 时,还可利用下列公式:

$$l_{yy} = (n-1)S_y^2, l_{xx} = (n-1)S_x^2$$

式中:S_y^2 为 $y_1, y_2, \cdots, y_n$ 的样本方差,S_x^2 为 $x_1, x_2, \cdots, x_n$ 的样本方差,可借助计算器计算。

样本相关系数 r 作为总体相关系数 ρ 的抽样估计,是用来估计或判断两个总体变量 X 与 Y 的线性相关性,即这两个总体之间线性相关的密切程度的统计指标。而以后我们所说的相关系数总是指样本相关系数 r。

由相关系数 r 的定义,因 $l_{xy}^2 \leqslant l_{xx} l_{yy}$,则 r 的取值范围为 $|r| \leqslant 1$,即 $-1 \leqslant r \leqslant 1$。

如前面图 8-1 所示,相关系数 r 主要用来判断总体变量 X 与 Y 之间线性相关的密切程度:$|r|$ 的值越大,越接近于 1,表明总体变量 X 与 Y 之间线性相关程度就越高;反之,$|r|$ 的值越小,越接近于 0,表明总体变量 X 与 Y 之间线性相关程度就越低。具体地,我们有

(1) $|r| = 1$,称变量 X 与 Y **完全线性相关**(complete linear correlation),此时,散点图中所有对应的点在同一条直线上[见图 8-1(1)(4)]。

(2) $0 < |r| < 1$,表示变量 X 与 Y 之间存在一定的线性相关关系。若 $r > 0$,则表示 X 增大时 Y 有增大的趋势,称变量 X 与 Y **正相关**(positive correlation)[见图 8-1(2)];若 $r < 0$,则表示 X 增大时 Y 有减小的趋势,称变量 X 与 Y **负相关**(negative correlation)[见图 8-1(5)]。

(3) $r = 0$,称 X 与 Y **不相关**(non-correlation),表示变量 X 与 Y 之间不存在线性相关关系。通常情况下,散点的分布是完全不规则的,如图 8-1(3)。注意:$r = 0$ 只表示变量之间无线性相关关系,而不能说明变量之间是否有非线性关系,如图 8-1(6)。

三、相关的显著性检验

我们计算样本相关系数是为了说明样本来自的两个总体(随机变量 X 与 Y)之间是否具有显著的线性相关性。而样本相关系数 r 是根据样本观测值计算的,受抽样误差的影响,带有一定的随机性,且样本容量越小其可信度就越差。因此需要进行相关系数的显著性检验,即检验 $H_0: \rho = 0$ 是否成立。

相关系数显著性检验的具体步骤为:

(1) 建立假设 $H_0: \rho = 0$(X 与 Y 不相关),$H_1: \rho \neq 0$;

(2) 计算样本相关系数 r 的值,由统计软件还可计算其对应的概率 P 值;

(3) 对给定显著性水平 α,自由度为 $n-2$,由相关系数检验表得临界值 $r_{\alpha/2}(n-2)$;

(4) 统计判断:当 $|r| > r_{\alpha/2}$ 或 P 值 $< \alpha$ 时,拒绝 H_0,即认为变量 X 与 Y 之间的相关性显著;当 $|r| \leqslant r_{\alpha/2}$ 或 P 值 $\geqslant \alpha$ 时,接受 H_0,即认为变量 X 与 Y 之间的相关性不显著。

四、相关分析应用举例

现在我们就可利用相关系数及其显著性检验来解决前面例 8-1 中的问题(2)。

例 8 - 1(续二)　考察前面例 8 - 1 的我国各年份的 GDP 数据。

(1) 试计算 GDP(Y)与年份(X)的相关系数;

(2) 对 X 与 Y 的线性相关性进行显著性检验($\alpha = 0.05$)。

解:(1) 为求 GDP(Y)与年份(X)的相关系数 r,先计算 l_{xx}、l_{yy}、l_{xy}:

$$\overline{x} = 2\,010.5, \overline{y} = 49.69; \quad l_{xx} = \sum_{i=1}^{n} x_i^2 - n\overline{x}^2 = 885.5$$

$$l_{xy} = \sum_{i=1}^{n} x_i y_i - n\overline{x} \cdot \overline{y} = 4\,435.86; \quad l_{yy} = \sum_{i=1}^{n} y_i^2 - n\overline{y}^2 = 22\,932.07$$

再计算 r 的值:

$$r = \frac{l_{xy}}{\sqrt{l_{xx} l_{yy}}} = \frac{4\,435.86}{\sqrt{885.5 \times 22\,932.07}} = 0.984\,4$$

(2) 为检验其线性相关的显著性,应检验

$$H_0: \rho = 0; \quad H_1: \rho \neq 0$$

由(1)知 $r = 0.984\,4$;对 $\alpha = 0.05$,自由度 $n - 2 = 8$,由表得 $r_{0.05/2}(21) \approx 0.422\,7$。

由于 $|r| = 0.984\,4 > 0.422\,7$,因此拒绝 H_0,即认为我国 GDP(Y)与年份(X)之间有显著的线性相关性。这与其散点图所呈现的明显的线性趋势结果是一致的。

【SPSS 软件应用】打开数据集<我国各年份的 GDP 数据>(见例 8 - 1 续~),选择菜单【分析】→【相关】→【双变量】,如图 8 - 5 所示,在【双变量相关性】对话框中,选定:

年份、GDP→变量(V); 相关系数: $\checkmark$ Pearson(默认)

点击 确定 。由此即得 SPSS 输出结果,如图 8 - 6 所示。

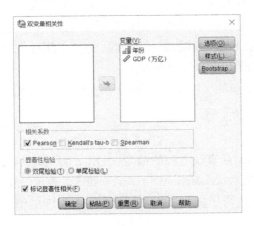

图 8 - 5　【双变量相关性】对话框

相关性

		年份	GDP(万亿)
年份	Pearson 相关性	1	.984**
	显著性(双尾)		.000
	N	22	22
GDP(万亿)	Pearson 相关性	.984**	1
	显著性(双尾)	.000	
	N	22	22

** 表示在置信度(双侧)为 0.01 时,相关性是显著的。

图 8 - 6　例 8 - 1 的 SPSS 输出结果

由图 8 - 6 显示的 SPSS 的相关分析输出结果知,所求样本相关系数即 Pearson 相关系数(Pearson 相关性)$r = 0.984$,其相关显著性检验的概率值(显著性(双尾))$P = 0.000 < 0.05$,拒绝 H_0,即认为我国 GDP(Y)与年份(X)之间有显著的线性相关性。

第二节　回归分析

回归(regression)一词起源于英国著名生物统计学家 F. Galton(1822—1911)于 19 世纪末期进行的遗传学研究,他在研究子女身高与父母身高的关系时,发现子女的身高主要受到父母身高的遗传因素影响,但同时还有向同时代人平均身高靠拢即回归的趋势。而 Galton 的学生 K. Pearson(1858—1936)则用观察数据验证了这一现象,并把回归的概念与数学的方法联系起来,将代表不同现象间一般数量关系的统计模型称为回归直线或回归曲线。现在,统计学中的"回归"已不是指原来生物学上的特殊规律性,而是泛指变量之间依存的一般数量关系。

对于具有相关关系的变量,前面相关分析是用相关系数来刻画这些变量之间线性相关的密切程度。而**回归分析**(regression analysis)则是研究具有相关关系的变量之间的数量关系式的统计方法,它利用变量的观测数据来确定这些变量之间的数学表达式(称为回归方程式),以定量地反映它们之间的相互依存关系。同时还可分析判断所建立的回归方程式的有效性,从而进行有关预测或估计。

在具有相关关系的变量中,通常是某个(或某些)变量的变动影响另一个变量的变动。在回归分析中,我们将受其他变量影响的变量(如血压)称为**因变量**(dependent variable)或**响应变量**(response variable),记为 Y;而将影响因变量的变量(如年龄)称为**自变量**(independent variable)或**解释变量**(explanatory variable),记为 X。通常,我们由给定的自变量 X 值来对因变量 Y 值进行推断,故自变量 X 被认为是给定的、非随机变量,而因变量 Y 则被认为是随机变量。

回归分析是考察因变量 Y 与自变量 X 之间依存关系的基本统计方法,只有一个自变量的回归分析,称为**一元回归分析**(single regression);多于一个自变量的回归分析,称为**多元回归分析**(multiple regression)。当 Y 与 X 存在直线关系时,称为**线性回归分析**(linear regression),否则称为**非线性回归分析**(non-linear regression)。本节只讨论一元线性回归分析问题,它是各类回归分析的基础。

一、一元线性回归

在回归分析中,一元线性回归模型是描述两个变量之间相关关系的最简单的线性回归模型,故又称为**简单线性回归模型**(simply linear regression model)。该模型假定因变量 Y 只受一个自变量 X 的影响,它们之间存在着近似的线性函数关系,可用回归直线方程来描述。回归分析的主要内容,就是根据成对变量 (X,Y) 的一组样本观测值去构建相应的回归直线方程,以近似刻画变量之间存在的内在数量关系;同时还需判断回归的显著性,即所建立的回归直线方程的有效性。

回归直线方程又称一元线性回归方程,若以 x 表示自变量的实际值,$\hat{y}$ 表示因变量 Y 的估计值,则 Y 关于 X 的**一元线性回归方程**(single linear regression equation)为

$$\hat{y} = a + bx$$

它也是描述 Y 与 X 关系的经验公式,其中 a、b 是待定参数,a 是直线方程的截距,表示 x 为 0 时 y 的估计值;而 b 是直线方程的斜率,又称为 Y 关于 X 的**回归系数**(coefficient of regression),表示 x 每变动一个单位时,影响 y 平均变动的数量。而 y 上方加"^"是为了区别于 Y 的实测值 y,相应的值 $\hat{y}$ 称为 Y 的**预测值**(predicted value)或**回归值**(regression value)。

由成对变量 (X,Y) 的样本观测值去构建回归直线方程应具备下列条件:(1) 两变量 X 与 Y 之间确实存在直线相关关系。如将两变量 X、Y 的成对样本观测值画成散点图时,图中各点的散布应形成近似直线的趋势。(2) 变量对应的样本观测值应具备一定的数量。样本观测值作为构建回归直线方程的依据,如果其数量太少,受随机因素的影响较大,就不易观察现象间的变动规律性,所求出的回归直线方程也就没什么意义了。

现设 X、Y 的一组样本观察值为

$$(x_1, y_1), (x_2, y_2), \cdots, (x_n, y_n)$$

如果 X 与 Y 之间存在线性相关关系,则由这组样本观察值得到的散点图中的各点虽然散乱,但大体应散布在一条直线附近,该直线就是线性回归方程 $\hat{y} = a + bx$ 所表示的回归直线,如图 8-7 所示。

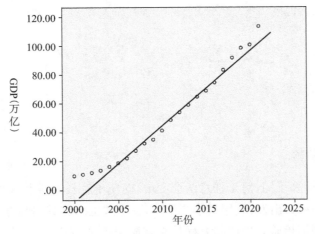

图 8-7　散点图与回归直线

显然,如图 8-7 所示,这样的直线还可以画出许多条,到底用哪条直线来表示 X 与 Y 之间存在的线性相关关系,也即如何确定回归方程 $\hat{y} = a + bx$ 中的系数 a、b 呢? 我们自然希望所得到的直线与实际数据的偏差总的来说应该尽可能小。而应用牛顿(Newton)提出的最小二乘法就可以得到满足上述要求的回归直线。

对自变量 X 的取值 x_i,考察由因变量 Y 的观察值 y_i 与回归直线上对应点的纵坐标 $\hat{y}_i = a + bx_i$ 所得的偏差平方和

$$Q = \sum_{i=1}^{n}(y_i - \hat{y}_i)^2 = \sum_{i=1}^{n}[y_i - (a + bx_i)]^2$$

它表示各实测点与回归直线上的对应点纵向距离的平方和,而**最小二乘法**(method of least squares)就是确定回归系数估计值 a、b,使 Q 达到最小值。

由于 $Q = Q(a, b)$ 中只有 a、b 是未知的,因此为 a、b 的二元函数。为使 Q 达到最小值,由二元函数求极值的方法,应有

$$\begin{cases} \dfrac{\partial Q}{\partial a} = -2\sum_{i=1}^{n}(y_i - a - bx_i) = 0, \\ \dfrac{\partial Q}{\partial b} = -2\sum_{i=1}^{n}(y_i - a - bx_i)x_i = 0 \end{cases}$$

整理方程组得

$$\begin{cases} na + nb\overline{x} = n\overline{y}, \\ na\overline{x} + b\sum_{i=1}^{n}x_i^2 = \sum_{i=1}^{n}x_iy_i \end{cases}$$

解上述方程组得

$$\begin{cases} b = \dfrac{\sum_{i=1}^{n}x_iy_i - n\overline{x}\cdot\overline{y}}{\sum_{i=1}^{n}x_i^2 - n\overline{x}^2} = \dfrac{l_{xy}}{l_{xx}}, \\ a = \overline{y} - b\overline{x} \end{cases}$$

其中

$$\overline{x} = \frac{1}{n} \sum_{i=1}^{n} x_i, \overline{y} = \frac{1}{n} \sum_{i=1}^{n} y_i$$

$$l_{xy} = \sum_{i=1}^{n} (x_i - \overline{x})(y_i - \overline{y}) = \sum_{i=1}^{n} x_i y_i - n\overline{x} \cdot \overline{y}$$

$$l_{xx} = \sum_{i=1}^{n} (x_i - \overline{x})^2 = \sum_{i=1}^{n} x_i^2 - n\overline{x}^2$$

由此即得一元线性回归方程

$$\hat{y} = a + bx$$

二、回归方程的显著性检验

由上述回归方程的计算可知,对于任意两个变量,即使不存在线性相关关系,总可以由其一组观测值 $(x_i, y_i)(i=1,2,\cdots,n)$ 出发,利用最小二乘法,在形式上求出其回归方程。因此,在建立线性回归方程后,还应根据观测值检验线性回归方程是否有显著意义,即判断 Y 与 X 之间是否确有线性相关关系。则应检验

$$H_0 : \beta = 0 (回归方程不显著)$$

是否成立。其中 β 为对应于回归方程的理论模型 $y = \alpha + \beta x + \varepsilon$ 中的回归系数。如果原假设 H_0 成立 $(\beta = 0)$,则称回归方程**不显著**(notsignificant);如果原假设 H_0 不成立 $(\beta \neq 0)$,则称回归方程**显著**(significant)。

回归方程显著性的检验法有两种:相关系数检验法和 F 检验法。

(一)相关系数检验法

只要利用本章前面第一节相关系数的显著性检验法来检验变量 X 与 Y 的线性相关的显著性,这也就检验了 Y 对 X 的线性回归方程的显著性。

(二)F 检验法

F 检验法是基于离差平方和分解的更常用的回归方程显著性检验法,该法易于推广到多元线性回归的更一般情形。

对因变量的观测值 $y_1, y_2, \cdots, y_n$,考察其差异的总离差平方和(总变差)

$$
\begin{aligned}
l_{yy} &= \sum_{i=1}^{n} (y_i - \overline{y})^2 = \sum_{i=1}^{n} (y_i - \hat{y}_i + \hat{y}_i - \overline{y})^2 \\
&= \sum_{i=1}^{n} (y_i - \hat{y}_i)^2 + \sum_{i=1}^{n} (\hat{y}_i - \overline{y})^2 \\
&= Q + U
\end{aligned}
$$

式中:$Q = \sum_{i=1}^{n} (y_i - \hat{y}_i)^2$ 称为**残差平方和**(sum of squared residuals)。它描述了观测值 y_i 与回归值 $\hat{y}_i$ 的离散程度,反映了 Y 的数据差异中扣除 X 对 Y 的线性影响后,其他因素(包括 X 对 Y 的非线性影响、随机误差等)对 Y 的影响。而 $U = \sum_{i=1}^{n} (\hat{y}_i - \overline{y})^2$ 是回归值 $\hat{y}_i$ 的偏差平方和,称为**回归平方和**(sum of squares of regression)。它描述了回归值 $\hat{y}_1, \hat{y}_2, \cdots, \hat{y}_n$ 的分散程度即自身的变差,反映了 Y 的数据差异中回归因素所体现的 X 对 Y 的线性影响。

由此我们就可得到离差平方和的分解公式

$$l_{yy} = Q + U$$

而 l_{yy}、Q、U 对应的自由度分别为 $n-1$、$n-2$、1，且相应地有

$$n-1 = (n-2) + 1$$

对给定的观测值 $y_1,y_2,\cdots,y_n$，其总变差 l_{yy} 也就确定了；而 U 反映了 x 对 y 的线性影响，Q 反映了其他因素对 y 的影响，可看成随机因素的影响部分。因为 $l_{yy} = Q + U$，则 U 越大，Q 就越小，x 对 y 的线性影响就越大；U 越小，Q 就越大，x 对 y 的线性影响就越小；所以 U 与 Q 的相对比值就反映了 x 对 y 的线性影响程度的高低。利用统计原理可证明，当回归显著性检验的原假设 $H_0:\beta = 0$ 成立时，有

$$F = \frac{U}{Q/(n-2)} \sim F(1, n-2)$$

由此就选用该 F 作为回归显著性检验的检验统计量。对给定的显著性水平 α，查 $F(1,n-2)$ 表（见附表 7）得临界值 $F_\alpha(1,n-2)$，即可检验回归显著性：

若 $F > F_\alpha(1,n-2)$，则拒绝 H_0，认为回归方程是显著的；若 $F \leqslant F_\alpha(1,n-2)$，则接受 H_0，认为回归方程是不显著的。

该回归显著性的检验采用 F 检验统计量，故称为 F 检验法。

在实际计算时，特别是用 SPSS 等软件进行回归分析时，F 检验法一般用下列回归显著性检验的方差分析表（表 8-2）来表示。

表 8-2　回归显著性检验的方差分析表

方差来源	离差平方和 SS	自由度 df	均方 MS	F 值 F	P 值 $Pr>F$
回归 Model	U	1	$U/1$	$F = \dfrac{U}{Q/(n-2)}$	$<\alpha$（显著）
残差 Error	Q	$n-2$	$Q/(n-2)$		$>\alpha$（不显著）
总变差	$l_{yy} = U + Q$	$n-1$	临界值 $F_\alpha(1,n-2)$		

在实际计算 l_{yy}、U、Q 时，可利用下列公式：

$$l_{yy} = (n-1)S_y^2,\ l_{xx} = (n-1)S_x^2,\ U = b^2 l_{xx} = l_{xy}^2/l_{xx},\ Q = l_{yy} - U$$

式中：S_y^2 为 $y_1,y_2,\cdots,y_n$ 的样本方差，S_x^2 为 $x_1,x_2,\cdots,x_n$ 的样本方差，可借助计算器计算。

最后，我们列出回归显著性的 F 检验法的主要步骤：

(1) 建立原假设 $H_0:\beta = 0$（回归方程不显著）；

(2) 计算检验统计量的 F 值：$F = \dfrac{U}{Q/(n-2)}$，由统计软件还可计算得其对应的概率 P 值；

(3) 对给定的显著性水平 α，查 F 分布表（见附表 7），得临界值 $F_\alpha(1,n-2)$；

(4) 由 F 值与临界值 $F_\alpha(1,n-2)$ 或概率 P 值与 α 的比较，对回归方程的显著性做出统计判断。

三、回归分析应用举例

下面我们就利用一元线性回归分析的方法来解决例 8-1 中的问题 (2)(3)。

例 8-1(续三)　对前面例 8-1 的 GDP 与年份问题中的数据：

(1) 试求 GDP 作为 Y 关于年份 x 的一元线性回归方程；

(2) 试用 F 检验法检验 Y 关于 x 的一元线性回归方程的显著性。（$\alpha = 0.05$）

解:(1) 由前面例8-1(续二)的计算结果知

$$\overline{x} = 2\,010.5; \overline{y} = 49.69; l_{xx} = 885.5; l_{xy} = 4\,435.86; l_{yy} = 22\,932.07$$

则

$$b = \frac{l_{xy}}{l_{xx}} = \frac{4\,435.86}{885.5} = 5.009, a = \overline{y} - b\overline{x} = -10\,021.8$$

故所求一元线性回归方程为 $\hat{y} = -10\,021.8 + 5.009x$。

回归系数 $b = 5.009$ 表示年份每增加1个单位,将会使 GDP 平均增加5.009个单位(万亿元)。

(2) 为检验所建立的一元线性回归方程的显著性,即应检验原假设

$$H_0 : \beta = 0 (回归方程不显著)$$

由前面例8-1(续二)的计算结果知

$$l_{xx} = 885.5; l_{xy} = 4\,435.86; l_{yy} = 22\,932.07$$

则

$$U = l_{xy}^2 / l_{xx} = 22\,221.18; Q = l_{yy} - U = 710.88$$

故

$$F = \frac{U}{Q/(n-2)} = \frac{22\,221.18}{710.88/20} = 625.17$$

对给定的 $\alpha = 0.05$,查 $F(1,21)$ 表(见附表7),得临界值 $F_{\alpha}(1,21) = 4.35$(或列出下列方差分析表,如表8-3所示)。

表8-3 例8-1的回归显著性检验的方差分析表

方差来源	离差平方和 SS	自由度 df	均方 MS	F 值 F	P 值 Sig.
回归 Regression	22 221.18	1	22 221.18	625.17	<0.05(显著)
残差 Residual	710.89	20	35.54		
总变差 Total	22 932.07	21		临界值 $F_{\alpha}(1,20) = 4.35$	

因为 $F = 625.17 > 4.35$,所以拒绝 H_0,认为所建立的回归方程是显著的。

在实际应用中,由于进行回归分析的计算量较大,因此更需要利用 SPSS 软件来进行回归分析的计算。下面我们通过例8-1的求解来介绍如何利用 SPSS 来进行一元线性回归分析。

例8-1(续四) 对例8-1中我国各年份的 GDP 数据,利用 SPSS 软件来进行一元线性回归分析,即

(1) 建立 GDP 作为 Y 关于年份 x 的一元线性回归方程;

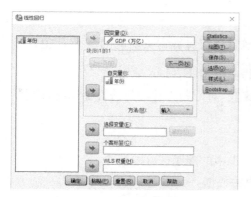

图8-8 对话框【线性回归】

(2) 用 F 检验法检验所建一元线性回归方程的显著性。($\alpha = 0.05$)

【SPSS 软件应用】 打开数据集＜我国各年份的 GDP 数据＞,选择菜单【分析】→【回归】→【线性】,如图8-8所示,在对话框【线性回归】中,选定因变量与自变量:

GDP→因变量(D);年份→自变量(I)

点击 确定 。由此即得 SPSS 输出结果,见图8-9。

模型摘要

模型	R	R 平方	调整后的 R 平方	标准估算的误差
1	.984[a]	.969	.967	5.961 92

a. 预测变量:(常量),年份

ANOVA[a]

模型		平方和	自由度	均方	F	显著性
1	回归	22 221.179	1	22 221.179	625.165	.000[b]
	残差	710.890	20	35.544		
	总计	22 932.069	21			

a. 因变量:GDP(万亿)
b. 预测变量:(常量),年份

系数[a]

模型		非标准化系数		标准系数	t	显著性
		B	标准错误	贝塔		
1	(常量)	−10 021.789	402.808		−24.880	.000
	年份	5.009	.200	.984	25.003	.000

a. 因变量:GDP(万亿)

图 8 - 9　例 8 - 1 回归分析的 SPSS 输出结果

用 SPSS 进行一元线性回归分析所得的主要输出结果(见图 8 - 9)如下:

(1)回归模型的汇总统计量(模型摘要):列出用于反映回归模型拟合优良程度的统计指标:复相关系数 $R=0.984$;决定系数(R 平方)$R^2=0.969$;调整决定系数(调整后的 R 平方)$R^2=0.967$;标准误估计值(标准估算的误差)$S=5.961\ 92$。

上述复相关系数 R、决定系数、调整决定系数越大,越接近于 1,回归模型越好;标准误估计值越小,回归模型估计的精度越高。这些指标表明该回归模型的拟合效果非常好。

(2)回归的方差分析表(ANOVA):该表即前面的表 8 - 3,用于对整个回归方程进行显著性检验。因为 $F=625.165$,而显著性检验概率值(显著性)$P=0.000<0.05$,所以拒绝 H_0,认为回归方程是显著的。

(3)回归系数表(系数):给出回归方程的系数及检验结果。"系数"表中"B"所在列给出回归方程 $\hat{y}=a+bx$ 的系数估计值 a 和 b:

$$a=-10\ 021.789,\ b=5.009$$

表中的"t"列和"显著性"列同时给出了对回归系数进行显著性检验的 t 值和概率 P 值结果。

由此所建立的回归方程为

$$\hat{y}=-10\ 021.789+5.009x$$

四、一元拟线性回归分析

在实际问题中,变量间的回归关系并非都是线性的,如血药浓度随时间的变化关系、老鼠死亡率与给药剂量的关系等均呈曲线趋势,这时就需要配置恰当类型的曲线拟合观测数据。在许多情况下,两个变量间的非线性关系可以通过简单的变量代换转化为一元线性回归模型来求解和分析(对复杂的曲线关系,则需要化为多元线性回归来求解)。这就是人们在实践中常常做的"曲线直线化"工作。一旦通过某种变换,如果确能使新变量之间呈线性关系,并据此求其回归方程,然后代回到原变量,即得所求变量间的回归方程。这一处理方法称为**拟线性回归**(quasi-linear regression)。

下面结合例题来介绍一元拟线性回归分析方法的应用。

例 8 - 2 静脉注射西索米星后,血药浓度 c 与时间 t 可用下列关系式表示:

$$c = \frac{D}{V}e^{-Kt}$$

式中:D 为所给剂量;V 为表观分布容积;K 为消除速率常数。现给体重为 20 g 的小鼠注射西索米星 0.32 mg 后,测得一些时间的血药浓度如表 8 - 4 所示。

表 8 - 4　药—时数据表

编号	1	2	3	4	5	6	7	8
时间 t/min	20	40	60	80	100	120	140	160
血药浓度 c/(μg·mL^{-1})	32.75	16.50	9.20	5.00	2.82	1.37	0.76	0.53

试求血药浓度 c 对时间 t 的回归方程。

解:由药物代谢动力学知识或通过作散点图可知,这些点大致接近一条指数曲线。为了得到相应的回归方程,对题中的关系式两边取自然对数 ln,得

$$\ln c = \ln\frac{D}{V} - Kt$$

令 $y = \ln c$,$a = \ln\frac{D}{V}$,$b = -K$,可得

$$y = a + bt$$

这样便把指数曲线回归问题转化为线性回归问题。其中间计算结果见表 8 - 5。

表 8 - 5　指数曲线回归计算表

编号	t	c	$\ln c$	$t\ln c$	t^2	$(\ln c)^2$
1	20	32.75	3.488 9	69.778 1	400	12.172 4
2	40	16.50	2.803 4	112.134	1 600	7.858 83
3	60	9.20	2.219 2	133.152	3 600	4.924 86
4	80	5.00	1.609 4	128.755	6 400	2.590 29
5	100	2.82	1.036 7	103.674	10 000	1.074 82
6	120	1.37	0.314 8	37.777 3	14 400	0.099 11
7	140	0.76	−0.274	−38.421	19 600	0.075 32
8	160	0.53	−0.635	−101.58	25 600	0.403 07
合计	720	—	10.563	445.269	81 600	29.198 7

利用表 8 - 5 的计算数据,可得

$$l_{tt} = 81\ 600 - \frac{720^2}{8} = 16\ 800$$

$$l_{yy} = 29.198\,7 - \frac{10.563^2}{8} \approx 15.252$$

$$l_{ty} = 445.269 - \frac{720 \times 10.563}{8} = -505.401$$

$$b = \frac{-505.401}{16\,800} \approx -0.030\,08$$

$$a = \frac{1}{8} \times (10.563 + 0.030\,08 \times 720) \approx 4.027\,6$$

于是,回归方程为

$$\ln c = 4.027\,6 - 0.030\,08t$$

又

$$\frac{D}{V} = e^a = e^{4.027\,6} \approx 56.126, \quad K = -b = 0.030\,08$$

最后得到所求的指数曲线方程为

$$c = \frac{D}{V} e^{-Kt} = 56.126 e^{-0.030\,08t}$$

综上所述,一元拟线性回归分析的基本步骤如下:
(1) 根据样本数据,在直角坐标系中画出散点图;
(2) 根据散点图,推测出两个变量间的函数关系;
(3) 选择适当的变换,使之变成线性关系;
(4) 用线性回归方法求出线性回归方程;
(5) 返回到原来的函数关系,得到要求的回归方程。

在根据散点图来推测两个变量间的函数关系时,一般地,若在单对数坐标纸上作散点图,其散点的排布呈明显的直线趋势,则可用指数函数 $y = ae^{bx}$ 拟合;若在双对数坐标纸上作散点图,其散点的排布呈明显的直线趋势,则可用幂函数 $y = ax^b$ 拟合。有时数据本身或理论上的考虑能暗示一种特殊的非线性关系,并通过对散点图的研究找到关于线性化变换的启示。表 8-6 给出了几个常见的非线性模型对应的线性化变换。

表 8-6 常见非线性模型的线性化变换表

曲线方程	变量替换	变换后的线性方程
双曲线 $\dfrac{1}{y} = a + \dfrac{b}{x}$	$y' = \dfrac{1}{y},\ x' = \dfrac{1}{x}$	$y' = a + bx'$
幂函数 $y = ax^b$	$y' = \ln y,\ x' = \ln x$	$y' = a' + bx',\ a' = \ln a$
指数函数 $y = ae^{bx}$	$y' = \ln y$	$y' = a' + bx,\ a' = \ln a$
对数函数 $y = a + b\ln x$	$x' = \ln x$	$y = a + bx'$
S 型曲线 $y = \dfrac{1}{a + be^{-x}}$	$y' = \dfrac{1}{y},\ x' = e^{-x}$	$y' = a + bx'$

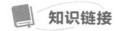 **知识链接**

高尔顿与回归分析

　　弗朗西斯·高尔顿(Francis Gallon,1822—1911)从小智力超常,7岁时就按自己的方法对昆虫、矿物标本进行分类,被认为是一位神童,他与提出生物进化论的达尔文还是表兄弟。1909年,他被英国王室授予勋爵称号。

　　高尔顿对统计学的最大贡献是相关性概念的提出和回归分析方法的建立。19世纪,他和英国统计学家卡尔·皮尔逊(Karl Pearson)对许多家庭的父子身高、臂长等做了测量,发现儿子身高与父亲身高之间存在一定的线性关系,并在论文《身高遗传中的平庸回归》中最早提出"回归"一词,用来描述这一趋势。高尔顿提出了若干描述性统计的概念和计算方法,如"相关""回归""中位数""四分位数""四分位数差""百分位数"等,被认为是现代回归与相关分析技术的创始人,同时他将统计学方法大量应用于生物学的研究之中,是生物统计学的创立人之一。

　　高尔顿平生著书15种,发表论文220篇,涉猎范围包括统计学、遗传学、优生学、地理、天文、物理、人类学、社会学等众多领域,是一位百科全书式的学者。

综合练习八

一、填空题

1. 样本相关系数 r 的取值范围是_____。

2. 已知一元线性回归方程 $\hat{y} = a + 4x$,且 $\overline{x} = 3, \overline{y} = 6$,则 $a =$ _____。

3. 在一元线性相关与回归分析中,已知下列资料:

$$l_{xx} = 20, l_{yy} = 245, l_{xy} = 60, \overline{x} = 40, \overline{y} = 100$$

则相关系数 $r =$ _____;直线回归方程 $\hat{y} = a + bx$ 为 _____。

二、选择题

1. 相关系数显著性检验的原假设 H_0 是　　　　　　　　　　　　　　　　　　　　　　(　　)

A. 总体相关系数 $\rho = 0$ 　　　　　　　　　　B. 总体相关系数 $\rho \neq 0$

C. 总体相关系数 $\rho > 0$ 　　　　　　　　　　D. 总体相关系数 $\rho < 0$

2. 直线回归方程显著性假设检验,其 F 检验统计量的自由度为　　　　　　　　　　(　　)

A. $(1, n)$ 　　　　　　　　　　　　　　　　B. $(1, n-1)$

C. $(1, n-2)$ 　　　　　　　　　　　　　　D. $2n-1$

3. 在线性回归方程的显著性检验中,如果 $F > F_a(1, n-2)$(或 P 值 < 0.05),则表示线性回归方程是

　　　　　　　　　　　　　　　　　　　　　　　　　　　　　　　　　　　　　　　(　　)

A. 显著的　　　　　　B. 不显著的　　　　　C. 不确定　　　　　D. 以上都不对

4. 在回归直线 $y = a + bx$ 中,b 表示　　　　　　　　　　　　　　　　　　　　　(　　)

A. 当 x 增加一个单位时,y 增加 a 的数量

B. 当 y 增加一个单位时,x 增加 b 的数量

C. 当 x 增加一个单位时,y 的平均增加量

D. 当 y 增加一个单位时,x 的平均增加量

三、计算题

1. 用银盐法测定食品中的砷时,由分光光度计测得吸光度 y 与浓度 x 的数据如下表所示。

$x/(\mu g \cdot mL^{-1})$	1	3	5	7	10
y	0.045	0.148	0.271	0.383	0.533

设吸光度 y 服从正态分布,试就表中的资料讨论吸光度与浓度之间的相关性。$(\alpha = 0.01)$

2. 在开发一种抗过敏新药时,要对不同剂量的药效进行试验。10 名患者各用了该新药一个特定的剂量,药物作用消失时立即记录。试验数据列于下表中,X 是剂量,Y 是症状持续消除的日数,用 7 个不同的剂量,其中 3 个剂量重复给两名患者。

患者编号	1	2	3	4	5	6	7	8	9	10	合计
剂量 X/mg	3	3	4	5	6	6	7	8	9	9	60
日数 Y/d	9	5	12	9	14	16	22	18	24	22	151

(1) 计算相关系数 r;

(2) 建立 Y 对 X 的线性回归方程;

(3) 检验所建立的线性回归方程的显著性。$(\alpha = 0.05)$

3. 对狗进行服用阿司匹林片的试验,记 y 为狗试验后的最高血药浓度,x 为阿司匹林片释放能力的指标,现有 6 批阿司匹林片,从每一批中分别取样做体内外观察,得到的试验数据如下表所示。

x	0.5	0.94	1	1.24	1.3	1.45
y	213	179.6	179.6	150.4	134.4	132.2

(1) 试求 y 对 x 的线性回归方程;

(2) 对线性回归方程的显著性进行检验。$(\alpha = 0.05)$

四、上机实训题

1. 对本章计算题 1,试利用 SPSS 作出吸光度 y 与浓度 x 之间的散点图,并计算吸光度与浓度间的相关系数。

2. 某单位研究代乳粉营养价值时,用大白鼠做试验,得到的大白鼠进食(X)和体重增加量(Y)的数据如下表所示。

鼠号	1	2	3	4	5	6	7	8
进食量 X/g	800	780	720	867	690	787	934	750
体重增加量 Y/g	185	158	130	180	134	167	186	133

(1) 试利用 SPSS 软件绘制 X 与 Y 的散点图;

(2) 计算 X 与 Y 的相关系数;

(3) 建立体重增加量(Y)对大白鼠进食量(X)的线性回归方程;

(4) 对线性回归方程的显著性进行检验。$(\alpha = 0.05)$

第九章　试验设计

在医药科学研究和生产实践中,经常需要做许多试验(包括实验),并通过对试验数据的分析研究来揭示客观事物的内在规律,寻求问题的解决办法,以达到预期目的。在试验工作中,试验设计和试验结果数据分析都是做好试验处理的不可或缺的重要部分,如我们考察有关多因素多水平对试验结果影响的试验安排问题。

例 9-1　某药厂为了考察影响某种化工产品转化率的因素,根据经验选择了 3 个相关因素:反应温度(A)、反应时间(B)和加碱量(C),每个因素取 3 个水平,分别用 A_1、A_2、A_3、B_1、B_2、B_3、C_1、C_2、C_3 表示,如表 9-1 所示。

表 9-1　3 个因素的水平表示

水平	反应温度/℃ A	反应时间/min B	加碱量/kg C
1	75	60	25
2	85	120	35
3	95	180	50

问题:(1) 如何科学合理地安排试验,使得只需进行较少次数的试验就能得到该化工产品转化率的最优试验条件;

(2) 确定各因素对该化工产品转化率影响的主次。

对于上述问题,如果利用前面第七章介绍的方差分析法进行多因素方差分析,不仅公式更加复杂,而且需要对这多个因素的不同水平搭配的每个组合都做一次试验,这种全面试验的试验次数往往很多,实施起来困难较大。例如对例 9-1 这种 3 个因素,每个因素有 3 个水平的问题,全面试验就要进行 27(3^3)次试验。如果对 5 个因素,每个因素有 4 个水平的问题,全面试验就要进行 1 024(4^5)次试验。如果选用好的试验设计方法,确定最佳试验方案,就可使试验次数大大减少,并能够完全达到试验目的。

第一节　试验设计概论

一、试验设计的概念

试验设计(experimental design),是应用统计方法对试验因素做科学合理的安排,从而达到最好的试验效果。一个科学而完善的试验设计,能够合理安排各种试验因素,严格控制试验误差,并能有效地分析试验数据。优良的试验设计方法,既可以减少试验次数,缩短试验时间和避免盲目性,又能迅速得到有效的结果。反之,如果试验缺乏良好的科学设计,则会影响到结论的真实可靠性及试验数据的统计分析进程。

例 9-2　1962 年美国医学学会杂志曾发表过一篇关于胃溃疡治疗新技术的报告,该报告根据动物试验和 24 名患者的临床试验结果得出结论,将冷冻液导入胃中使胃冷却可以缓解胃溃疡症状,之后这一研究成果在临床中被广泛使用。但有研究者发现,这项研究在设计上存在严重问题,如没有合理地设立对照组。后来经过严格的随机对照试验,证明胃冷却的方法只是暂时缓解胃部疼痛,该方法不仅不能治疗胃溃疡,反而可能加重胃部的溃疡,从而否定了这种治疗胃溃疡的方法。

例 9-3 20 世纪 80 年代,两项观察性研究结果表明孕妇在孕期补充维生素(叶酸)可以减少生育神经管缺陷婴儿的危险性,但一直无法证实。直到 1991 年,医学研究委员会维生素研究小组开展了一项大规模的随机对照试验,结果表明:安慰剂组的 602 名孕妇中有 21 人分娩出的新生儿有神经管缺陷,而叶酸补充组的 592 名孕妇中出现新生儿神经管缺陷的只有 6 人,同时其他维生素(不含叶酸)的补充对新生儿神经管缺陷的发生无明显影响。统计学分析证实,叶酸补充组与安慰剂组之间的新生儿神经管缺陷发生率有显著差异,说明叶酸对预防新生儿神经管缺陷有明显的效果。

由此可见,科学的试验设计是科研工作中的第一步基本而又极其重要的工序,是进行科学试验和数据统计分析的先决条件,也是获得预期结果的重要保证,其好坏将直接影响到科学研究的质量甚至全局的成败。

任何试验都包含三个基本要素:试验对象、试验因素和试验效应(指标)。在例 9-1 中,化工产品是试验对象,反应温度、反应时间和加碱量是试验因素,转化率是试验效应。根据试验的目的选择试验的考察因素,并从质量或数量上对每个因素确定不同的水平,因素及其水平在试验全过程中应保持不变。试验中多选择一些因素和水平可以提高试验效率,但并不是越多越好。试验对象需要具有同质性,如以小白鼠为对象做某种药理试验,小白鼠的年龄、体重及其某些生理条件必须大体相同。试验效应即试验指标,可分为数量和非数量两种,试验要求指标必须是客观和精确的。

二、试验设计的基本原则

在试验中,为了使试验设计所得结果正确可靠,我们必须注意下列试验的基本要求:(1)试验条件要有代表性;(2)要选择适当的试验指标,并有相应的数据分析方法;(3)试验数据要有正确性;(4)试验结果要有重演性。

为了准确考察因素的不同水平所产生的效应,在试验设计中应注意以下三个基本原则。

1. 随机化(randomization) 随机化是指在对试验单位进行分组时必须使用随机的方法,使试验单位进入各试验组的机会相等,以避免试验单位分组时受试验人员主观倾向的影响。这是在试验中排除非试验因素干扰的重要手段,目的是获得无偏的误差估计量。

2. 重复(repetition) 重复是指试验中同一处理实施在两个或两个以上的试验单位上。设置重复的主要作用在于估计试验误差。只有重复才能获得两个或两个以上的观测值,才能估计出试验误差。

3. 局部控制(local control) 局部控制是指在试验时采取一定的技术措施或方法来控制或降低非试验因素对试验结果的影响。在试验中,当试验环境或试验单位差异较大时,可将整个试验环境或试验单位分成若干个单位组(或区组),在单位组(或区组)内使非处理因素尽量一致。因为单位组之间的差异可在方差分析时从试验误差中分离出来,所以局部控制原则能较好地降低试验误差。

三、常用试验设计方法

根据试验的性质和精度要求的不同,试验设计方法有多种,每种方法都有其特点和适用范围。这里我们简单介绍几种常用的试验设计方法。

1. 完全随机设计

完全随机设计(completely randomized design)又称单因素设计或成组设计,是最常用的单因素试验设计方法。它将试验对象随机地分配到各处理组,再观察其试验效应。该设计方法的优点是设计简单,易于实施。

2. 配对设计

配对设计(paired design),是将试验对象按一定条件配成对子,再将每对中的两个试验对象随机分配到不同的处理组。在动物试验中,常将窝别、性别、体重等作为配对条件;在临床试验中,常将病情轻重、性别、年龄、职业等作为配对条件。与完全随机设计相比,配对设计的优点在于抽样误差较小、试验效率较高、所需样本容量较小。

3. 析因设计

析因设计(factorial design)是指将多个处理因素各水平的所有组合进行试验,从而探讨各试验因素的主效应以及各因素间的交互作用。由于析因设计考虑各因素所有水平的全面组合,因此又称完全交叉分组试验设计,其特点是具有全面性和均衡性。但当因素数、水平数较多时,有时会因试验次数太多而难以实现。

4. 交叉设计

交叉设计(cross-over design),是一种特殊的自身前后对照试验设计,它按事先设计好的试验次序,在各个时期对研究对象实施各种处理,以比较各处理组间的差异。如二阶段交叉设计就是安排两个处理因素按时间先后分两个阶段进行。与平行组设计相比,该设计效率较高,且均衡性好,这对于花费昂贵的药物临床试验显得尤为重要。

5. 正交设计

正交设计(orthogonal design)是一种科学地安排与分析多因素试验的试验设计法,它通过利用现成的正交表,根据试验满足"均匀分散"和"整齐可比"的原则,来选出代表性较强的少数试验条件,并合理安排试验,进而推断出最优试验条件或生产工艺。正交设计具有高效、快速、经济的特点,适用于因素数和水平数较多时进行最佳因素和水平组合筛选的研究。

6. 均匀设计

均匀设计(uniform design)是我国数学家根据数论的理论制定均匀设计表而创立的试验设计方法,用均匀设计表安排试验满足了均匀分散原则,可以大大减少试验次数。该法适用于多因素试验中水平较多的情况。如用正交设计试验次数仍然太多而无法实现时,可考虑用均匀设计法。

此外,"临床试验设计"是专门用来研究疾病临床阶段规律的试验设计,它除遵循一般试验设计的基本原则和方法外,还要适应临床的许多要求和特点。

本章重点介绍有效减少试验次数的正交设计,这种试验设计方法在医药领域有着广泛的应用。

第二节　正交设计与正交表

正交试验设计(orthogonal experimental design),简称**正交设计**,是一种科学地安排与分析多因素试验的试验设计法,它通过利用现成的正交表来选出代表性较强的少数试验条件,并合理安排试验,进而推断出最优试验条件或生产工艺。

正交设计的特点是设计简明,计算方便,并可大幅度减少试验次数。例如,对5因素4水平问题,如果不考虑因素间的交互作用,选用相应正交表进行正交试验设计,只需做16次试验,比全面试验要减少1 000多次试验。显然,正交设计法能够显著提高对试验结果的分析和计算效率,故在医药等科学研究领域应用十分广泛。

一、正交表

正交表(orthogonal table)是一种现成的规格化的表(表9-2),它能够使每次试验的因素及水平得到合理的安排,是正交试验设计的基本工具。

表 9-2　正交表 $L_9(3^4)$

试验号	列号			
	1	2	3	4
1	1	1	1	1
2	1	2	2	2
3	1	3	3	3
4	2	1	2	3
5	2	2	3	1
6	2	3	1	2
7	3	1	3	2
8	3	2	1	3
9	3	3	2	1

该正交表记为 $L_9(3^4)$，正交表符号 $L_9(3^4)$ 的含义如图 9-1 所示：

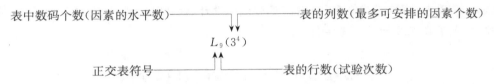

图 9-1　正交表符号 $L_9(3^4)$ 的含义

用正交表进行正交试验设计时，每列可安排一个因素，列中不同数码代表因素的不同水平，以确定所需安排相应次数试验的条件。例如对 $L_9(3^4)$ 表，最多可以安排 4 个 3 水平的因素，需做 9 次试验。而对 $L_8(2^7)$ 表（见附表 12），最多可以安排 7 个 2 水平的因素，需做 8 次试验。

从正交表中可以看出正交表的两个特性：

(1) 均衡性表中每一列包含的不同数码的个数相同。如在 $L_9(3^4)$ 表中的每一列中数码 1、2、3 都出现了 3 次。

(2) 正交表中任意两列横向各种数码搭配出现的次数都相同。如在 $L_9(3^4)$ 表的任意两列中，横向各可能数对 $(1,1),(1,2),(1,3),(2,1),(2,2),(2,3),(3,1),(3,2),(3,3)$ 都出现了一次。

正交表的上述特性，使得用正交表安排试验时，每个因素不同水平的试验次数相同，任两因素不同水平的搭配次数相同，具有"次数整齐可比、搭配均衡分布"的优点，从而能选出代表性强的少数次试验，大幅减少试验次数，并能很好地代表全面试验的效果来求得最优试验条件，并可做进一步的有关因素的分析。如考虑 4 因素 3 水平问题，全面试验需进行 $3^4 = 81$ 次试验；如果不考虑因素间的交互作用，就可选用上述 $L_9(3^4)$ 正交表进行正交试验设计，只要做 9 次试验就可以。

二、正交设计的基本步骤

利用正交表进行正交设计的基本步骤为：

(1) 根据试验目的和要求，确定试验指标，并拟定影响试验指标的因素数和水平数；

(2) 根据已确定的因素数和水平数，选用适当的正交表，进行正交表的表头设计；

(3) 根据正交表确定各次试验的试验条件，进行试验得到试验结果数据；

(4) 对数据进行有关统计分析，得到相应结果（最优试验条件或进一步试验方案等）。

其中，当确定了试验的因素及其相应的水平数，选择正交表时，首先要求正交表中水平数与每个因素的水平数一致;其次要求正交表的列数不少于所考察因素的个数;最后适当选用试验次数较少的正交表,将各个因素分别填入正交表的表头适当的列上,该过程称为表头设计。做好表头设计是正确进行正交试验设计的关键,表头设计完成后,试验方案也就由选定的正交表完全确定。

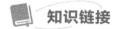 **知识链接**

费希尔和试验设计

试验设计自 20 世纪 20 年代问世至今,其发展大致经历了三个阶段:早期的单因素和多因素方差分析、传统的正交试验法等和近代的最优设计法等。

英国著名统计学家、数学家、数理统计学的奠基人之一罗纳德·艾尔默·费希尔(R. A. Fisher)开创了试验设计法。他于 1923 年与麦肯齐合作发表了第一个试验设计的实例,1926 年提出了试验设计的基本思想,即减少偶然性因素的影响,使试验数据有一个合适的数学模型,以便使用方差分析的方法对数据进行分析。1935 年出版了他的名著《试验设计法》,提出了试验设计三原则:随机化、局部控制和重复。

试验设计的方法有很多,除了费希尔于 1925 年提出的随机区组试验和拉丁方试验设计外,还有单因素试验、两因素试验、不完全区组试验、正交试验设计、最优试验设计、稳健试验设计、均匀试验设计等多种,构成了数理统计的分支学科。

第三节 正交试验的直观分析

下面我们通过对例 9-1 的分析求解来介绍如何用**直观分析法**(又称**极差分析法**)进行正交试验设计和分析。

一、正交试验的表头设计

由于例 9-1 考察 3 个因素,每个因素都是 3 个水平,因此在 $m=3$(水平)的 $L_9(3^4)$、$L_{18}(3^7)$、$L_{27}(3^{13})$ 等正交表(见附表 12)中,选用能够安排 3 个因素且试验次数较少的正交表 $L_9(3^4)$。在 $L_9(3^4)$ 正交表中,3 个因素可安排在该表 4 列中的任意 3 列上,现分别将因素 A、B、C 安排在第 1、2、4 列上,如表 9-3 所示。

表 9-3 用 $L_9(3^4)$ 正交表安排试验

	列号	1	2	3	4
	因素	A(温度)	B(时间)		C(加碱量)
试验号	1	1(75 ℃)	1(60 min)	1	1(25 kg)
	2	1	2(120 min)	2	2(35 kg)
	3	1	3(180 min)	3	3(50 kg)
	4	2(85 ℃)	1	2	3
	5	2	2	3	1
	6	2	3	1	2
	7	3(95 ℃)	1	3	2
	8	3	2	1	3
	9	3	3	2	1

现在就可根据表9-3给定的方案来安排试验。表中每列中的数字就代表对应因素的水平,每一行就是一次试验的试验条件。例如第一行就是第1号试验,各因素的水平都是1,表示试验在A_1(反应温度75 ℃),B_1(反应时间60 min),C_1(加碱量为25 kg)的条件下进行;第2号试验条件为$A_1B_2C_2$,表示试验在反应温度75 ℃、反应时间120 min、加碱量为35 kg的条件下进行等,如此进行9次试验。为防止系统误差,一般我们不按序号来做这9个试验,而应随机排序来完成这些试验,并将试验结果的数据记录在表的最后一列,如表9-4所示。

由表9-4中试验结果数据可看出,第7号试验的转化率最高,但其试验条件($A_3B_1C_2$)未必是各因素水平的最优组合。为求最优试验条件,必须对试验结果进行统计分析。

二、直观分析法的分析步骤

下面我们给出对例9-1正交试验数据进行分析求解的步骤。

例9-1解一:(直观分析法)

表9-4 直观分析法计算表

列号		1	2	3	4	试验结果
因素		A (温度)	B (时间)		C (加碱量)	转化率 y_i
试 验 号	1	1	1	1	1	34
	2	1	2	2	2	57
	3	1	3	3	3	41
	4	2	1	2	3	56
	5	2	2	3	1	72
	6	2	3	1	2	75
	7	3	1	3	2	85
	8	3	2	1	3	80
	9	3	3	2	1	78
$\overline{K}_1$		44	58.333	63	61.333	
$\overline{K}_2$		67.667	69.667	63.66	72.333	
$\overline{K}_3$		81	64.667	66	59	
R		37	11.334	3	13.333	

(一)计算每个因素各水平的试验结果平均值$\overline{K}_i$

由表9-4知,各因素同一水平下各做了3次试验,我们对表9-4中的每个因素列中同一水平所对应的试验结果(转化率y_i)分别求其平均值$\overline{K}_i$。

如对因素A的3个水平A_1,A_2,A_3,求其平均转化率

$$A_1:平均转化率\ \overline{K}_1=(y_1+y_2+y_3)/3=(34+57+41)/3=44$$

$$A_2:平均转化率\ \overline{K}_2=(y_4+y_5+y_6)/3=(56+72+75)/3\approx67.667$$

$$A_3:平均转化率\ \overline{K}_3=(y_7+y_8+y_9)/3=(85+80+78)/3=81$$

注意到A因素取同一水平时的3次试验中,因素B、C均取遍3个水平,而且3个水平各出现1次,表

明对因素 A 的每个水平而言,B、C 因素的变动是平等的,故上述计算的平均转化率 $\overline{K}_i(i=1,2,3)$ 分别反映了因素 A 的 3 个不同水平对试验指标影响的大小,其中因素 A 取第三水平 A_3 时最好,平均转化率最高,达 81%。同样可计算出因素 B、C 的各水平的平均转化率,结果见表 9-4。

（二）求出每个因素的极差 R,确定因素的主次

因素列中各水平的试验结果平均值 $\overline{K}_i$ 的最大值与最小值之差称为该因素的**极差**,用 R 表示。则因素 A、B、C 的极差分别为

$$因素 A 的极差：R_1 = 81 - 44 = 37$$
$$因素 B 的极差：R_2 = 69.667 - 58.333 = 11.334$$
$$因素 C 的极差：R_4 = 72.333 - 59 = 13.333$$

由于正交表的均衡搭配特性,各个因素列的平均转化率的差异可认为是由该因素列的不同水平所引起的,而该列极差的大小,就表明该因素对试验结果影响的大小,故各因素极差的大小也就决定了试验中各因素的主次。

在本例中,由表 9-4 的极差 R 值知,A 因素($R=37$)为主要因素,C 因素($R=13.333$)次之,B 因素($R=11.334$)是最次要因素,即各因素的主次顺序为

$$主 \to 次：A, C, B$$

如果要大致考虑各因素对试验指标影响的显著性,则在正交表中必须有未排因素的列(称为**空列**)。如在本例中,我们可在表 9-4 中计算未排因素的空列第 3 列的极差 R_3,这里 $R_3 = 3$,其值较小,大致反映了试验误差的大小(如果空列的极差较大,则因素间可能有交互作用)。而因素 A、C、B 的极差显著大于 R_3,故因素 A、C、B 的影响是显著的。这里显著性的判定较为粗略,如需准确考察各个因素对试验指标影响的显著性,应采用下节介绍的正交试验的方差分析法。

（三）选取最优的水平组合,得到最优试验条件

每个因素都取其试验平均值最好的水平,简单组合起来就得到最优试验条件。本例即为使平均转化率达到最大的水平组合,即 $A_3B_2C_2$ 是所求的最优试验条件。故最优试验条件为反应温度 95 ℃、反应时间 120 min、加碱量为 35 kg。

在实际应用中,在确定最优试验条件时,主要因素一定要取最好水平,而次要因素特别是不显著的往往可视条件、成本等取适当的水平,在此基础上来确定各因素水平的最优组合。

值得注意的是,我们得到的这个试验条件并没有包含在已做过的 9 次试验中,如果按这个最优试验条件做验证性试验一般会得到比那 9 次试验更好的结果。

（四）各因素水平变化时试验指标的变化规律

这里,我们以因素为横坐标,以试验指标为纵坐标作出 3 个因素的各水平与试验指标间的变化规律图,如图 9-2 所示。

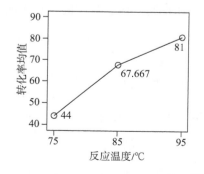 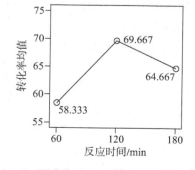 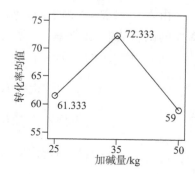

图 9-2 因素与试验指标间的变化规律图

从图 9-2 中可以看出,因素 A(反应温度)从 75 ℃增加到 95 ℃,转化率逐渐上升,而因素 B(反应时间)从 60 min 增加到 180 min 及因素 C(加碱量)从 25 kg 增加到 50 kg,转化率是先上升,后下降。为此,如果我们取反应温度大于 95 ℃、反应时间在 120 min 左右、加碱量在 35 kg 左右的水平,进行进一步的探索性试验,就有可能得到更高的转化率。这就为我们制定进一步试验的方案指明了方向。

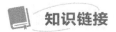

知识链接

正交试验设计的发展简史

正交试验设计是试验设计法中流行最广的一个。正交试验建立在方差分析模型的基础上,当因素的水平不多,试验范围不大时,是非常有效的试验设计方法。

20 世纪 60 年代,日本统计学家田口玄一等首创了正交表,将正交试验设计和数据分析表格化,使正交设计更加便于理解和使用。

我国于 60 年代引进了田口玄一的正交表方法,特别是我国方开泰教授于 1972 年提出了"直观分析法",将方差分析的思想体现于点图和极差计算之中,使正交设计的统计分析大大简化,对正交设计在我国的普及起了促进作用。

第四节　正交试验的方差分析法

正交试验的直观分析法简单直观,计算量较小,便于普及和推广,是一种较好的分析方法。但它不能区别试验结果的差异是由因素水平的改变所引起的,还是由试验的随机波动所引起的。为解决这个问题,需要对试验结果进行方差分析。

方差分析的思想和步骤与第七章的两因素方差分析法类似,即先将试验结果的总离差平方和分解为各因素(包括交互作用)及误差的离差平方和,然后求出各 F 值,做 F 检验,从而确定哪些因素和交互作用对试验指标有显著性影响。

下面结合本章第一节的例 9-1,利用 SPSS 软件计算来介绍对正交设计结果进行分析的方差分析方法。

【SPSS 软件应用】在 SPSS 中,正交试验设计的结果的方差分析可通过菜单【分析】→【一般线性模型】→【单变量】的途径来实现。

在 SPSS 中,将表 9-3 中正交设计表各列数据作为因素变量,转化率试验数据作为观测变量,建立 SPSS 数据集<正交设计的转化率>,如图 9-3 所示。

	反应温度A	反应时间B	E	加碱量C	转化率
1	1	1	1	1	34
2	1	2	2	2	57
3	1	3	3	3	41
4	2	1	2	3	56
5	2	2	3	1	72
6	2	3	1	2	75
7	3	1	3	2	85
8	3	2	1	3	80
9	3	3	2	1	78

图 9-3　数据集<正交设计的转化率>

在 SPSS 中,打开该数据集,从菜单选择【分析】→【一般线性模型】→【单变量】,在【单变量】主对话框(图 9-4)中选定:

转化率→因变量(D);反应温度A、反应时间B、加碱量C→固定因子(F)

再点击选项【模型】,进入对话框【单变量:模型】,如图9-5所示,选定:

指定模型⊙定制(C);反应温度A、反应时间B、加碱量C→模型(M)

点击 继续 。

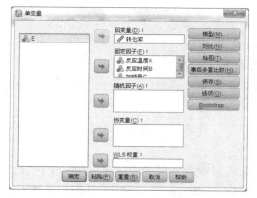

图9-4 对话框【单变量】

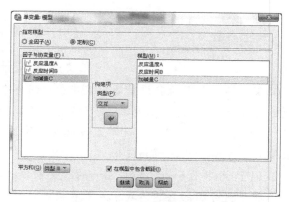

图9-5 对话框【单变量:模型】

最后点击 确定 ,即可得到多因素方差分析的相应的SPSS输出结果。其主要的输出结果如图9-6所示,其中"源"为方差来源,"Ⅲ类平方和"为离差平方和,F为F检验值,"显著性"为P值。

主体间效应的检验

因变量:转化率

源	Ⅲ类平方和	自由度	均方	F	显著性
校正的模型	2 604.667[a]	6	434.111	58.313	.017
截距	37 120.444	1	37 120.444	4 986.328	.000
反应温度A	2 106.889	2	1 053.444	141.507	.007
反应时间B	193.556	2	96.778	13.000	.071
加碱量C	304.222	2	152.111	20.433	.047
错误	14.889	2	7.444		
总计	39 740.000	9			
校正后的总变异	2 619.556	8			

a. R平方 =.994(调整后的R平方 =.977)

图9-6 例9-1的SPSS正交设计的方差分析主要输出结果

由图9-6给出的正交设计数据方差分析表("主体间效应的检验"表)可知,对显著性水平$\alpha=0.05$,有如下的统计判断结果。

对因素A:因为概率P值(显著性)$=0.007<0.05$,所以认为因素A显著;

对因素B:因为概率P值(显著性)$=0.071>0.05$,所以认为因素B不显著;

对因素C:因为概率P值(显著性)$=0.047<0.05$,所以认为因素C显著。

总之,因素A、C的作用显著,因素B的作用不显著。因素的主次顺序为(F值从大到小)

主→次:A,C,B

如果需要得到因素的最优水平组合,即转化率的最优试验条件,可在方差分析的对话框【单变量】(图 9-4)中再点击【选项】,进入对话框【单变量:选项】,如图 9-7 所示,选定:

反应温度 A、反应时间 B、加碱量 C→显示平均值(M)

点击 继续 。

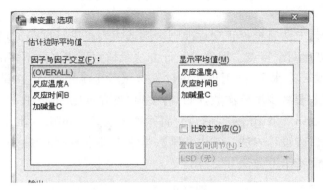

图 9-7 对话框【单变量:选项】

完成上述 SPSS 操作后即可得到有关诸因素各个水平下转化率的平均值,如图 9-8 所示。

估计边际平均值
1. 反应温度 A

因变量:转化率

反应温度 A	平均值	标准误差	95%的置信区间	
			下限值	上限值
75	44.000	1.575	37.222	50.778
85	67.667	1.575	60.889	74.445
95	81.000	1.575	74.222	87.778

2. 反应时间 B

因变量:转化率

反应时间 B	平均值	标准误差	95%的置信区间	
			下限值	上限值
60	58.333	1.575	51.555	65.111
120	69.667	1.575	62.889	76.445
180	64.667	1.575	57.889	71.445

3. 加碱量 C

因变量:转化率

加碱量 C	平均值	标准误差	95%的置信区间	
			下限值	上限值
25	61.333	1.575	54.555	68.111
35	72.333	1.575	65.555	79.111
50	59.000	1.575	52.222	65.778

图 9-8 例 9-1 的 SPSS 中各因素的均值输出结果

根据图 9-8 SPSS 输出结果,将每个因素都取其平均值的最大值对应的水平简单组合起来就得到最优试验条件。故在本例中最优试验条件为 $A_3B_2C_2$:反应温度 A 为 95 ℃(平均值为 81)、反应时间 B 为 120 min(平均值为 69.667)、加碱量 C 为 35 kg(平均值为 72.333)。

第五节　均匀试验设计

前面介绍的正交设计方法是根据正交性准则来挑选代表点进行试验的,正交设计在挑选代表点时具有均匀分散、整齐可比两个特点。但这种设计方法只适宜于水平数不多的试验,若一项试验中有 m 个因素,每个因素各取 n 个水平,则用正交设计安排试验至少要做 n^2 次试验。当 n 较大时,试验次数太多而难以实现。若要减少试验次数,则只有去掉"整齐可比"的要求。

均匀试验设计(uniform experiment design)简称**均匀设计**(uniform design),是只考虑试验点在试验范围内均匀散布的试验设计方法。它由我国数学家方开泰教授和王元院士在 1978 年共同提出的,是数论方法中的"伪蒙特卡罗方法"的应用。

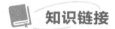 **知识链接**

均匀试验设计的发展史

20 世纪 70 年代,我国著名数学家华罗庚教授在国内积极倡导和普及"优选法",如黄金分割法、分数法和斐波那契数列法等。优选法在全国各行各业取得明显成效,从而使试验设计的概念得到普及。

1978 年,我国第七机械工业部由于导弹设计的要求,提出一个五因素试验,希望每个因素的水平数要多于 10,而试验总数又不超过 50,显然正交设计已不能使用。为此中国科学院应用数学研究所的方开泰教授和王元院士提出"均匀设计"法,就是不考虑"整齐可比"的要求,只考虑试验点在试验范围内均匀散布的试验设计方法,它从全面试验中挑选更少的试验点作为代表进行试验,所得结果仍能反映分析体系的主要特征。这一方法在导弹设计中取得了成效,并被广泛应用于"计算机仿真试验"及农业、工业、医药和高技术创新等众多领域,取得了丰硕的成果。

一、均匀设计表和均匀设计

均匀设计与正交设计相似,也是通过一套精心设计的表来进行试验设计的。**均匀设计表**(uniform design table)一般用 $U_n(n^m)$ 或 $U_n^*(n^m)$ 来表示,其中 U 表示均匀设计表;n 表示均匀设计表的行数和表内出现的数码个数,也即试验次数和水平数;m 表示均匀设计表的列数。例如,$U_7(7^4)$ 表示有 7 行 4 列的均匀设计表,可以安排 4 个因素,每个因素要选择 7 个水平,做 7 次试验。每个均匀设计表都附有一个使用表,它指示如何从设计表中选用适当的列,以及由这些列所组成的试验方案的偏差。其中"偏差"为均匀性的度量值,偏差值越小,均匀度越好。$U_7(7^4)$ 及其使用表分别见表 9-5 和表 9-6。更多的均匀设计表和使用表见本书的附表 13。

表 9 – 5 均匀表 $U_7(7^4)$

	1	2	3	4
1	1	2	3	6
2	2	4	6	5
3	3	6	2	4
4	4	1	5	3
5	5	3	1	2
6	6	5	4	1
7	7	7	7	7

表 9 – 6 均匀表 $U_7(7^4)$ 的使用表

因素数		列号			偏差
2	1	3			0.239 8
3	1	2	3		0.372 1
4	1	2	3	4	0.476 0

均匀表的使用表(表 9 – 6)表明,如果选择两个因素,则应选择 1、3 列安排试验;如果选择 3 个因素,应选用 1、2、3 列安排试验。

从表 9 – 5 中可以看出,均匀表具有以下特性:

(1) 各因素每个水平只做 1 次试验。

(2) 若在平面格子点上列出任两个因素试验点,则每行每列有且仅有 1 个试验点。如图 9 – 9 即为表 $U_7(7^4)$ 的第 1 列和第 3 列构成的布点图。

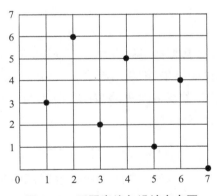

图 9 – 9 两因素均匀设计布点图

(3) 任意两列的试验方案一般不等价。

由于均匀表具有上述特性,因此用均匀表安排试验,每个因素的各个水平只出现 1 次且均匀分散、试验次数少、试验点均匀分布,这种设计方法适用于多因素多水平模型的拟合及优化试验,试验结果通常采用回归分析的方法进行分析。

综上所述,均匀设计的主要步骤为:

(1) 确定试验指标,对各个指标进行综合分析。

(2) 选定因素及水平。根据均匀分散的原则,确定试验因素和水平。

(3) 选择适当的均匀设计表。这是关键的一步,选用时需注意以下几点:

① 均匀表是由数学中同余运算构造的,为保证表的均匀性和列间的相关性,每个均匀表最多只能安排 $\left(\dfrac{m}{2}+1\right)$ 个因素。

② U 的右上角加"∗"和不加"∗"代表两种不同类型的均匀设计表，所谓的 U_n^* 表是由 U_{n+1} 表中划去最后一行而获得的，它去掉所有最高水平组合在一起的试验。通常加"∗"的表有更好的均匀性，应优先选用。

③ 均匀表也可安排混合水平下的试验。例如，要安排 3 个因素，其中两个因素 A 和 B 各取 3 个水平、1 个因素 C 取两个水平。可以选用均匀表 $U_6^*(6^6)$，根据该表的使用表选取前 3 列 1、2、3 来安排因素，将 A 和 B 放在前两列，C 放在第 3 列，并将前两列的水平合并：$[1,2] \rightarrow 1$、$[3,4] \rightarrow 2$、$[5,6] \rightarrow 3$，同时将第 3 列的水平合并为两水平：$[1,2,3] \rightarrow 1$，$[4,5,6] \rightarrow 2$，于是得混合均匀表 $U_6(2^2 \times 3^1)$（表 9-7）。

表 9-7 均匀表 $U_6(2^2 \times 3^1)$

	1	2	3
1	1	1	2
2	1	2	3
3	1	2	1
4	2	1	3
5	2	1	1
6	2	2	2

④ 当试验水平增加 1 个，试验次数就增加 1 次。

（4）对试验结果进行回归分析。求出拟合函数的最优解，从而得最优试验组合。

随着计算机技术的发展，可先人工选择因素和水平，再通过计算机辅助试验设计，进行试验结果分析。

二、均匀设计试验结果分析

按照均匀表安排试验后，对试验数据如果用直观方法分析，误差很大。因此，通常采用多元回归分析或逐步回归分析方法来分析试验结果，推断出起决定作用的因素和最佳试验条件组合。

利用多元线性回归分析理论知，考察指标变量（因变量）Y 与 m 个因素变量（自变量）$x_1, x_2, \cdots, x_m$ 之间的线性关系，可对已知的样本观测值

$$(x_{1k}, x_{2k}, \cdots, x_{mk}, y_k), \quad k = 1, 2, \cdots, n; n > m + 1$$

利用最小二乘法估计回归系数 $b_0, b_1, \cdots, b_m$，进而得到多元线性回归方程

$$\hat{y} = b_0 + b_1 x_1 + \cdots + b_m x_m$$

以估计相应的多元线性回归模型。进一步还可用 F 检验进行回归的显著性检验，以推断 Y 和 x_1, $x_2, \cdots, x_m$ 之间的线性关系是否具有显著性，即检验所求的线性回归方程是否有显著意义。

如果 Y 和 $x_1, x_2, \cdots, x_m$ 之间的关系是非线性的，即因素间存在交互作用时，线性回归模型不足以反映实际情况，可以采用二次回归模型，相应的二次回归方程可设为

$$\hat{y} = b_0 + \sum_{i=1}^{m} b_i x_i + \sum_{i=1}^{m} b_{ii} x_i^2 + \sum_{m} b_{ij} x_i x_j$$

式中：$x_i x_j$ 反映因素间的交互效应。

由于实际运算求回归系数较为复杂，因此需要用逐步回归分析法对变量进行筛选，从回归方程中剔除不显著的自变量，其逐步回归运算的过程复杂烦琐，一般需要利用统计软件（如 SPSS、SAS 等）进行计算。

三、均匀设计的应用

例 9-4 阿魏酸是常用中药川芎中的一种有效成分,对心血管等有良好的作用,而且毒性极低、副作用很小。为提高阿魏酸的收率,现考察阿魏酸合成的工艺条件,根据文献调研和预试验结果,选定 3 个因素 A、B、C 及其考察范围,并平均成 7 个水平:

因素 A 香兰醛∶丙二酸 X_A(mol/mol):$1.0,1.4,1.8,\cdots,3.4$

因素 B 吡啶量 X_B(mL):$10,13,16,\cdots,28$

因素 C 反应时间 X_C(h):$0.5,1.0,1.5,\cdots,3.5$

现用 $U_7(7^4)$ 的前 3 列安排均匀设计试验,将试验产生的 7 个试验结果值填入表 9-8 中,试考察各因素对试验结果阿魏酸收率的影响,并确定最优试验方案。($\alpha=0.10$)

表 9-8 均匀试验安排及试验数据表

	A	B	C	收率
1	1	2	3	0.329 8
2	2	4	6	0.366 0
3	3	6	2	0.293 6
4	4	1	5	0.475 8
5	5	3	1	0.208 9
6	6	5	4	0.450 7
7	7	7	7	0.482 2

下面我们结合 SPSS 软件的应用来求解该例题。

【SPSS 软件应用】 在 SPSS 数据视图中,将表 9-8 中的均匀设计表的各列数据换成各因素水平对应的实际值,作为因素变量,将试验得到的收率数据作为观测变量,建立 SPSS 数据集<阿魏酸合成的收率>,如图 9-10 所示。

在 SPSS 中打开该数据集,从菜单选择【分析】→【回归】→【线性】,在对话框【线性回归】中(图 9-11)选定:

收率→因变量(D);A、B、C→自变量(I)

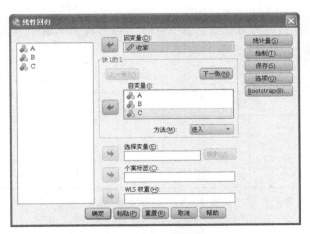

	A	B	C	收率
1	1.0	13.0	1.5	.3298
2	1.4	19.0	3.0	.3660
3	1.8	25.0	1.0	.2936
4	2.2	10.0	2.5	.4758
5	2.6	16.0	0.5	.2089
6	3.0	22.0	2.0	.4507
7	3.4	28.0	3.5	.4822

图 9-10 数据集<阿魏酸合成的收率>　　　　　**图 9-11 对话框【线性回归】**

点击 确定 ,即可得到多元线性回归的相应输出结果,其主要输出结果如图 9 - 12 所示。

Anova[b]

模型		平方和	df	均方	F	Sig.
1	回归	.049	3	.016	3.314	.176[a]
	残差	.015	3	.005		
	总计	.064	6			

a. 预测变量:(常量),C、B、A。 b. 因变量:收率

系数[a]

模型		非标准化系数		标准系数	t	Sig.
		B	标准误差	试用版		
1	(常量)	.202	.099		2.038	.134
	A	.037	.039	.312	.962	.407
	B	−.003	.005	−.217	−.668	.552
	C	.077	.028	.808	2.783	.069

a. 因变量:收率

图 9 - 12 例 9 - 4 的多元线性回归分析的输出结果

由图 9 - 12 输出结果中第一个方差分析(Anova)表可知,其回归模型总的显著性检验的 P 值 (Sig.)为 $P = 0.176 > \alpha = 0.10$,即认为回归方程不显著,故该回归模型不合适,需要做进一步的修正。而由第二个系数表结果可知,此时所得的回归方程为

$$Y(收率) = 0.202 + 0.037 X_A - 0.003 X_B + 0.077 X_C$$

其中,X_A 的系数显著性 t 检验的 P 值(Sig.)为 $P = 0.407 > \alpha = 0.10$,$X_B$ 的系数显著性 t 检验的 P 值(Sig.)为 $P = 0.552 > \alpha = 0.10$,$X_C$ 的系数显著性 t 检验的 P 值(Sig.)为 $P = 0.069 < \alpha = 0.10$,故自变量 X_C 显著,自变量 X_A、X_B 不显著。考虑到 X_B 最不显著且系数很小(−0.003),故考虑将自变量 X_B 从回归模型中剔除,重新进行多元回归分析。

为剔除自变量 X_B,与上述多元回归分析的 SPSS 操作完全类似,只是在图 9 - 11 中选定:

收率→因变量(D);A、C→自变量(I)

即不将 B 选为自变量。点击 确定 ,即可得到只有 A、C 为自变量因素的多元线性回归的相应输出结果,如图 9 - 13 所示。

Anova[b]

模型		平方和	df	均方	F	Sig.
1	回归	.047	2	.023	5.510	.071[a]
	残差	.017	4	.004		
	总计	.064	6			

a. 预测变量:(常量)C、A。 b. 因变量:收率

系数[a]

模型		非标准化系数		标准系数	t	Sig.
		B	标准误差	试用版		
1	（常量）	.168	.079		2.123	.101
	A	.025	.032	.211	.792	.473
	C	.074	.025	.779	2.923	.043

a. 因变量:收率

图 9-13　例 9-4 的修正的多元线性回归的输出结果

由图 9-13 输出结果中的方差分析(Anova)表可知,其回归模型总的显著性检验的 P 值(Sig.)为 $P=0.071<\alpha=0.10$,即认为回归模型是显著的,回归方程显著成立。而由第二个系数表结果可知,所得的回归方程为

$$Y(收率)=0.168+0.025X_A+0.074X_C$$

由于回归方程中自变量 X_A、X_C 的系数均为正值,若要使收率 Y 值最大,则因素 A、C 在考察范围内应取最大值;而因素 B 在考察范围内的变化对收率的影响不显著,可取任意水平,为节约成本及环保考虑,取最小值。故其最优试验方案,即优化条件为

$$A=3.4, C=3.5, B=10$$

将该条件代入回归方程式,可得 $y=0.512$。而按照优化条件进行试验,实际所得的收率为 48.6%,即 0.486,与预测值很接近,较均匀表中前 7 个试验号的结果都好。

均匀设计在对试验结果进行分析过程中,无论是回归方程的建立还是最优值的计算都要经过一定的计算,这个工作人工完成难度很大,需要借助计算机软件来完成。在不具备计算机及软件的条件时,往往可以从均匀设计表的试验数据中直观比较来选取较优的反应条件作为优化条件。如在本例的表 9-8 中可以直观看出,试验号 7 得到的收率 0.482 2 为最大,故可取对应的试验条件 $A=3.4$,$C=3.5$,$B=28$ 为优化条件。

现在已有专门的软件可以完成均匀设计的全过程,使均匀设计成为一种十分简便易行、省时省力的试验设计方法。

知识链接

数理统计学的分支学科

数理统计学内容丰富,分支学科很多,大体上可以划分为如下几类:

第一类分支学科是抽样调查和试验设计。它们主要讨论在观测和实验数据的收集中有关的理论和方法问题,但并非与统计推断无关。

第二类分支学科为数甚多,其任务都是讨论统计推断的原理和方法。各分支的形成是基于:

(1)特定的统计推断形式,如参数估计和假设检验。

(2)特定的统计观点,如贝叶斯统计与统计决策理论。

(3)特定的理论模型或样本结构,如非参数统计、多元统计分析、回归分析、相关分析、序贯分析、时间序列分析和随机过程统计。

第三类是一些针对特殊的应用问题而发展起来的分支学科,如产品抽样检验、可靠性统计、统计质量管理等。

综合练习九

一、填空题

1. 正交表具有_____和_____的特性。

2. 在正交试验中，若选用正交表 $L_{32}(4^9)$，则共需进行_____次试验，最多可以安排_____个_____水平的因素。

3. 用 $L_9(3^4)$ 正交表安排试验，如果 A 因素对应各水平的 $\overline{K}_1 = 22, \overline{K}_2 = 11, \overline{K}_3 = 18$，则 A 因素的极差 $R_A =$ _____。

二、选择题

1. 对于正交设计表 $L_8(4 \times 2^4)$，以下描述不正确的是　　　　　　　　　（　　）

A. 要做 8 次试验　　　　　　　　　　　　　B. 必须安排 5 个因素

C. 只有一个因素可以安排 4 个水平　　　　　D. 其他因素只能安排两个水平

2. 试验设计的三个基本要素是　　　　　　　　　　　　　　　　　　　　（　　）

A. 试验对象、试验效应、观察指标　　　　　　B. 随机化、重复、局部控制

C. 齐同对比、均衡性、随机化　　　　　　　　D. 试验因素、试验对象、试验效应

3. 试验设计的基本原则是　　　　　　　　　　　　　　　　　　　　　　（　　）

A. 随机化、均衡、对照　　　　　　　　　　　B. 重复、随机化、局部控制

C. 随机化、均衡、局部控制　　　　　　　　　D. 重复、均衡、随机化

4. 正交表 $L_8(2^7)$ 中的 2 代表　　　　　　　　　　　　　　　　　　　（　　）

A. 最多允许安排因素的个数　　　　　　　　　B. 因素的水平数

C. 正交表的横行数　　　　　　　　　　　　　D. 总的试验次数

三、计算题

1. 设有 A、B、C、D 四个因素，每个因素取 3 个水平，另有 E 为二水平的因素，试问选用哪个正交表合适？

2. 某制药厂在试制某种新药的过程中，为提高收率考虑 A、B、C 三个因素，每个因素各取 3 个水平，选用正交表 $L_9(3^4)$，试验方案及结果见下表（其中收率越高越好）。

列号	1	2	3	4	试验结果
因素	A	B	C		收率/%
试 验 号 　1	1	1	1	1	51
2	1	2	2	2	71
3	1	3	3	3	58
4	2	1	2	3	82
5	2	2	3	1	69
6	2	3	1	2	59
7	3	1	3	2	77
8	3	2	1	3	85
9	3	3	2	1	84

试用直观分析法判别因素的主次顺序，并求出最优方案。

四、上机实训题

1. 某药厂为改革潘生丁环合成反应工艺，根据经验确定因素及水平如下：

反应温度 A(℃):$A_1 = 100$,$A_2 = 110$,$A_3 = 120$

反应时间 B(h):$B_1 = 6$,$B_2 = 8$,$B_3 = 10$

投料比 C(mol/mol):$C_1 = 1 : 1.2$,$C_2 = 1 : 1.6$,$C_3 = 1 : 2.0$

选用 $L_9(3^4)$ 正交表,分别将因素 A、B 和 C 安置在第 1、2 和 3 列上,9 次试验的收率分别为

  40.9 58.2 71.6 40.0 73.7 39.0 62.1 43.2 57.0

试用 SPSS 对该正交设计试验结果进行方差分析,判别因素的主次顺序,并求出其最优试验条件。

2. 对本章计算题 2,试利用 SPSS 的方差分析法判别因素的主次顺序和显著性,并求出其最优方案。

附录　常用统计表

附表1　二项分布表

$$P(X \geq k) = \sum_{i=k}^{n} C_n^i p^i (1-p)^{n-i}$$

n	k	p									
		0.01	0.02	0.04	0.06	0.08	0.1	0.2	0.3	0.4	0.5
5	5			0.000 00	0.000 00	0.000 00	0.000 01	0.000 32	0.002 43	0.010 24	0.031 25
	4	0.000 00	0.000 00	0.000 01	0.000 06	0.000 19	0.000 46	0.006 72	0.030 78	0.087 04	0.187 50
	3	0.000 01	0.000 08	0.000 60	0.001 97	0.004 53	0.008 56	0.057 92	0.163 08	0.087 04	0.500 00
	2	0.000 98	0.003 84	0.014 76	0.031 87	0.054 36	0.081 46	0.262 72	0.471 78	0.663 04	0.812 50
	1	0.049 01	0.096 08	0.184 63	0.266 10	0.340 92	0.409 51	0.672 32	0.831 93	0.922 24	0.968 75
10	10								0.000 01	0.000 10	0.000 98
	9							0.000 00	0.000 14	0.001 68	0.010 74
	8						0.000 00	0.000 08	0.001 59	0.012 29	0.054 69
	7				0.000 00	0.000 00	0.000 01	0.000 86	0.010 59	0.054 76	0.171 88
	6			0.000 00	0.000 01	0.000 04	0.000 15	0.006 37	0.047 35	0.166 24	0.376 95
	5		0.000 00	0.000 02	0.000 15	0.000 59	0.001 63	0.032 79	0.150 27	0.366 90	0.623 05
	4	0.000 00	0.000 03	0.000 44	0.002 03	0.005 80	0.012 80	0.120 87	0.350 39	0.617 72	0.828 13
	3	0.000 11	0.000 86	0.006 21	0.018 84	0.040 08	0.070 19	0.322 20	0.617 22	0.832 71	0.945 31
	2	0.004 27	0.016 18	0.058 15	0.117 59	0.187 88	0.263 90	0.624 19	0.850 69	0.953 64	0.989 26
	1	0.095 62	0.182 93	0.335 17	0.461 38	0.565 61	0.651 32	0.892 63	0.971 75	0.993 95	0.999 02
15	15									0.000 00	0.000 03
	14								0.000 00	0.000 03	0.000 49
	13								0.000 01	0.000 28	0.003 69
	12							0.000 00	0.000 09	0.001 93	0.017 58
	11							0.000 01	0.000 67	0.009 35	0.059 23
	10							0.000 11	0.003 65	0.033 83	0.150 88
	9					0.000 00	0.000 00	0.000 79	0.015 24	0.095 05	0.303 62
	8				0.000 00	0.000 01	0.000 03	0.004 24	0.050 01	0.213 10	0.500 00
	7			0.000 00	0.000 01	0.000 08	0.000 31	0.018 06	0.131 14	0.390 19	0.696 38
	6		0.000 00	0.000 01	0.000 15	0.000 70	0.002 25	0.061 05	0.278 38	0.596 78	0.849 12
	5	0.000 00	0.000 01	0.000 22	0.001 40	0.004 97	0.012 72	0.164 23	0.484 51	0.782 72	0.940 77
	4	0.000 01	0.000 18	0.002 45	0.010 36	0.027 31	0.055 56	0.351 84	0.707 13	0.909 50	0.982 42
	3	0.000 42	0.003 04	0.020 29	0.057 13	0.112 97	0.184 06	0.601 98	0.873 17	0.972 89	0.996 31
	2	0.009 63	0.035 34	0.119 11	0.226 24	0.340 27	0.450 96	0.832 87	0.964 73	0.994 83	0.999 51
	1	0.139 94	0.261 43	0.457 91	0.604 71	0.713 70	0.794 11	0.964 82	0.995 25	0.999 53	0.999 97

n	k	p									
		0.01	0.02	0.04	0.06	0.08	0.1	0.2	0.3	0.4	0.5
20	20										0.000 00
	19									0.000 00	0.000 02
	18									0.000 01	0.000 20
	17								0.000 00	0.000 05	0.001 29
	16								0.000 01	0.000 32	0.005 91
	15								0.000 04	0.001 61	0.020 69
	14							0.000 00	0.000 26	0.006 47	0.057 66
	13							0.000 02	0.001 28	0.021 03	0.131 59
	12							0.000 10	0.005 14	0.056 53	0.251 72
	11						0.000 00	0.000 56	0.017 14	0.127 52	0.411 90
	10					0.000 00	0.000 01	0.002 59	0.047 96	0.244 66	0.588 10
	9				0.000 00	0.000 01	0.000 06	0.009 98	0.113 33	0.404 40	0.748 28
	8			0.000 00	0.000 01	0.000 09	0.000 42	0.032 14	0.227 73	0.584 11	0.868 41
	7			0.000 01	0.000 11	0.000 64	0.002 39	0.086 69	0.391 99	0.749 99	0.942 34
	6		0.000 00	0.000 10	0.000 87	0.003 80	0.011 25	0.195 79	0.583 63	0.874 40	0.979 31
	5	0.000 00	0.000 04	0.000 96	0.005 63	0.018 34	0.043 17	0.373 05	0.762 49	0.949 05	0.994 09
	4	0.000 04	0.000 60	0.007 41	0.028 97	0.070 62	0.132 95	0.588 55	0.892 91	0.984 04	0.998 71
	3	0.001 00	0.007 07	0.043 86	0.114 97	0.212 05	0.323 07	0.793 92	0.964 52	0.996 39	0.999 80
	2	0.016 86	0.059 90	0.189 66	0.339 55	0.483 14	0.608 25	0.930 82	0.992 36	0.999 48	0.999 98
	1	0.182 09	0.332 39	0.558 00	0.709 89	0.811 31	0.878 42	0.988 47	0.999 20	0.999 96	1.000 00
25	25										
	24										0.000 00
	23										0.000 01
	22									0.000 00	0.000 08
	21									0.000 01	0.000 46
	20									0.000 05	0.002 04
	19								0.000 00	0.000 28	0.007 32
	18								0.000 02	0.001 21	0.021 64
	17								0.000 10	0.004 33	0.053 88
	16							0.000 00	0.000 45	0.013 17	0.114 76
	15							0.000 01	0.001 78	0.034 39	0.212 18
	14							0.000 08	0.005 99	0.077 80	0.345 02
	13							0.000 37	0.017 47	0.153 77	0.500 00
	12						0.000 00	0.001 54	0.044 25	0.267 72	0.654 98
	11					0.000 00	0.000 01	0.005 56	0.097 80	0.414 23	0.787 82
	10				0.000 00	0.000 01	0.000 08	0.017 33	0.189 44	0.575 38	0.885 24
	9				0.000 01	0.000 08	0.000 46	0.046 77	0.323 07	0.726 47	0.946 12
	8			0.000 00	0.000 07	0.000 52	0.002 26	0.109 12	0.488 15	0.846 45	0.978 36
	7		0.000 00	0.000 04	0.000 51	0.002 77	0.009 48	0.219 96	0.659 35	0.926 43	0.992 68
	6		0.000 01	0.000 38	0.003 06	0.012 29	0.033 40	0.383 31	0.806 51	0.970 64	0.997 96
	5	0.000 00	0.000 12	0.002 78	0.015 05	0.045 14	0.097 99	0.579 33	0.909 53	0.990 53	0.999 54
	4	0.000 11	0.001 45	0.016 52	0.059 76	0.135 09	0.236 41	0.766 01	0.966 76	0.997 63	0.999 92
	3	0.001 95	0.013 24	0.076 48	0.187 11	0.323 17	0.462 91	0.901 77	0.991 04	0.999 57	0.999 99
	2	0.025 76	0.088 65	0.264 19	0.447 34	0.605 28	0.728 79	0.972 61	0.998 43	0.999 95	1.000 00
	1	0.222 18	0.396 54	0.639 60	0.787 09	0.875 64	0.928 21	0.996 22	0.999 87	1.000 00	1.000 00

续表

n	k	p									
		0.01	0.02	0.04	0.06	0.08	0.1	0.2	0.3	0.4	0.5
30	30										
	29										
	28										
	27										0.000 00
	26										0.000 03
	25									0.000 00	0.000 16
	24									0.000 01	0.000 72
	23									0.000 05	0.002 61
	22								0.000 00	0.000 22	0.008 06
	21								0.000 01	0.000 86	0.021 39
	20								0.000 04	0.002 85	0.049 37
	19								0.000 16	0.008 30	0.100 24
	18							0.000 00	0.000 63	0.021 24	0.180 80
	17							0.000 01	0.002 12	0.048 11	0.292 33
	16							0.000 05	0.006 17	0.097 06	0.427 77
	15							0.000 23	0.016 94	0.175 77	0.572 23
	14							0.000 90	0.040 05	0.285 50	0.707 67
	13						0.000 00	0.003 11	0.084 47	0.421 53	0.819 20
	12					0.000 00	0.000 02	0.009 49	0.159 32	0.568 91	0.899 76
	11			0.000 00		0.000 01	0.000 09	0.025 62	0.269 63	0.708 53	0.950 63
	10			0.000 01		0.000 07	0.000 45	0.061 09	0.411 19	0.823 71	0.978 61
	9		0.000 00	0.000 05		0.000 41	0.002 02	0.128 65	0.568 48	0.905 99	0.991 94
	8		0.000 02	0.000 30		0.001 97	0.007 78	0.239 21	0.718 62	0.956 48	0.997 39
	7	0.000 00	0.000 15	0.001 67		0.008 25	0.025 83	0.393 03	0.840 48	0.982 82	0.999 28
	6	0.000 00	0.000 03	0.001 06	0.007 95	0.029 29	0.073 19	0.572 49	0.923 41	0.994 34	0.999 84
	5	0.000 01	0.000 30	0.006 32	0.031 54	0.087 36	0.175 49	0.544 77	0.969 85	0.998 49	0.999 97
	4	0.000 22	0.002 89	0.030 59	0.102 62	0.215 79	0.352 56	0.877 29	0.990 68	0.999 69	1.000 00
	3	0.003 32	0.021 72	0.116 90	0.267 66	0.437 60	0.588 65	0.955 82	0.997 89	0.999 95	1.000 00
	2	0.036 15	0.120 55	0.338 82	0.544 53	0.704 21	0.816 30	0.989 48	0.999 69	1.000 00	1.000 00
	1	0.260 30	0.454 52	0.706 14	0.843 74	0.918 03	0.957 61	0.998 76	1.000 00	1.000 00	1.000 00

附表 2　泊松分布表

$$P(X \geqslant c) = \sum_{k=c}^{+\infty} \frac{\lambda^k}{k!} \mathrm{e}^{-\lambda}$$

c	λ 0.01	0.05	0.10	0.15	0.2	0.3	0.4	0.5
0	1.000 000 0	1.000 000 0	1.000 000 0	1.000 000 0	1.000 000 0	1.000 000 0	1.000 000 0	1.000 000
1	0.009 950 2	0.048 770 6	0.095 162 6	0.139 292 0	0.181 269 2	0.259 181 8	0.329 680 0	0.393 469
2	0.000 049 7	0.001 209 1	0.004 678 8	0.010 185 8	0.017 523 1	0.036 936 3	0.061 551 9	0.090 204
3	0.000 000 2	0.000 020 1	0.000 154 7	0.000 502 9	0.001 148 5	0.003 599 5	0.007 926 3	0.014 388
4		0.000 000 3	0.000 003 8	0.000 018 7	0.000 056 8	0.000 265 8	0.000 776 3	0.001 752
5				0.000 000 6	0.000 002 3	0.000 015 8	0.000 061 2	0.000 172
6					0.000 000 1	0.000 000 8	0.000 004 0	0.000 014
7							0.000 000 2	0.000 001

c	λ 0.6	0.7	0.8	0.9	1.0	1.1	1.2	1.3	1.4
0	1.000 000	1.000 000	1.000 000	1.000 000	1.000 000	1.000 000	1.000 000	1.000 000	1.000 000
1	0.451 188	0.503 415	0.550 671	0.593 430	0.632 121	0.667 129	0.698 860	0.727 468	0.753 403
2	0.121 901	0.155 085	0.191 208	0.227 518	0.264 241	0.300 971	0.337 373	0.373 177	0.408 167
3	0.023 115	0.034 142	0.047 423	0.062 857	0.080 301	0.099 584	0.120 513	0.142 888	0.166 502
4	0.003 358	0.005 753	0.009 080	0.010 459	0.018 988	0.025 742	0.033 769	0.043 095	0.053 725
5	0.000 394	0.000 786	0.001 411	0.002 344	0.003 660	0.005 435	0.007 746	0.010 663	0.014 253
6	0.000 039	0.000 090	0.000 184	0.000 343	0.000 594	0.000 963	0.001 500	0.002 231	0.003 201
7	0.000 003	0.000 009	0.000 021	0.000 043	0.000 083	0.000 140	0.000 251	0.000 404	0.000 622
8		0.000 001	0.000 002	0.000 005	0.000 010	0.000 020	0.000 037	0.000 064	0.000 107
9					0.000 001	0.000 002	0.000 005	0.000 009	0.000 016
10							0.000 001	0.000 001	0.000 002

c	λ 1.5	1.6	1.7	1.8	1.9	2.0	2.5	3.0	3.5
0	1.000 000	1.000 000	1.000 000	1.000 000	1.000 000	1.000 000	1.000 000	1.000 000	1.000 000
1	0.776 870	0.798 103	0.817 316	0.834 701	0.850 431	0.864 665	0.917 915	0.950 213	0.969 803
2	0.442 175	0.475 069	0.506 754	0.537 163	0.566 251	0.593 994	0.712 703	0.800 852	0.864 112
3	0.191 153	0.216 642	0.242 777	0.269 379	0.296 280	0.323 324	0.456 187	0.576 810	0.679 153
4	0.065 642	0.078 813	0.093 189	0.108 708	0.125 298	0.142 877	0.242 424	0.352 768	0.463 367
5	0.018 576	0.023 682	0.029 615	0.036 407	0.044 081	0.052 653	0.108 822	0.184 737	0.274 555
6	0.004 456	0.006 040	0.007 999	0.010 378	0.013 219	0.016 564	0.042 021	0.083 918	0.142 386
7	0.000 926	0.001 336	0.001 875	0.002 569	0.003 446	0.004 534	0.014 187	0.033 509	0.065 288
8	0.000 170	0.000 260	0.000 388	0.000 562	0.000 793	0.001 097	0.004 247	0.011 905	0.026 739
9	0.000 028	0.000 045	0.000 072	0.000 110	0.000 163	0.000 237	0.001 140	0.003 803	0.009 874
10	0.000 004	0.000 007	0.000 012	0.000 019	0.000 030	0.000 046	0.000 277	0.001 102	0.003 315
11	0.000 001	0.000 001	0.000 002	0.000 003	0.000 005	0.000 008	0.000 062	0.000 292	0.001 019
12					0.000 001	0.000 001	0.000 013	0.000 071	0.000 289
13							0.000 002	0.000 016	0.000 076
14								0.000 003	0.000 019
15								0.000 001	0.000 004
16									0.000 001

c	λ								
	4.0	4.5	5.0	5.5	6.0	6.5	7.0	7.5	8.0
0	1.000000	1.000 000	1.000 000	1.000 000	1.000 000	1.000 000	1.000 000	1.000 000	1.000 000
1	0.981 684	0.988 891	0.993 262	0.995 913	0.997 521	0.998 497	0.999 088	0.999 447	0.999 665
2	0.908 422	0.938 901	0.959 572	0.973 436	0.982 649	0.988 724	0.992 705	0.995 299	0.996 981
3	0.761 897	0.826 422	0.875 348	0.911 624	0.938 031	0.956 964	0.970 364	0.979 743	0.986 246
4	0.566 530	0.657 704	0.734 974	0.798 301	0.848 796	0.888 150	0.918 235	0.940 855	0.957 620
5	0.371 163	0.467 896	0.559 507	0.642 482	0.714 943	0.776 328	0.827 008	0.867 938	0.900 368
6	0.214 870	0.297 070	0.384 039	0.471 081	0.554 320	0.630 959	0.699 292	0.758 564	0.808 764
7	0.110 674	0.168 949	0.237 817	0.313 964	0.393 697	0.473 476	0.550 289	0.621 845	0.686 626
8	0.051 134	0.089 586	0.133 372	0.190 515	0.256 020	0.327 242	0.401 286	0.475 361	0.547 039
9	0.021 363	0.040 257	0.068 094	0.105 643	0.152 763	0.208 427	0.270 909	0.338 033	0.407 453
10	0.008 132	0.017 093	0.031 828	0.053 777	0.083 924	0.122 616	0.169 504	0.223 592	0.283 376
11	0.002 840	0.006 669	0.013 695	0.025 251	0.042 621	0.066 839	0.098 521	0.137 762	0.184 114
12	0.000 915	0.002 404	0.005 453	0.010 988	0.020 092	0.033 880	0.053 350	0.079 241	0.111 924
13	0.000 274	0.000 805	0.002 019	0.004 451	0.008 827	0.016 027	0.027 000	0.042 666	0.063 797
14	0.000 076	0.000 252	0.000 689	0.001 685	0.003 628	0.007 100	0.012 811	0.021 565	0.034 181
15	0.000 020	0.000 074	0.000 226	0.000 599	0.001 400	0.002 956	0.005 717	0.010 260	0.017 257
16	0.000 005	0.000 020	0.000 069	0.000 200	0.000 509	0.001 160	0.002 407	0.004 608	0.008 231
17	0.000 001	0.000 085	0.000 020	0.000 063	0.000 175	0.000 430	0.000 958	0.001 959	0.003 718
18		0.000 001	0.000 005	0.000 019	0.000 057	0.000 151	0.000 362	0.000 790	0.001 594
19			0.000 001	0.000 005	0.000 018	0.000 051	0.000 130	0.000 303	0.000 650
20				0.000 001	0.000 005	0.000 016	0.000 044	0.000 111	0.000 253
21					0.000 001	0.000 005	0.000 014	0.000 039	0.000 094
22						0.000 001	0.000 005	0.000 013	0.000 033
23							0.000 001	0.000 004	0.000 011
24								0.000 001	0.000 004
25									0.000 001

附表 3　标准正态分布表

$$\Phi(x) = \int_{-\infty}^{x} \frac{1}{\sqrt{2\pi}} e^{-\frac{x^2}{2}} \, dx$$

x	0.00	0.01	0.02	0.03	0.04	0.05	0.06	0.07	0.08	0.09
0.0	0.500 000	0.503 989	0.507 978	0.511 966	0.515 953	0.519 939	0.523 922	0.527 903	0.531 881	0.535 856
0.1	0.539 828	0.543 795	0.547 758	0.551 717	0.555 670	0.559 618	0.563 559	0.567 495	0.571 424	0.575 345
0.2	0.579 260	0.583 166	0.587 064	0.590 954	0.594 835	0.598 706	0.602 568	0.606 420	0.610 261	0.614 092
0.3	0.617 911	0.621 720	0.625 516	0.629 300	0.633 072	0.636 831	0.640 576	0.644 309	0.648 027	0.651 732
0.4	0.655 422	0.659 097	0.662 757	0.666 402	0.670 031	0.673 645	0.677 242	0.680 822	0.684 386	0.687 933
0.5	0.691 462	0.694 974	0.698 468	0.701 944	0.705 401	0.708 840	0.712 260	0.715 661	0.719 043	0.722 405
0.6	0.725 747	0.729 069	0.732 371	0.735 653	0.738 914	0.742 154	0.745 373	0.748 571	0.751 748	0.754 903
0.7	0.758 036	0.761 148	0.764 238	0.767 305	0.770 350	0.773 373	0.776 373	0.779 350	0.782 305	0.785 236
0.8	0.788 145	0.791 030	0.793 892	0.796 731	0.799 546	0.802 337	0.805 105	0.807 850	0.810 570	0.813 267
0.9	0.815 940	0.818 589	0.821 214	0.823 814	0.826 391	0.828 944	0.831 472	0.833 977	0.836 457	0.838 913
1.0	0.841 345	0.843 752	0.846 136	0.848 495	0.850 830	0.853 141	0.855 428	0.857 690	0.859 929	0.862 143
1.1	0.864 334	0.866 500	0.868 643	0.870 762	0.872 857	0.874 928	0.876 976	0.879 000	0.881 000	0.882 977
1.2	0.884 930	0.886 861	0.888 768	0.890 651	0.892 512	0.894 350	0.896 165	0.897 958	0.899 727	0.901 475
1.3	0.903 200	0.904 902	0.906 582	0.908 241	0.909 877	0.911 492	0.913 085	0.914 657	0.916 207	0.917 736
1.4	0.919 243	0.920 730	0.922 196	0.923 641	0.925 066	0.929 471	0.927 855	0.929 219	0.930 563	0.931 888
1.5	0.933 193	0.934 478	0.935 745	0.936 992	0.938 220	0.939 429	0.940 620	0.941 792	0.942 947	0.944 083
1.6	0.945 201	0.946 301	0.947 384	0.948 449	0.949 497	0.950 529	0.951 543	0.952 540	0.953 521	0.954 486
1.7	0.955 435	0.956 367	0.957 284	0.958 185	0.959 070	0.959 941	0.960 796	0.961 636	0.962 462	0.963 273
1.8	0.964 070	0.964 852	0.965 620	0.966 375	0.967 116	0.967 843	0.968 557	0.969 258	0.969 946	0.970 621
1.9	0.971 283	0.971 933	0.972 571	0.973 197	0.973 810	0.974 412	0.975 002	0.975 581	0.976 148	0.976 705
2.0	0.977 250	0.977 784	0.978 308	0.978 822	0.979 325	0.979 818	0.980 301	0.980 774	0.981 237	0.981 691
2.1	0.982 136	0.982 571	0.982 997	0.983 414	0.983 823	0.984 222	0.984 614	0.984 997	0.985 371	0.985 738
2.2	0.986 097	0.986 447	0.986 791	0.987 126	0.987 455	0.987 776	0.988 089	0.988 396	0.988 696	0.988 989
2.3	0.989 276	0.989 556	0.989 830	0.990 097	0.990 358	0.990 613	0.990 863	0.991 106	0.991 344	0.991 576
2.4	0.991 802	0.992 024	0.992 240	0.992 451	0.992 656	0.992 857	0.993 053	0.993 244	0.993 431	0.993 613
2.5	0.993 790	0.993 963	0.994 132	0.994 297	0.994 457	0.994 614	0.994 766	0.994 915	0.995 060	0.995 201
2.6	0.995 339	0.995 473	0.995 604	0.995 731	0.995 855	0.995 975	0.996 093	0.996 207	0.996 319	0.996 427
2.7	0.996 533	0.996 636	0.996 736	0.996 833	0.996 928	0.997 020	0.997 110	0.997 197	0.997 282	0.997 365
2.8	0.997 445	0.997 523	0.997 599	0.997 673	0.997 744	0.997 814	0.997 882	0.997 948	0.998 012	0.998 074
2.9	0.998 134	0.998 193	0.998 250	0.998 305	0.998 359	0.998 411	0.998 462	0.998 511	0.998 559	0.998 605
3.0	0.998 650	0.998 694	0.998 736	0.998 777	0.998 817	0.998 856	0.998 893	0.998 930	0.998 965	0.998 999
3.1	0.999 032	0.999 065	0.999 096	0.999 126	0.999 155	0.999 184	0.999 211	0.999 238	0.999 264	0.999 289
3.2	0.999 313	0.999 336	0.999 359	0.999 381	0.999 402	0.999 423	0.999 443	0.999 462	0.999 481	0.999 499
3.3	0.999 517	0.999 534	0.999 550	0.999 566	0.999 581	0.999 596	0.999 610	0.999 624	0.999 638	0.999 651
3.4	0.999 663	0.999 675	0.999 687	0.999 698	0.999 709	0.999 720	0.999 730	0.999 740	0.999 749	0.999 758
3.5	0.999 767	0.999 776	0.999 784	0.999 792	0.999 800	0.999 807	0.999 815	0.999 822	0.999 828	0.999 835
3.6	0.999 841	0.999 847	0.999 853	0.999 858	0.999 864	0.999 869	0.999 874	0.999 879	0.999 883	0.999 888
3.7	0.999 892	0.999 896	0.999 900	0.999 904	0.999 908	0.999 912	0.999 915	0.999 918	0.999 922	0.999 925
3.8	0.999 928	0.999 931	0.999 933	0.999 936	0.999 938	0.999 941	0.999 943	0.999 946	0.999 948	0.999 950
3.9	0.999 952	0.999 954	0.999 956	0.999 958	0.999 959	0.999 961	0.999 963	0.999 964	0.999 966	0.999 967
4.0	0.999 968	0.999 970	0.999 971	0.999 972	0.999 973	0.999 974	0.999 975	0.999 976	0.999 977	0.999 978
4.1	0.999 979	0.999 980	0.999 981	0.999 982	0.999 983	0.999 983	0.999 984	0.999 985	0.999 985	0.999 986
4.2	0.999 987	0.999 987	0.999 988	0.999 988	0.999 989	0.999 989	0.999 990	0.999 990	0.999 991	0.999 991
4.3	0.999 991	0.999 992	0.999 992	0.999 993	0.999 993	0.999 993	0.999 993	0.999 994	0.999 994	0.999 994
4.4	0.999 995	0.999 995	0.999 995	0.999 995	0.999 996	0.999 996	0.999 996	0.999 996	0.999 996	0.999 996
4.5	0.999 997	0.999 997	0.999 997	0.999 997	0.999 997	0.999 997	0.999 997	0.999 998	0.999 998	0.999 998
4.6	0.999 998	0.999 998	0.999 998	0.999 998	0.999 998	0.999 998	0.999 998	0.999 998	0.999 999	0.999 999
4.7	0.999 999	0.999 999	0.999 999	0.999 999	0.999 999	0.999 999	0.999 999	0.999 999	0.999 999	0.999 999
4.8	0.999 999	0.999 999	0.999 999	0.999 999	0.999 999	0.999 999	0.999 999	0.999 999	0.999 999	0.999 999
4.9	1.000 000	1.000 000	1.000 000	1.000 000	1.000 000	1.000 000	1.000 000	1.000 000	1.000 000	1.000 000

注:本表对于 x 给出正态分布函数 $\Phi(x)$ 的数值。例:对于 $x = 2.35$，$\Phi(x) = 0.990\ 613$。

附表 4 标准正态分布的双侧临界值表

$$P(|Z| > Z_{\alpha/2}) = \alpha$$

α	0.00	0.01	0.02	0.03	0.04	0.05	0.06	0.07	0.08	0.09
0.0	∞	2.575 829	2.326 348	2.170 090	2.053 749	1.959 964	1.880 794	1.811 911	1.750 686	1.695 398
0.1	1.644 854	1.598 193	1.554 774	1.514 102	1.475 791	1.439 531	1.405 072	1.371 204	1.340 755	1.310 579
0.2	1.281 552	1.253 565	1.226 528	1.200 359	1.174 987	1.150 349	1.126 391	1.103 063	1.080 319	1.058 122
0.3	1.036 433	1.015 222	0.994 458	0.974 114	0.954 165	0.934 589	0.915 365	0.896 473	0.877 896	0.859 617
0.4	0.841 621	0.823 894	0.806 421	0.789 192	0.772 193	0.755 415	0.738 847	0.722 479	0.706 303	0.690 309
0.5	0.674 490	0.658 838	0.643 345	0.628 006	0.612 813	0.597 760	0.582 841	0.568 051	0.553 385	0.538 836
0.6	0.524 401	0.510 073	0.495 850	0.481 727	0.467 699	0.453 762	0.439 913	0.426 148	0.412 463	0.398 855
0.7	0.385 320	0.371 856	0.358 459	0.345 125	0.331 853	0.318 639	0.305 481	0.292 375	0.279 319	0.266 311
0.8	0.253 347	0.240 426	0.127 545	0.214 702	0.201 893	0.189 118	0.176 374	0.163 658	0.150 969	0.138 304
0.9	0.125 661	0.113 039	0.100 434	0.087 845	0.075 270	0.062 707	0.050 154	0.037 608	0.025 069	0.012 533

α	0.001	0.000 1	0.000 01	0.000 001	0.000 000 1	0.000 000 01
$u_{\alpha/2}$	3.290 53	3.890 59	4.417 17	4.891 64	5.326 72	5.730 73

附表 5 χ^2 分布表

$$P(\chi^2 > \chi_\alpha^2(n)) = \alpha$$

n	α											
	0.995	0.99	0.975	0.95	0.90	0.75	0.25	0.10	0.05	0.025	0.01	0.005
1	—	—	0.001	0.004	0.016	0.102	1.323	2.706	3.841	5.024	6.635	7.879
2	0.010	0.020	0.051	0.103	0.211	0.575	2.773	4.605	5.991	7.378	9.210	10.597
3	0.072	0.115	0.216	0.352	0.584	1.213	4.108	6.251	7.815	9.348	11.345	12.838
4	0.207	0.297	0.484	0.711	1.064	1.923	5.385	7.779	9.448	11.143	13.277	14.806
5	0.412	0.554	0.831	1.145	1.610	2.675	6.626	9.236	11.072	12.833	15.086	16.750
6	0.676	0.872	1.237	1.635	2.204	3.455	7.841	10.645	12.592	14.449	16.812	18.548
7	0.989	1.239	1.690	2.167	2.833	4.255	9.037	12.017	14.067	16.013	18.475	20.278
8	1.344	1.646	2.180	2.733	3.490	5.071	10.219	13.362	15.507	17.535	20.090	21.955
9	1.735	2.088	2.700	3.325	4.168	5.899	11.389	14.684	16.919	19.023	21.666	23.589
10	2.156	2.558	3.247	3.940	4.865	6.737	12.549	15.987	18.307	20.483	23.209	25.188
11	2.603	3.053	3.816	4.575	5.578	7.584	13.701	17.275	19.675	21.920	24.725	26.757
12	3.047	3.571	4.404	5.226	6.304	8.438	14.845	18.549	21.026	23.337	26.217	28.299
13	3.565	4.107	5.009	5.892	7.042	9.299	15.984	19.812	22.362	24.736	27.688	29.819
14	4.075	4.660	5.629	6.571	7.790	10.165	17.117	21.064	23.685	26.119	29.141	31.319
15	4.601	5.229	6.262	7.261	8.547	11.037	18.245	22.307	24.996	27.488	30.578	32.801
16	5.142	5.812	6.908	7.962	9.312	11.912	19.369	23.542	26.296	28.845	32.000	34.267
17	5.697	6.408	7.564	8.672	10.085	12.792	20.489	24.769	27.587	30.191	33.409	35.718
18	6.265	7.015	8.231	9.390	10.865	13.675	21.605	29.989	28.869	31.526	34.805	37.156
19	6.844	7.633	8.907	10.117	11.651	14.562	22.718	27.204	30.144	32.852	36.191	38.582
20	7.434	8.260	9.591	10.851	12.443	15.452	23.828	28.412	31.410	34.170	37.566	39.997
21	8.034	8.897	10.283	11.591	13.240	16.344	24.935	29.615	32.671	35.479	38.932	41.401
22	8.643	9.542	10.982	12.338	14.042	17.240	26.039	30.813	33.924	36.781	40.289	42.796
23	9.260	10.196	11.689	13.091	14.848	18.137	27.141	32.007	35.172	38.076	41.638	44.181
24	9.886	10.856	12.401	13.848	15.659	19.037	28.241	33.196	36.415	39.364	42.980	45.559
25	10.520	11.524	13.120	14.611	16.473	19.939	29.339	34.382	37.652	40.646	44.314	46.928
26	11.160	12.198	13.844	15.379	17.292	20.843	30.435	35.563	38.885	41.923	45.642	48.290
27	11.808	12.879	14.573	16.151	18.114	21.749	31.528	36.741	40.113	43.194	46.963	49.645
28	12.461	13.565	15.308	16.928	18.939	22.657	32.620	37.916	41.337	44.461	48.278	50.993
29	13.121	14.257	16.047	17.708	19.768	23.567	33.711	39.087	42.557	45.722	49.588	52.336
30	13.787	14.954	16.791	18.493	20.599	24.478	34.800	40.256	43.773	46.949	50.892	53.672
31	14.458	15.655	17.539	19.281	21.434	25.390	35.887	41.422	44.985	48.232	52.191	55.003
32	15.134	16.362	18.291	20.072	22.271	26.304	36.973	42.585	46.194	48.480	53.486	56.328
33	15.815	17.074	19.047	20.867	23.110	27.219	38.058	43.745	47.400	50.725	54.776	57.648
34	16.501	17.789	19.806	21.664	23.952	28.136	39.141	44.903	48.602	51.966	56.061	58.964
35	17.192	18.509	20.569	22.465	24.797	29.054	40.223	46.059	49.802	53.203	57.342	60.275
36	17.887	19.233	21.336	23.269	25.643	29.973	41.304	47.212	50.998	54.437	58.619	61.581
37	18.586	19.960	22.106	24.075	26.492	30.893	42.383	48.363	52.192	55.668	59.892	62.883
38	19.289	20.691	22.878	24.884	27.343	31.815	43.462	49.513	53.384	56.896	61.162	64.181
39	19.996	21.426	23.654	25.695	28.196	32.737	44.539	50.660	54.572	58.120	62.428	65.476
40	20.707	22.164	24.433	26.509	29.051	33.660	45.616	51.805	55.758	59.342	63.691	66.766
41	21.421	22.906	25.215	27.326	29.907	34.585	46.692	52.949	56.942	60.561	64.950	68.053
42	22.138	23.650	25.999	28.144	30.765	35.510	47.766	54.909	58.124	61.777	66.206	69.336
43	22.859	24.398	26.785	28.965	31.625	36.436	48.840	55.230	59.354	62.990	67.459	70.616
44	23.584	25.148	27.575	29.787	32.487	37.363	49.913	56.369	60.481	64.201	68.710	71.893
45	24.311	25.901	28.366	30.621	33.350	38.291	50.985	57.505	61.656	65.410	69.957	73.166

附表 6 t 分布表

$$P(t > t_\alpha(n)) = \alpha$$

n	α					
	0.25	0.10	0.05	0.025	0.01	0.005
1	1.000 0	3.077 7	6.313 8	12.706 2	31.820 7	63.657 4
2	0.816 5	1.885 6	2.920 0	4.302 7	6.964 6	9.924 8
3	0.764 9	1.637 7	2.353 4	3.182 4	4.540 7	5.840 9
4	0.740 7	1.533 2	2.131 8	2.776 4	3.746 9	4.604 1
5	0.726 7	1.475 9	2.015 0	2.570 6	3.364 9	4.032 2
6	0.717 6	1.439 8	1.943 2	2.446 9	3.142 7	3.707 4
7	0.711 1	1.414 9	1.894 6	2.364 6	2.998 0	3.499 5
8	0.706 4	1.396 8	1.859 5	2.306 0	2.896 5	3.355 4
9	0.702 7	1.383 0	1.833 1	2.262 2	2.821 4	3.249 8
10	0.699 8	1.372 2	1.812 5	2.228 1	2.763 8	3.169 3
11	0.697 4	1.363 4	1.795 9	2.201 0	2.718 1	3.105 8
12	0.695 5	1.356 2	1.782 3	2.178 8	2.681 0	3.054 5
13	0.693 8	1.350 2	1.770 9	2.160 4	2.650 3	3.012 3
14	0.692 4	1.345 0	1.761 3	2.144 8	2.624 5	2.976 8
15	0.691 2	1.340 6	1.753 1	2.131 5	2.602 5	2.946 7
16	0.690 1	1.368 8	1.745 9	2.119 9	2.583 5	2.920 8
17	0.689 2	1.333 4	1.739 6	2.109 8	2.566 9	2.898 2
18	0.688 4	1.330 4	1.734 1	2.100 9	2.552 4	2.878 4
19	0.687 6	1.327 7	1.729 1	2.093 0	2.539 5	2.860 9
20	0.687 0	1.325 3	1.724 7	2.086 0	2.528 0	2.845 3
21	0.686 4	1.323 2	1.720 7	2.079 6	2.517 7	2.831 4
22	0.685 8	1.321 2	1.717 1	2.073 9	2.508 3	2.818 8
23	0.685 3	1.319 5	1.713 9	2.068 7	2.499 9	2.807 3
24	0.684 8	1.317 8	1.710 9	2.063 9	2.492 2	2.796 9
25	0.684 4	1.316 3	1.708 1	2.059 5	2.485 1	2.787 4
26	0.684 0	1.315 0	1.705 6	2.055 5	2.478 6	2.778 7
27	0.683 7	1.313 7	1.703 3	2.051 8	2.472 7	2.770 7
28	0.683 4	1.312 5	1.701 1	2.048 4	2.467 1	2.763 3
29	0.683 0	1.311 4	1.699 1	2.045 2	2.462 0	2.756 4
30	0.682 8	1.310 4	1.697 3	2.042 3	2.457 3	2.750 0
31	0.682 5	1.309 5	1.695 5	2.039 5	2.452 8	2.744 0
32	0.682 2	1.308 6	1.693 9	2.036 9	2.448 7	2.738 5
33	0.682 0	1.307 7	1.692 4	2.034 5	2.444 8	2.733 3
34	0.681 8	1.307 0	1.690 9	2.032 2	2.441 1	2.728 4
35	0.681 6	1.306 2	1.689 6	2.030 1	2.437 7	2.723 8
36	0.681 4	1.305 5	1.688 3	2.028 1	2.434 5	2.719 5
37	0.681 2	1.304 9	1.687 1	2.026 2	2.431 4	2.715 4
38	0.681 0	1.304 2	1.686 0	2.024 4	2.428 6	2.711 6
39	0.680 8	1.303 6	1.684 9	2.022 7	2.425 8	2.707 9
40	0.680 7	1.303 0	1.683 9	2.021 1	2.423 3	2.704 5
41	0.680 5	1.302 5	1.682 9	2.019 5	2.420 8	2.701 2
42	0.680 4	1.302 0	1.682 0	2.018 1	2.418 5	2.698 1
43	0.680 2	1.301 6	1.681 1	2.016 7	2.416 3	2.695 1
44	0.680 1	1.301 1	1.680 2	2.015 4	2.414 1	2.692 3
45	0.680 0	1.300 6	1.679 4	2.014 1	2.412 1	2.689 6

附表 7　F 分布表

$$P(F > F_\alpha(n_1, n_2)) = \alpha$$

$$\alpha = 0.10$$

n_2	n_1=1	2	3	4	5	6	7	8	9	10	12	15	20	24	30	40	60	120	∞
1	39.86	49.50	53.59	55.83	57.24	58.20	58.91	59.44	59.86	60.19	60.71	61.22	61.74	62.00	62.26	62.53	62.79	63.06	63.33
2	8.53	9.00	9.16	9.24	9.29	9.33	9.35	9.37	9.38	9.39	9.41	9.42	9.44	9.45	9.46	9.47	9.47	9.48	9.49
3	5.54	5.46	5.39	5.34	5.31	5.28	5.27	5.25	5.24	5.23	5.22	5.20	5.18	5.18	5.17	5.16	5.15	5.14	5.13
4	4.54	4.32	4.19	4.11	4.05	4.01	3.98	3.95	3.94	3.92	3.90	3.87	3.84	3.83	3.82	3.80	3.79	3.78	3.76
5	4.06	3.78	3.62	3.52	3.45	3.40	3.37	3.34	3.32	3.30	3.27	3.24	3.21	3.19	3.17	3.16	3.14	3.12	3.10
6	3.78	3.46	3.29	3.18	3.11	3.05	3.01	2.98	2.96	2.94	2.90	2.87	2.84	2.82	2.80	2.78	2.76	2.74	2.72
7	3.59	3.26	3.07	2.96	2.88	2.83	2.78	2.75	2.72	2.70	2.67	2.63	2.59	2.58	2.56	2.54	2.51	2.49	2.47
8	3.46	3.11	2.92	2.81	2.73	2.67	2.62	2.59	2.56	2.54	2.50	2.46	2.42	2.40	2.38	2.36	2.34	2.32	2.29
9	3.36	3.01	2.81	2.69	2.61	2.55	2.51	2.47	2.44	2.42	2.38	2.34	2.30	2.28	2.25	2.23	2.21	2.18	2.16
10	3.29	2.92	2.73	2.61	2.52	2.46	2.41	2.38	2.35	2.32	2.28	2.24	2.20	2.18	2.16	2.13	2.11	2.08	2.06
11	3.23	2.86	2.66	2.54	2.45	2.39	2.34	2.30	2.27	2.25	2.21	2.17	2.12	2.10	2.08	2.05	2.03	2.00	1.97
12	3.18	2.81	2.61	2.48	2.39	2.33	2.28	2.24	2.21	2.19	2.15	2.10	2.06	2.04	2.01	1.99	1.96	1.93	1.90
13	3.14	2.76	2.56	2.43	2.35	2.28	2.23	2.20	2.16	2.14	2.10	2.05	2.01	1.98	1.96	1.93	1.90	1.88	1.85
14	3.10	2.73	2.52	2.39	2.31	2.24	2.19	2.15	2.12	2.10	2.05	2.01	1.96	1.94	1.91	1.89	1.86	1.83	1.80
15	3.07	2.70	2.49	2.36	2.27	2.21	2.16	2.12	2.09	2.06	2.02	1.97	1.92	1.90	1.87	1.85	1.82	1.79	1.76
16	3.05	2.67	2.46	2.33	2.24	2.18	2.13	2.09	2.06	2.03	1.99	1.94	1.89	1.87	1.84	1.81	1.78	1.75	1.72
17	3.03	2.64	2.44	2.31	2.22	2.15	2.10	2.06	2.03	2.00	1.96	1.91	1.86	1.84	1.81	1.78	1.75	1.72	1.69
18	3.01	2.62	2.42	2.29	2.20	2.13	2.08	2.04	2.00	1.98	1.93	1.89	1.84	1.81	1.78	1.75	1.72	1.69	1.66
19	2.99	2.61	2.40	2.27	2.18	2.11	2.06	2.02	1.98	1.96	1.91	1.86	1.81	1.79	1.76	1.73	1.70	1.67	1.63
20	2.97	2.59	2.38	2.25	2.16	2.09	2.04	2.00	1.96	1.94	1.89	1.84	1.79	1.77	1.74	1.71	1.68	1.64	1.61
21	2.96	2.57	2.36	2.23	2.14	2.08	2.02	1.98	1.95	1.92	1.87	1.83	1.78	1.75	1.72	1.69	1.66	1.62	1.59
22	2.95	2.56	2.35	2.22	2.13	2.06	2.01	1.97	1.93	1.90	1.86	1.81	1.76	1.73	1.70	1.67	1.64	1.60	1.57
23	2.94	2.55	2.34	2.21	2.11	2.05	1.99	1.95	1.92	1.89	1.84	1.80	1.74	1.72	1.69	1.66	1.62	1.59	1.55
24	2.93	2.54	2.33	2.19	2.10	2.04	1.98	1.94	1.91	1.88	1.83	1.78	1.73	1.70	1.67	1.64	1.61	1.57	1.53
25	2.92	2.53	2.32	2.18	2.09	2.02	1.97	1.93	1.89	1.87	1.82	1.77	1.72	1.69	1.66	1.63	1.59	1.56	1.52
26	2.91	2.52	2.31	2.17	2.08	2.01	1.96	1.92	1.88	1.86	1.81	1.76	1.71	1.68	1.65	1.61	1.58	1.54	1.50
27	2.90	2.51	2.30	2.17	2.07	2.00	1.95	1.91	1.87	1.85	1.80	1.75	1.70	1.67	1.64	1.60	1.57	1.53	1.49
28	2.89	2.50	2.29	2.16	2.06	2.00	1.94	1.90	1.87	1.84	1.79	1.74	1.69	1.66	1.63	1.59	1.56	1.52	1.48
29	2.89	2.50	2.28	2.15	2.06	1.99	1.93	1.89	1.86	1.83	1.78	1.73	1.68	1.65	1.62	1.58	1.55	1.51	1.47
30	2.88	2.49	2.28	2.14	2.05	1.98	1.93	1.88	1.85	1.82	1.77	1.72	1.67	1.64	1.61	1.57	1.54	1.50	1.46
40	2.84	2.44	2.23	2.09	2.00	1.93	1.87	1.83	1.79	1.76	1.71	1.66	1.61	1.57	1.54	1.51	1.47	1.42	1.38
60	2.79	2.39	2.18	2.04	1.95	1.87	1.82	1.77	1.74	1.71	1.66	1.60	1.54	1.51	1.48	1.44	1.40	1.35	1.29
120	2.75	2.35	2.13	1.99	1.90	1.82	1.77	1.72	1.68	1.65	1.60	1.55	1.48	1.45	1.41	1.37	1.32	1.26	1.19
∞	2.71	2.30	2.08	1.94	1.85	1.77	1.72	1.67	1.63	1.60	1.55	1.49	1.42	1.38	1.34	1.30	1.24	1.17	1.00

续表

$\alpha = 0.05$

n_2 \\ n_1	1	2	3	4	5	6	7	8	9	10	12	15	20	24	30	40	60	120	∞
1	161.40	199.50	215.70	224.60	230.20	234.00	236.80	238.90	240.50	241.90	243.9	245.9	248.0	249.1	250.1	251.1	252.3	253.3	254.3
2	18.51	19.00	19.16	19.25	19.30	19.33	19.35	19.37	19.38	19.40	19.41	19.43	19.45	19.45	19.46	19.47	19.48	19.49	19.50
3	10.13	9.55	9.28	9.12	9.01	8.94	8.89	8.85	8.81	8.79	8.74	8.70	8.66	8.64	8.62	8.59	8.57	8.55	8.53
4	7.71	6.94	6.59	6.39	6.26	6.16	6.09	6.04	6.00	5.96	5.91	5.86	5.80	5.77	5.75	5.72	5.69	5.66	5.63
5	6.61	5.79	5.41	5.19	5.05	4.95	4.88	4.82	4.77	4.74	4.68	4.62	4.56	4.53	4.50	4.46	4.43	4.40	4.36
6	5.99	5.14	4.76	4.53	4.39	4.28	4.21	4.15	4.10	4.06	4.00	3.94	3.87	3.84	3.81	3.77	3.74	3.70	3.67
7	5.59	4.74	4.35	4.12	3.97	3.87	3.79	3.73	3.68	3.64	3.57	3.51	3.44	3.41	3.38	3.34	3.30	3.27	3.23
8	5.32	4.46	4.07	3.84	3.69	3.58	3.50	3.44	3.39	3.35	3.28	3.22	3.15	3.12	3.08	3.04	3.01	2.97	2.93
9	5.12	4.26	3.86	3.63	3.48	3.37	3.29	3.23	3.18	3.14	3.07	3.01	2.94	2.90	2.86	2.83	2.79	2.75	2.71
10	4.96	4.10	3.71	3.48	3.33	3.22	3.14	3.07	3.02	2.98	2.91	2.85	2.77	2.74	2.70	2.66	2.62	2.58	2.54
11	4.84	3.98	3.59	3.36	3.20	3.09	3.01	2.95	2.90	2.85	2.79	2.72	2.65	2.61	2.57	2.53	2.49	2.45	2.40
12	4.75	3.89	3.49	3.26	3.11	3.00	2.91	2.85	2.80	2.75	2.69	2.62	2.54	2.51	2.47	2.43	2.38	2.34	2.30
13	4.67	3.81	3.41	3.18	3.03	2.92	2.83	2.77	2.71	2.67	2.60	2.53	2.46	2.42	2.38	2.34	2.30	2.25	2.21
14	4.60	3.74	3.34	3.11	2.96	2.85	2.76	2.70	2.65	2.60	2.53	2.46	2.39	2.35	2.31	2.27	2.22	2.18	2.13
15	4.54	3.68	3.29	3.06	2.90	2.79	2.71	2.64	2.59	2.54	2.48	2.40	2.33	2.29	2.25	2.20	2.16	2.11	2.07
16	4.49	3.63	3.24	3.01	2.85	2.74	2.66	2.59	2.54	2.49	2.42	2.35	2.28	2.24	2.19	2.15	2.11	2.06	2.01
17	4.45	3.59	3.20	2.96	2.81	2.70	2.61	2.55	2.49	2.45	2.38	2.31	2.23	2.19	2.15	2.10	2.06	2.01	1.96
18	4.41	3.55	3.16	2.93	2.77	2.66	2.58	2.51	2.46	2.41	2.34	2.27	2.19	2.15	2.11	2.06	2.02	1.97	1.92
19	4.38	3.52	3.13	2.90	2.74	2.63	2.54	2.48	2.42	2.38	2.31	2.23	2.16	2.11	2.07	2.03	1.98	1.93	1.88
20	4.35	3.49	3.10	2.87	2.71	2.60	2.51	2.45	2.39	2.35	2.28	2.20	2.12	2.08	2.04	1.99	1.95	1.90	1.84
21	4.32	3.47	3.07	2.84	2.68	2.57	2.49	2.42	2.37	2.32	2.25	2.18	2.10	2.05	2.01	1.96	1.92	1.87	1.81
22	4.30	3.44	3.05	2.82	2.66	2.55	2.46	2.40	2.34	2.30	2.23	2.15	2.07	2.03	1.98	1.94	1.89	1.84	1.78
23	4.28	3.42	3.03	2.80	2.64	2.53	2.44	2.37	2.32	2.27	2.20	2.13	2.05	2.01	1.96	1.91	1.86	1.81	1.76
24	4.26	3.40	3.01	2.78	2.62	2.51	2.42	2.36	2.30	2.25	2.18	2.11	2.03	1.98	1.94	1.89	1.84	1.79	1.73
25	4.24	3.39	2.99	2.76	2.60	2.49	2.40	2.34	2.28	2.24	2.16	2.09	2.01	1.96	1.92	1.87	1.82	1.77	1.71
26	4.23	3.37	2.98	2.74	2.59	2.47	2.39	2.32	2.27	2.22	2.15	2.07	1.99	1.95	1.90	1.85	1.80	1.75	1.69
27	4.21	3.35	2.96	2.73	2.57	2.46	2.37	2.31	2.25	2.20	2.13	2.06	1.97	1.93	1.88	1.84	1.79	1.73	1.67
28	4.20	3.34	2.95	2.71	2.56	2.45	2.36	2.29	2.24	2.19	2.12	2.04	1.96	1.91	1.87	1.82	1.77	1.71	1.65
29	4.18	3.33	2.93	2.70	2.55	2.43	2.35	2.28	2.22	2.18	2.10	2.03	1.94	1.90	1.85	1.81	1.75	1.70	1.64
30	4.17	3.32	2.92	2.69	2.53	2.42	2.33	2.27	2.21	2.16	2.09	2.01	1.93	1.89	1.84	1.79	1.74	1.68	1.62
40	4.08	3.23	2.84	2.61	2.45	2.34	2.25	2.18	2.12	2.08	2.00	1.92	1.84	1.79	1.74	1.69	1.64	1.58	1.51
60	4.00	3.15	2.76	2.53	2.37	2.25	2.17	2.10	2.04	1.99	1.92	1.84	1.75	1.70	1.65	1.59	1.53	1.47	1.39
120	3.92	3.07	2.68	2.45	2.29	2.17	2.09	2.02	1.96	1.91	1.83	1.75	1.66	1.61	1.55	1.50	1.43	1.35	1.25
∞	3.84	3.00	2.60	2.37	2.21	2.10	2.01	1.94	1.88	1.83	1.75	1.67	1.57	1.52	1.46	1.39	1.32	1.22	1.00

续表

$\alpha = 0.025$

n_2	\ n_1 1	2	3	4	5	6	7	8	9	10	12	15	20	24	30	40	60	120	∞
1	647.8	799.5	864.2	899.6	921.8	937.1	948.2	956.7	963.3	968.6	976.7	984.9	993.1	997.2	1 001	1 006	1 010	1 014	1 018
2	38.51	39.00	39.17	39.25	39.30	39.33	39.36	39.37	39.39	39.40	39.41	39.43	39.45	39.46	39.46	39.47	39.48	39.49	39.50
3	17.44	16.04	15.44	15.10	14.88	14.73	14.62	14.54	14.47	14.42	14.34	14.25	14.17	14.12	14.08	14.04	13.99	13.95	13.90
4	12.22	10.65	9.98	9.60	9.36	9.20	9.07	8.98	8.90	8.84	8.75	8.66	8.65	8.51	8.46	8.41	8.36	8.31	8.26
5	10.01	8.43	7.76	7.39	7.15	6.98	6.85	6.76	6.68	6.62	6.52	6.34	6.33	6.28	6.32	6.18	6.12	6.07	6.02
6	8.81	7.26	6.60	6.23	5.99	5.82	5.70	5.60	5.52	5.46	5.37	5.27	5.17	5.12	5.07	5.01	4.96	4.90	4.85
7	8.07	6.54	5.89	5.52	5.29	5.12	4.99	4.90	4.82	4.76	4.67	4.57	4.47	4.42	4.36	4.31	4.25	4.20	4.14
8	7.57	6.06	5.42	5.05	4.82	4.65	4.53	4.43	4.36	4.30	4.20	4.10	4.00	3.95	3.89	3.84	3.78	3.73	3.67
9	7.21	5.71	5.08	4.72	4.48	4.32	4.20	4.10	4.03	3.96	3.87	3.77	3.67	3.61	3.56	3.51	3.45	3.39	3.33
10	6.94	5.46	4.83	4.47	4.24	4.07	3.95	3.85	3.78	3.72	3.62	3.52	3.42	3.37	3.31	3.26	3.20	3.14	3.08
11	6.72	5.26	4.63	4.28	4.04	3.88	3.76	3.66	3.59	3.53	3.43	3.33	3.23	3.17	3.12	3.06	3.00	2.94	2.88
12	6.55	5.10	4.47	4.12	3.89	3.73	3.61	3.51	3.44	3.37	3.28	3.18	3.07	3.02	2.96	2.91	2.85	2.79	2.72
13	6.41	4.97	4.35	4.00	3.77	3.60	3.48	3.39	3.31	3.25	3.15	3.05	2.95	2.89	2.84	2.78	2.72	2.66	2.60
14	6.30	4.86	4.24	3.89	3.66	3.50	3.38	3.29	3.21	3.15	3.05	2.95	2.84	2.79	2.73	2.67	2.61	2.55	2.49
15	6.20	4.77	4.15	3.80	3.58	3.41	3.29	3.20	3.12	3.06	2.96	2.86	2.76	2.70	2.64	2.59	2.52	2.46	2.40
16	6.12	4.69	4.08	3.73	3.50	3.34	3.22	3.12	3.05	2.99	2.89	2.79	2.68	2.63	2.57	2.51	2.45	2.38	2.32
17	6.04	4.62	4.01	3.66	3.44	3.28	3.16	3.06	2.98	2.92	2.82	2.72	2.62	2.56	2.50	2.44	2.38	2.32	2.25
18	5.98	4.56	3.95	3.61	3.38	3.22	3.10	3.01	2.93	2.87	2.77	2.67	2.56	2.50	2.44	2.38	2.32	2.26	2.19
19	5.92	4.51	3.90	3.56	3.33	3.17	3.05	2.96	2.88	2.82	2.72	2.62	2.51	2.45	2.39	2.33	2.27	2.20	2.13
20	5.87	4.46	3.86	3.51	3.29	3.13	3.01	2.91	2.84	2.77	2.68	2.57	2.46	2.41	2.35	2.29	2.22	2.16	2.09
21	5.83	4.42	3.82	3.48	3.25	3.09	2.97	2.87	2.80	2.73	2.64	2.53	2.42	2.37	2.31	2.25	2.18	2.11	2.04
22	5.79	4.38	3.78	3.44	3.22	3.05	2.93	2.84	2.76	2.70	2.60	2.50	2.39	2.33	2.27	2.21	2.14	2.08	2.00
23	5.75	4.35	3.75	3.41	3.18	3.02	2.90	2.81	2.73	2.67	2.57	2.47	2.36	2.30	2.24	2.18	2.11	2.04	1.97
24	5.72	4.32	3.72	3.38	3.15	2.99	2.87	2.78	2.70	2.64	2.54	2.44	2.33	2.27	2.21	2.15	2.08	2.01	1.94
25	5.69	4.29	3.69	3.35	3.13	2.97	2.85	2.75	2.68	2.61	2.51	2.41	2.30	2.24	2.18	2.12	2.05	1.98	1.91
26	5.66	4.27	3.67	3.33	3.10	2.94	2.82	2.73	2.65	2.59	2.49	2.39	2.28	2.22	2.16	2.09	2.03	1.95	1.88
27	5.63	4.24	3.65	3.31	3.08	2.92	2.80	2.71	2.63	2.57	2.47	2.36	2.25	2.19	2.13	2.07	2.00	1.93	1.85
28	5.61	4.22	3.63	3.29	3.06	2.90	2.78	2.69	2.61	2.55	2.45	2.34	2.23	2.17	2.11	2.05	1.98	1.91	1.83
29	5.59	4.20	3.61	3.27	3.04	2.88	2.76	2.67	2.59	2.53	2.43	2.32	2.21	2.15	2.09	2.03	1.96	1.89	1.81
30	5.57	4.18	3.59	3.25	3.03	2.87	2.75	2.65	2.57	2.51	2.41	2.31	2.20	2.14	2.07	2.01	1.94	1.87	1.79
40	5.42	4.05	3.46	3.13	2.90	2.74	2.62	2.53	2.45	2.39	2.29	2.18	2.07	2.01	1.94	1.88	1.80	1.72	1.64
60	5.29	3.93	3.34	3.01	2.79	2.63	2.51	2.41	2.33	2.27	2.17	2.06	1.94	1.88	1.82	1.74	1.67	1.58	1.47
120	5.15	3.80	3.23	2.89	2.67	2.52	2.39	2.30	2.22	2.16	2.05	1.94	1.82	1.76	1.69	1.61	1.53	1.43	1.31
∞	5.02	3.69	3.12	2.79	2.57	2.41	2.29	2.19	2.11	2.05	1.94	1.83	1.71	1.64	1.57	1.48	1.39	1.27	1.00

续表

$\alpha = 0.01$

n_2	\ n_1 1	2	3	4	5	6	7	8	9	10	12	15	20	24	30	40	60	120	∞
1	4 052	4 995	5 403	5 625	5 764	5 859	5 928	5 982	6 022	6 056	6 106	6 157	6 209	6 235	6 261	6 287	6 313	6 339	6 366
2	98.50	99.00	99.17	99.25	99.30	99.33	99.36	99.37	99.39	99.40	99.42	99.43	99.45	99.46	99.47	99.47	99.48	99.49	99.50
3	34.12	30.82	29.46	28.71	28.24	27.91	27.67	27.49	27.35	27.23	27.05	26.87	26.69	26.60	26.50	26.41	26.32	26.22	26.13
4	21.20	18.00	16.69	15.98	15.52	15.21	14.98	14.80	14.66	14.55	14.37	14.20	14.02	13.93	13.84	13.75	13.65	13.56	13.46
5	16.26	13.27	12.06	11.39	10.97	10.67	10.46	10.29	10.16	10.05	9.89	9.72	9.55	9.47	9.38	9.29	9.20	9.11	9.02
6	13.75	10.92	9.78	9.15	8.75	8.47	8.26	8.10	7.98	7.87	7.72	7.56	7.40	7.31	7.23	7.14	7.06	6.97	6.88
7	12.25	9.55	8.45	7.85	7.46	7.19	6.99	6.84	6.72	6.62	6.47	6.31	6.16	6.07	5.99	5.91	5.82	5.74	5.65
8	11.26	8.65	7.59	7.01	6.63	6.37	6.18	6.03	5.91	5.81	5.67	5.52	5.39	5.28	5.20	5.12	5.03	4.95	4.86
9	10.56	8.02	6.99	6.42	6.06	5.80	5.61	5.47	5.35	5.26	5.11	4.96	4.81	4.73	4.65	4.57	4.48	4.40	4.31
10	10.04	7.56	6.55	5.99	5.64	5.39	5.20	5.06	4.94	4.85	4.71	4.56	4.41	4.33	4.25	4.17	4.08	4.00	3.91
11	9.65	7.21	6.22	5.67	5.32	5.07	4.89	4.74	4.63	4.54	4.40	4.25	4.10	4.02	3.94	3.86	3.78	3.69	3.60
12	9.33	6.93	5.95	5.41	5.06	4.82	4.64	4.50	4.39	4.30	4.16	4.01	3.86	3.78	3.70	3.62	3.54	3.45	3.36
13	9.07	6.70	5.74	5.21	4.86	4.62	4.44	4.30	4.19	4.10	3.96	3.82	3.66	3.59	3.51	3.43	3.34	3.25	3.17
14	8.86	6.51	5.56	5.04	4.69	4.46	4.28	4.14	4.03	3.94	3.80	3.66	3.51	3.43	3.35	3.27	3.18	3.09	3.00
15	8.68	6.36	5.42	4.89	4.56	4.32	4.14	4.00	3.89	3.80	3.67	3.52	3.37	3.29	3.21	3.13	3.05	2.96	2.87
16	8.53	6.23	5.29	4.77	4.44	4.20	4.03	3.89	3.78	3.69	3.55	3.41	3.26	3.18	3.10	3.02	2.93	2.84	2.75
17	8.40	6.11	5.18	4.67	4.34	4.10	3.93	3.79	3.68	3.59	3.46	3.31	3.16	3.08	3.00	2.92	2.83	2.75	2.65
18	8.29	6.01	5.09	4.58	4.25	4.01	3.84	3.71	3.60	3.51	3.37	3.23	3.08	3.00	2.92	2.84	2.75	2.66	2.57
19	8.18	5.93	5.01	4.50	4.17	3.94	3.77	3.63	3.52	3.43	3.30	3.15	3.00	2.92	2.84	2.76	2.67	2.58	2.49
20	8.10	5.85	4.94	4.43	4.10	3.87	3.70	3.56	3.46	3.37	3.23	3.09	2.94	2.86	2.78	2.69	2.61	2.52	2.42
21	8.02	5.78	4.87	4.37	4.04	3.81	3.64	3.51	3.40	3.31	3.17	3.03	2.88	2.80	2.72	2.64	2.55	2.46	2.36
22	7.95	5.72	4.82	4.31	3.99	3.76	3.59	3.45	3.35	3.26	3.12	2.98	2.83	2.75	2.67	2.58	2.50	2.40	2.31
23	7.88	5.66	4.76	4.26	3.94	3.71	3.54	3.41	3.30	3.21	3.07	2.93	2.78	2.70	2.62	2.54	2.45	2.35	2.26
24	7.82	5.61	4.72	4.22	3.90	3.67	3.50	3.36	3.26	3.17	3.03	2.89	2.74	2.66	2.58	2.49	2.40	2.31	2.21
25	7.77	5.57	4.68	4.18	3.85	3.63	3.46	3.32	3.22	3.13	2.99	2.85	2.70	2.62	2.54	2.45	2.36	2.27	2.17
26	7.72	5.53	4.64	4.14	3.82	3.59	3.42	3.29	3.18	3.09	2.96	2.81	2.66	2.58	2.50	2.42	2.33	2.23	2.13
27	7.68	5.49	4.60	4.11	3.78	3.56	3.39	3.26	3.15	3.06	2.93	2.78	2.63	2.55	2.47	2.38	2.29	2.20	2.10
28	7.64	5.45	4.57	4.07	3.75	3.53	3.36	3.23	3.12	3.03	2.90	2.75	2.60	2.52	2.44	2.35	2.26	2.17	2.06
29	7.60	5.42	4.54	4.04	3.73	3.50	3.33	3.20	3.09	3.00	2.87	2.73	2.57	2.49	2.41	2.33	2.23	2.14	2.03
30	7.56	5.39	4.51	4.02	3.70	3.47	3.30	3.17	3.07	2.98	2.84	2.70	2.55	2.47	2.39	2.30	2.21	2.11	2.01
40	7.31	5.18	4.31	3.83	3.51	3.29	3.12	2.99	2.89	2.80	2.66	2.52	2.37	2.29	2.20	2.11	2.02	1.92	1.80
60	7.08	4.98	4.13	3.65	3.34	3.12	2.95	2.82	2.72	2.63	2.50	2.35	2.20	2.12	2.03	1.94	1.84	1.73	1.60
120	6.85	4.79	3.95	3.48	3.17	2.96	2.79	2.66	2.56	2.47	2.34	2.19	2.03	1.95	1.86	1.76	1.66	1.53	1.38
∞	6.63	4.61	3.78	3.32	3.02	2.80	2.64	2.51	2.41	2.32	2.18	2.04	1.88	1.79	1.70	1.59	1.47	1.32	1.00

附表8　二项分布参数 p 的置信区间表

$$1-\alpha=0.95$$

m	$n-m$												
	1	2	3	4	5	6	7	8	9	10	12	14	16
0	0.975	0.842	0.708	0.602	0.522	0.459	0.410	0.369	0.336	0.308	0.265	0.232	0.202
	0.000	0.000	0.000	0.000	0.000	0.000	0.000	0.000	0.000	0.000	0.000	0.000	0.000
1	0.987	0.906	0.806	0.716	0.641	0.579	0.527	0.483	0.445	0.413	0.360	0.319	0.287
	0.013	0.008	0.006	0.005	0.004	0.004	0.003	0.003	0.003	0.002	0.002	0.002	0.001
2	0.992	0.932	0.853	0.777	0.710	0.651	0.600	0.556	0.518	0.484	0.428	0.383	0.347
	0.094	0.088	0.053	0.043	0.037	0.032	0.028	0.025	0.023	0.021	0.018	0.016	0.014
3	0.994	0.947	0.882	0.816	0.756	0.701	0.652	0.610	0.572	0.538	0.481	0.434	0.396
	0.194	0.147	0.118	0.099	0.085	0.075	0.067	0.060	0.055	0.050	0.043	0.038	0.034
4	0.995	0.957	0.901	0.843	0.788	0.738	0.692	0.651	0.614	0.581	0.524	0.476	0.437
	0.284	0.233	0.184	0.157	0.137	0.122	0.109	0.099	0.019	0.084	0.073	0.064	0.057
5	0.996	0.963	0.915	0.863	0.813	0.766	0.723	0.684	0.649	0.616	0.560	0.512	0.417
	0.359	0.290	0.245	0.212	0.187	0.167	0.151	0.139	0.128	0.118	0.103	0.091	0.082
6	0.996	0.968	0.925	0.878	0.833	0.789	0.749	0.711	0.677	0.646	0.590	0.543	0.502
	0.421	0.349	0.299	0.262	0.234	0.211	0.192	0.177	0.163	0.152	0.133	0.119	0.107
7	0.997	0.972	0.933	0.891	0.849	0.808	0.770	0.734	0.701	0.671	0.616	0.570	0.529
	0.473	0.400	0.348	0.308	0.277	0.251	0.230	0.213	0.198	0.184	0.163	0.146	0.132
8	0.997	0.975	0.840	0.901	0.861	0.832	0.787	0.753	0.722	0.692	0.639	0.593	0.553
	0.517	0.444	0.380	0.349	0.316	0.289	0.266	0.247	0.230	0.215	0.191	0.172	0.156
9	0.997	0.977	0.945	0.909	0.872	0.837	0.802	0.770	0.740	0.711	0.660	0.615	0.575
	0.555	0.482	0.428	0.386	0.351	0.323	0.299	0.278	0.260	0.244	0.218	0.197	0.180
10	0.998	0.979	0.950	0.916	0.882	0.848	0.816	0.785	0.756	0.728	0.678	0.634	0.595
	0.587	0.516	0.462	0.419	0.384	0.354	0.329	0.308	0.289	0.272	0.224	0.221	0.292
12	0.998	0.982	0.957	0.927	0.897	0.867	0.837	0.809	0.782	0.756	0.709	0.666	0.628
	0.640	0.572	0.519	0.476	0.440	0.410	0.384	0.361	0.304	0.322	0.291	0.266	0.245
14	0.998	0.984	0.962	0.936	0.909	0.881	0.854	0.828	0.803	0.779	0.734	0.694	0.657
	0.681	0.617	0.566	0.524	0.488	0.457	0.430	0.407	0.385	0.336	0.334	0.396	0.283
16	0.999	0.986	0.966	0.943	0.918	0.893	0.868	0.844	0.820	0.798	0.755	0.717	0.681
	0.713	0.653	0.604	0.563	0.529	0.498	0.471	0.447	0.425	0.405	0.372	0.343	0.319
18	0.999	0.988	0.970	0.948	0.925	0.902	0.879	0.857	0.835	0.814	0.773	0.736	0.702
	0.740	0.683	0.637	0.597	0.564	0.533	0.506	0.482	0.460	0.440	0.406	0.376	0.351
20	0.999	0.989	0.972	0.953	0.932	0.910	0.889	0.868	0.847	0.827	0.789	0.753	0.720
	0.762	0.708	0.664	0.626	0.593	0.564	0.537	0.513	0.492	0.472	0.437	0.407	0.381
22	0.999	0.990	0.975	0.956	0.937	0.917	0.897	0.877	0.858	0.839	0.803	0.768	0.737
	0.781	0.730	0.688	0.651	0.619	0.590	0.565	0.541	0.519	0.500	0.465	0.434	0.408
24	0.999	0.991	0.976	0.960	0.942	0.923	0.904	0.885	0.867	0.849	0.814	0.782	0.751
	0.797	0.749	0.708	0.673	0.642	0.614	0.589	0.566	0.545	0.525	0.490	0.460	0.433
26	0.999	0.991	0.978	0.962	0.945	0.928	0.910	0.893	0.875	0.658	0.825	0.794	0.764
	0.810	0.765	0.726	0.693	0.663	0.636	0.611	0.588	0.567	0.548	0.513	0.483	0.456
28	0.999	0.992	0.980	0.965	0.949	0.932	0.916	0.899	0.882	0.866	0.834	0.804	0.776
	0.822	0.779	0.743	0.710	0.681	0.655	0.631	0.609	0.588	0.569	0.535	0.504	0.478
30	0.999	0.992	0.981	0.967	0.952	0.936	0.920	0.904	0.889	0.873	0.843	0.814	0.786
	0.833	0.792	0.757	0.725	0.697	0.672	0.649	0.627	0.607	0.588	0.554	0.524	0.498
40	0.999	0.994	0.985	0.975	0.963	0.951	0.938	0.925	0.912	0.900	0.875	0.850	0.827
	0.871	0.838	0.809	0.783	0.759	0.737	0.717	0.689	0.679	0.662	0.631	0.602	0.578
60	1.000	0.996	0.990	0.983	0.975	0.966	0.957	0.948	0.939	0.929	0.911	0.893	0.874
	0.912	0.888	0.867	0.848	0.830	0.813	0.797	0.782	0.767	0.752	0.727	0.703	0.681
100	1.000	0.998	0.994	0.989	0.984	0.979	0.973	0.967	0.962	0.955	0.943	0.931	0.919
	0.946	0.931	0.917	0.904	0.892	0.881	0.870	0.859	0.849	0.838	0.820	0.802	0.786
200	1.000	0.999	0.997	0.995	0.992	0.989	0.986	0.983	0.980	0.977	0.970	0.964	0.957
	0.973	0.965	0.957	0.951	0.944	0.938	0.932	0.926	0.920	0.914	0.903	0.893	0.883
500	1.000	1.000	0.999	0.998	0.997	0.996	0.995	0.993	0.992	0.991	0.988	0.985	0.982
	0.989	0.986	0.983	0.980	0.977	0.974	0.972	0.969	0.967	0.964	0.960	0.955	0.950

$1-\alpha=0.95$　　　　　　　　　　　　　　　　　　　　　　　　　　　　续表

m	$n-m$											
	18	20	22	24	26	28	30	40	60	100	200	500
0	0.185	0.168	0.154	0.142	0.132	0.123	0.116	0.088	0.060	0.036	0.018	0.007
	0.000	0.000	0.000	0.000	0.000	0.000	0.000	0.000	0.000	0.000	0.000	0.000
1	0.260	0.238	0.219	0.203	0.190	0.178	0.167	0.129	0.088	0.054	0.027	0.011
	0.001	0.001	0.001	0.001	0.001	0.001	0.001	0.001	0.000	0.000	0.000	0.000
2	0.317	0.292	0.270	0.251	0.235	0.221	0.208	0.162	0.112	0.069	0.035	0.014
	0.012	0.011	0.010	0.009	0.009	0.008	0.008	0.006	0.004	0.002	0.001	0.000
3	0.363	0.336	0.312	0.292	0.274	0.257	0.243	0.191	0.133	0.083	0.043	0.017
	0.030	0.028	0.025	0.024	0.022	0.020	0.019	0.015	0.010	0.006	0.003	0.001
4	0.403	0.374	0.349	0.327	0.307	0.290	0.275	0.217	0.152	0.096	0.049	0.020
	0.052	0.047	0.440	0.040	0.038	0.035	0.033	0.025	0.017	0.001	0.005	0.002
5	0.436	0.407	0.381	0.358	0.337	0.319	0.303	0.241	0.170	0.108	0.056	0.023
	0.075	0.068	0.063	0.058	0.055	0.051	0.048	0.037	0.025	0.016	0.008	0.003
6	0.467	0.436	0.410	0.386	0.364	0.345	0.328	0.263	0.187	0.119	0.062	0.026
	0.098	0.090	0.083	0.077	0.072	0.068	0.064	0.049	0.034	0.021	0.011	0.004
7	0.494	0.463	0.435	0.411	0.389	0.369	0.351	0.283	0.203	0.130	0.068	0.028
	0.121	0.111	0.103	0.096	0.090	0.084	0.080	0.062	0.043	0.027	0.014	0.005
8	0.518	0.487	0.459	0.434	0.412	0.391	0.373	0.302	0.218	0.141	0.074	0.031
	0.143	0.132	0.123	0.115	0.107	0.101	0.096	0.075	0.052	0.033	0.017	0.007
9	0.540	0.508	0.481	0.455	0.433	0.412	0.393	0.321	0.233	0.151	0.080	0.033
	0.165	0.153	0.142	0.133	0.125	0.118	0.111	0.088	0.061	0.038	0.020	0.008
10	0.560	0.528	0.500	0.475	0.452	0.431	0.412	0.338	0.248	0.162	0.086	0.036
	0.186	0.173	0.161	0.151	0.142	0.134	0.127	0.100	0.071	0.045	0.023	0.009
12	0.594	0.563	0.535	0.510	0.487	0.465	0.446	0.369	0.273	0.180	0.097	0.040
	0.227	0.211	0.197	0.186	0.175	0.166	0.157	0.125	0.089	0.057	0.030	0.012
14	0.624	0.593	0.566	0.540	0.517	0.496	0.476	0.398	0.297	0.198	0.107	0.045
	0.264	0.247	0.232	0.218	0.206	0.196	0.186	0.150	0.107	0.069	0.036	0.015
16	0.649	0.619	0.592	0.567	0.544	0.522	0.502	0.422	0.319	0.214	0.117	0.050
	0.298	0.280	0.263	0.249	0.236	0.224	0.214	0.173	0.126	0.081	0.043	0.018
18	0.671	0.642	0.615	0.590	0.568	0.547	0.527	0.445	0.340	0.230	0.127	0.054
	0.329	0.310	0.293	0.277	0.264	0.251	0.240	0.196	0.143	0.093	0.050	0.021
20	0.690	0.662	0.636	0.612	0.589	0.568	0.548	0.467	0.359	0.245	0.137	0.059
	0.358	0.338	0.320	0.304	0.289	0.276	0.264	0.217	0.160	0.105	0.057	0.024
22	0.707	0.680	0.654	0.631	0.608	0.588	0.568	0.487	0.378	0.260	0.146	0.062
	0.385	0.364	0.346	0.329	0.314	0.300	0.287	0.237	0.177	0.117	0.063	0.027
24	0.723	0.696	0.671	0.648	0.626	0.605	0.586	0.505	0.395	0.274	0.155	0.067
	0.410	0.388	0.369	0.352	0.337	0.322	0.309	0.257	0.193	0.128	0.070	0.030
26	0.736	0.711	0.686	0.663	0.642	0.622	0.603	0.522	0.411	0.287	0.164	0.072
	0.432	0.411	0.392	0.374	0.358	0.343	0.330	0.276	0.208	0.140	0.077	0.033
28	0.749	0.724	0.700	0.678	0.657	0.637	0.618	0.538	0.426	0.300	0.172	0.076
	0.453	0.432	0.412	0.395	0.378	0.363	0.349	0.294	0.223	0.153	0.083	0.036
30	0.760	0.736	0.713	0.691	0.670	0.651	0.632	0.552	0.441	0.313	0.181	0.080
	0.437	0.452	0.432	0.414	0.397	0.382	0.368	0.311	0.237	0.162	0.090	0.039
40	0.804	0.783	0.763	0.743	0.724	0.706	0.689	0.614	0.503	0.368	0.220	0.099
	0.555	0.533	0.513	0.495	0.478	0.462	0.448	0.386	0.303	0.231	0.122	0.053
60	0.857	0.840	0.823	0.807	0.792	0.777	0.763	0.697	0.593	0.455	0.287	0.136
	0.660	0.641	0.622	0.605	0.589	0.574	0.559	0.787	0.407	0.300	0.181	0.083
100	0.907	0.895	0.883	0.872	0.860	0.847	0.838	0.632	0.700	0.571	0.395	0.199
	0.770	0.755	0.740	0.726	0.713	0.700	0.687	0.878	0.545	0.429	0.280	0.138
200	0.950	0.943	0.937	0.930	0.923	0.917	0.910	0.780	0.819	0.720	0.550	0.319
	0.873	0.863	0.854	0.845	0.836	0.828	0.819	0.780	0.713	0.605	0.450	0.253
500	0.979	0.976	0.973	0.970	0.967	0.964	0.961	0.947	0.917	0.862	0.747	0.531
	0.946	0.941	0.937	0.933	0.928	0.924	0.920	0.901	0.864	0.801	0.681	0.469

$1-\alpha=0.99$　　　　　　　　　　　　　　　　　　　　　　　　　　　续表

m	*n − m*												
	1	2	3	4	5	6	7	8	9	10	12	14	16
0	0.995	0.929	0.829	0.734	0.653	0.586	0.531	0.484	0.445	0.411	0.357	0.315	0.282
	0.00	0.00	0.00	0.00	0.00	0.00	0.00	0.00	0.00	0.00	0.00	0.00	0.00
1	0.997	0.959	0.889	0.815	0.746	0.685	0.632	0.585	0.544	0.509	0.449	0.402	0.363
	0.003	0.002	0.001	0.001	0.001	0.001	0.001	0.001	0.001	0.000	0.000	0.000	0.000
2	0.998	0.971	0.917	0.856	0.797	0.742	0.693	0.648	0.608	0.573	0.512	0.463	0.422
	0.041	0.029	0.023	0.019	0.016	0.014	0.012	0.011	0.010	0.009	0.008	0.007	0.006
3	0.999	0.977	0.934	0.882	0.830	0.781	0.735	0.693	0.655	0.621	0.561	0.510	0.468
	0.111	0.083	0.066	0.055	0.047	0.042	0.037	0.033	0.030	0.028	0.024	0.021	0.019
4	0.999	0.981	0.945	0.900	0.854	0.809	0.767	0.728	0.691	0.658	0.599	0.549	0.507
	0.185	0.144	0.118	0.100	0.087	0.077	0.069	0.062	0.057	0.053	0.045	0.040	0.036
5	0.999	0.984	0.953	0.913	0.872	0.831	0.791	0.755	0.720	0.688	0.631	0.582	0.539
	0.254	0.203	0.170	0.146	0.128	0.114	0.103	0.094	0.087	0.080	0.070	0.062	0.055
6	0.999	0.986	0.958	0.923	0.886	0.848	0.811	0.777	0.744	0.714	0.658	0.610	0.567
	0.315	0.258	0.219	0.191	0.169	0.152	0.138	0.127	0.117	0.109	0.095	0.085	0.076
7	0.999	0.988	0.963	0.931	0.897	0.962	0.928	0.795	0.764	0.735	0.681	0.634	0.592
	0.368	0.307	0.265	0.233	0.209	0.189	0.172	0.159	0.147	0.137	0.121	0.108	0.097
8	0.999	0.989	0.967	0.938	0.906	0.873	0.841	0.811	0.781	0.753	0.701	0.655	0.614
	0.415	0.352	0.307	0.272	0.245	0.223	0.205	0.189	0.176	0.165	0.146	0.131	0.119
9	0.999	0.990	0.970	0.943	0.913	0.883	0.853	0.824	0.795	0.768	0.718	0.674	0.634
	0.456	0.392	0.345	0.309	0.280	0.256	0.236	0.219	0.205	0.192	0.171	0.154	0.140
10	1.00	0.991	0.972	0.947	0.920	0.891	0.863	0.835	0.808	0.782	0.734	0.690	0.651
	0.491	0.427	0.379	0.342	0.312	0.286	0.265	0.247	0.232	0.218	0.195	0.176	0.161
12	1.00	0.992	0.976	0.955	0.930	0.905	0.879	0.854	0.829	0.805	0.760	0.719	0.682
	0.551	0.488	0.439	0.401	0.369	0.342	0.319	0.299	0.282	0.266	0.240	0.218	0.200
14	1.00	0.993	0.979	0.960	0.938	0.915	0.892	0.869	0.846	0.824	0.782	0.743	0.707
	0.598	0.537	0.490	0.451	0.418	0.390	0.366	0.345	0.326	0.310	0.281	0.257	0.237
16	1.00	0.994	0.981	0.964	0.945	0.924	0.903	0.881	0.860	0.839	0.800	0.763	0.728
	0.637	0.578	0.532	0.493	0.461	0.433	0.408	0.386	0.366	0.349	0.318	0.293	0.272
18	1.00	0.995	0.983	0.968	0.950	0.931	0.911	0.891	0.872	0.852	0.815	0.780	0.747
	0.669	0.613	0.568	0.530	0.498	0.469	0.445	0.422	0.402	0.384	0.353	0.326	0.304
20	1.00	0.995	0.985	0.971	0.954	0.936	0.918	0.900	0.881	0.863	0.828	0.794	0.763
	0.669	0.642	0.599	0.562	0.530	0.502	0.478	0.455	0.435	0.417	0.384	0.357	0.334
22	1.00	0.996	0.986	0.973	0.958	0.941	0.924	0.907	0.890	0.873	0.839	0.807	0.777
	0.696	0.668	0.626	0.530	0.559	0.531	0.507	0.484	0.464	0.445	0.413	0.385	0.361
24	1.00	0.996	0.987	0.975	0.961	0.946	0.930	0.913	0.897	0.881	0.849	0.819	0.789
	0.738	0.690	0.649	0.615	0.584	0.557	0.533	0.511	0.490	0.471	0.439	0.410	0.368
26	1.00	0.996	0.988	0.977	0.963	0.949	0.934	0.919	0.903	0.888	0.858	0.829	0.800
	0.755	0.709	0.670	0.637	0.607	0.580	0.557	0.535	0.515	0.496	0.463	0.434	0.410
28	1.00	0.996	0.989	0.978	0.966	0.952	0.938	0.924	0.909	0.894	0.866	0.838	0.811
	0.770	0.726	0.689	0.656	0.627	0.602	0.578	0.559	0.537	0.518	0.485	0.457	0.432
30	1.00	0.997	0.989	0.980	0.968	0.955	0.942	0.928	0.914	0.900	0.873	0.846	0.820
	0.784	0.741	0.705	0.674	0.646	0.621	0.598	0.577	0.557	0.539	0.506	0.478	0.452
40	1.00	0.998	0.992	0.984	0.975	0.965	0.955	0.944	0.933	0.921	0.899	0.876	0.854
	0.832	0.797	0.767	0.740	0.716	0.694	0.673	0.654	0.636	0.619	0.588	0.560	0.536
60	1.00	0.998	0.995	0.989	0.983	0.976	0.969	0.961	0.953	0.945	0.928	0.912	0.895
	0.884	0.859	0.836	0.816	0.797	0.780	0.763	0.748	0.733	0.719	0.693	0.668	0.646
100	1.00	0.999	0.997	0.993	0.990	0.985	0.981	0.976	0.971	0.965	0.955	0.943	0.932
	0.929	0.912	0.897	0.884	0.871	0.858	0.847	0.836	0.825	0.815	0.795	0.777	0.761
200	1.00	0.999	0.998	0.997	0.995	0.992	0.990	0.988	0.985	0.982	0.976	0.970	0.964
	0.964	0.955	0.947	0.939	0.932	0.925	0.919	0.913	0.807	0.901	0.890	0.878	0.868
500	1.00	1.00	0.999	0.999	0.998	0.997	0.996	0.995	0.994	0.993	0.990	0.988	0.985
	0.985	0.982	0.978	0.975	0.972	0.969	0.967	0.964	0.961	0.959	0.953	0.949	0.944

$$1-\alpha=0.99$$

m	n-m											
	18	20	22	24	26	28	30	40	60	100	200	500
0	0.255	0.233	0.214	0.198	0.184	0.173	0.162	0.124	0.085	0.052	0.026	0.011
	0.000	0.000	0.000	0.000	0.000	0.000	0.000	0.000	0.000	0.000	0.000	0.000
1	0.331	0.304	0.281	0.262	0.245	0.230	0.216	0.168	0.116	0.071	0.036	0.015
	0.000	0.000	0.000	0.000	0.000	0.000	0.000	0.000	0.000	0.000	0.000	0.000
2	0.387	0.358	0.332	0.310	0.291	0.274	0.259	0.203	0.141	0.088	0.045	0.018
	0.005	0.005	0.004	0.004	0.004	0.004	0.003	0.002	0.002	0.001	0.001	0.000
3	0.432	0.401	0.374	0.351	0.330	0.311	0.295	0.233	0.164	0.103	0.053	0.022
	0.017	0.015	0.014	0.013	0.012	0.011	0.011	0.008	0.005	0.003	0.002	0.001
4	0.470	0.438	0.410	0.385	0.363	0.344	0.326	0.260	0.184	0.116	0.061	0.025
	0.032	0.029	0.027	0.025	0.023	0.022	0.020	0.016	0.011	0.007	0.003	0.001
5	0.502	0.470	0.441	0.416	0.393	0.373	0.354	0.284	0.203	0.129	0.068	0.028
	0.050	0.046	0.042	0.039	0.037	0.034	0.032	0.025	0.017	0.010	0.005	0.002
6	0.531	0.498	0.469	0.443	0.420	0.398	0.379	0.306	0.220	0.142	0.075	0.031
	0.069	0.064	0.059	0.054	0.051	0.048	0.045	0.035	0.024	0.015	0.008	0.003
7	0.555	0.522	0.493	0.467	0.443	0.422	0.402	0.327	0.237	0.153	0.081	0.033
	0.089	0.082	0.076	0.070	0.066	0.062	0.058	0.045	0.031	0.019	0.010	0.004
8	0.578	0.545	0.516	0.489	0.465	0.443	0.423	0.346	0.252	0.164	0.087	0.036
	0.109	0.100	0.093	0.087	0.031	0.076	0.072	0.056	0.039	0.024	0.012	0.005
9	0.598	0.565	0.536	0.510	0.485	0.463	0.443	0.364	0.267	0.175	0.093	0.039
	0.128	0.119	0.110	0.103	0.097	0.091	0.086	0.067	0.047	0.029	0.015	0.006
10	0.616	0.583	0.555	0.529	0.504	0.482	0.461	0.331	0.281	0.185	0.099	0.041
	0.148	0.137	0.127	0.119	0.112	0.106	0.100	0.079	0.055	0.035	0.018	0.007
12	0.647	0.616	0.587	0.561	0.537	0.515	0.494	0.412	0.307	0.205	0.110	0.047
	0.185	0.172	0.161	0.151	0.142	0.134	0.127	0.101	0.072	0.045	0.024	0.010
14	0.674	0.643	0.615	0.590	0.566	0.543	0.522	0.440	0.332	0.223	0.122	0.051
	0.220	0.206	0.193	0.181	0.171	0.162	0.154	0.124	0.088	0.057	0.030	0.012
16	0.696	0.666	0.639	0.614	0.590	0.568	0.548	0.464	0.354	0.239	0.132	0.056
	0.253	0.237	0.223	0.211	0.200	0.189	0.180	0.146	0.105	0.068	0.036	0.015
18	0.716	0.687	0.661	0.636	0.612	0.591	0.570	0.486	0.374	0.255	0.142	0.061
	0.284	0.267	0.252	0.238	0.226	0.215	0.205	0.167	0.122	0.079	0.042	0.018
20	0.733	0.405	0.679	0.655	0.632	0.611	0.591	0.507	0.394	0.271	0.152	0.066
	0.313	0.295	0.279	0.264	0.251	0.239	0.229	0.187	0.137	0.090	0.048	0.020
22	0.748	0.721	0.696	0.673	0.650	0.629	0.609	0.526	0.411	0.286	0.162	0.070
	0.339	0.321	0.304	0.289	0.274	0.263	0.251	0.207	0.153	0.101	0.054	0.023
24	0.762	0.736	0.711	0.688	0.666	0.646	0.626	0.543	0.428	0.300	0.171	0.075
	0.364	0.345	0.327	0.312	0.298	0.285	0.273	0.126	0.168	0.112	0.061	0.026
26	0.774	0.749	0.726	0.702	0.681	0.661	0.642	0.560	0.444	0.313	0.180	0.079
	0.388	0.368	0.350	0.334	0.319	0.306	0.293	0.244	0.183	0.122	0.067	0.029
28	0.785	0.761	0.737	0.715	0.694	0.675	0.656	0.575	0.459	0.326	0.186	0.083
	0.409	0.389	0.371	0.354	0.339	0.325	0.312	0.262	0.198	0.133	0.073	0.031
30	0.795	0.771	0.749	0.727	0.707	0.688	0.669	0.589	0.473	0.339	0.197	0.088
	0.430	0.409	0.391	0.374	0.358	0.344	0.331	0.278	0.212	0.143	0.079	0.034
40	0.833	0.813	0.793	0.774	0.756	0.738	0.722	0.646	0.534	0.394	0.237	0.108
	0.514	0.493	0.474	0.457	0.440	0.425	0.411	0.354	0.276	0.193	0.110	0.048
60	0.878	0.863	0.847	0.832	0.817	0.802	0.788	0.724	0.620	0.479	0.305	0.145
	0.625	0.606	0.589	0.572	0.556	0.541	0.527	0.466	0.380	0.278	0.167	0.076
100	0.921	0.910	0.899	0.888	0.876	0.867	0.857	0.807	0.722	0.593	0.407	0.209
	0.745	0.729	0.714	0.700	0.687	0.674	0.661	0.606	0.521	0.407	0.265	0.129
200	0.958	0.952	0.946	0.939	0.933	0.927	0.921	0.890	0.833	0.735	0.565	0.332
	0.858	0.848	0.838	0.829	0.820	0.811	0.803	0.763	0.695	0.593	0.475	0.243
500	0.982	0.980	0.977	0.974	0.971	0.969	0.966	0.952	0.924	0.871	0.757	0.541
	0.939	0.934	0.930	0.925	0.921	0.917	0.912	0.892	0.855	0.791	0.668	0.459

附表9 两配对样本比较符号秩和检验用 T 界值表

n	单侧:0.05 双侧:0.10	0.025 0.05	0.01 0.02	0.005 0.010
5	0~15(0.031 2)			
6	2~19(0.046 9)	0~21(0.015 6)		
7	3~25(0.039 1)	0~26(0.023 4)	0~28(0.007 8)	
8	5~31(0.039 1)	3~33(0.019 5)	1~35(0.007 8)	0~36(0.003 9)
9	8~37(0.048 8)	5~40(0.019 5)	3~42(0.009 8)	1~44(0.003 9)
10	10~45(0.042 0)	8~47(0.024 4)	5~50(0.009 8)	3~52(0.004 9)
11	13~53(0.041 5)	10~56(0.021 0)	7~59(0.009 3)	5~61(0.004 9)
12	17~61(0.046 1)	13~65(0.021 2)	9~69(0.008 1)	7~71(0.004 6)
13	21~70(0.047 1)	17~74(0.023 9)	12~79(0.008 5)	9~82(0.004 0)
14	25~80(0.045 3)	21~84(0.024 7)	15~90(0.008 3)	12~93(0.004 3)
15	30~90(0.047 3)	25~95(0.024 0)	19~101(0.009 0)	15~105(0.004 2)
16	35~101(0.046 7)	29~107(0.022 2)	23~113(0.009 1)	19~117(0.004 6)
17	41~112(0.049 2)	34~119(0.022 4)	27~126(0.008 7)	23~130(0.004 7)
18	47~124(0.049 4)	40~131(0.024 1)	32~139(0.009 1)	27~144(0.004 5)
19	53~137(0.047 8)	46~144(0.024 7)	37~153(0.009 0)	32~158(0.004 7)
20	60~150(0.048 7)	52~158(0.024 2)	43~167(0.009 6)	37~173(0.004 7)
21	67~164(0.047 9)	58~173(0.023 0)	49~182(0.009 7)	42~189(0.004 5)
22	75~178(0.049 2)	65~188(0.023 1)	55~198(0.009 5)	48~205(0.004 6)
23	88~193(0.049 0)	73~203(0.024 2)	62~214(0.009 8)	54~222(0.004 6)
24	91~209(0.047 5)	81~219(0.024 5)	69~231(0.009 7)	61~239(0.004 8)
25	100~225(0.047 9)	89~236(0.024 1)	76~249(0.009 4)	68~257(0.004 8)

注:括弧内为单侧确切概率。

附表 10　两独立样本比较秩和检验用 T 界值表

	单侧	双侧
1 行	$P=0.05$	$P=0.10$
2 行	$P=0.025$	$P=0.05$
3 行	$P=0.01$	$P=0.02$
4 行	$P=0.005$	$P=0.01$

n_1 较小 n	0	1	2	3	4	5	6	7	8	9	10
2				3~13	3~15	3~17	4~18	4~20	4~22	4~24	5~25
							3~19	3~21	3~23	3~25	4~26
3	6~15	6~18	7~20	8~22	8~25	9~27	10~29	10~32	11~34	11~37	12~39
			6~21	7~23	7~26	8~28	8~31	9~33	9~36	10~38	10~41
					6~27	6~30	7~32	7~35	7~38	8~40	8~43
							6~33	6~36	6~39	7~41	7~44
4	11~25	12~28	13~31	14~34	15~37	16~40	17~43	18~46	19~49	20~52	21~55
	10~26	11~29	12~32	13~35	14~38	14~42	15~45	16~48	17~51	18~54	19~57
		10~30	11~33	11~37	12~40	13~43	13~47	14~50	15~53	15~57	16~60
			10~34	10~38	11~41	11~45	12~48	12~52	13~55	13~59	14~62
5	19~36	20~40	21~44	23~47	24~51	26~54	27~58	28~62	30~65	31~69	33~72
	17~38	18~42	20~45	21~49	22~53	23~57	24~61	26~64	27~68	28~72	29~76
	16~39	17~43	18~47	19~51	20~55	21~59	22~63	23~67	24~71	25~75	26~79
	15~40	16~44	16~49	17~53	18~57	19~61	20~65	21~69	22~73	22~78	23~82
6	28~50	29~55	31~59	33~63	35~67	37~71	38~76	40~80	42~84	44~88	46~92
	26~52	27~57	29~61	31~65	32~70	34~74	35~79	37~83	38~88	40~92	42~96
	24~54	25~59	27~63	28~68	29~73	30~78	32~82	33~87	34~92	36~96	37~101
	23~55	24~60	25~65	26~70	27~75	28~80	30~84	31~89	32~94	33~99	34~104
7	39~66	41~71	43~76	45~81	47~86	49~91	52~95	54~100	56~105	58~110	61~114
	36~69	38~74	40~79	42~84	44~89	46~94	48~99	50~104	52~109	54~114	56~119
	34~71	35~77	37~82	39~87	40~93	42~98	44~103	45~109	47~114	49~119	51~124
	32~73	34~78	35~84	37~89	38~95	40~100	41~106	43~111	44~117	45~122	47~128
8	51~85	54~90	56~96	59~101	62~106	64~112	67~117	69~123	72~128	75~133	77~139
	49~87	51~93	53~99	55~105	58~110	60~116	62~122	65~127	67~133	70~138	72~144
	45~91	47~97	49~103	51~109	53~115	56~120	58~126	60~132	62~138	64~144	66~150
	43~93	45~99	47~105	49~111	51~117	53~123	54~130	56~136	58~142	60~148	62~154
9	66~105	69~111	72~117	75~123	78~129	81~135	84~141	87~147	90~153	93~159	96~165
	62~109	65~115	68~121	71~127	73~134	76~140	79~146	82~152	84~159	87~165	90~171
	59~112	61~119	63~126	66~132	68~139	71~145	73~152	76~158	78~165	81~171	83~178
	56~115	58~122	61~128	63~135	65~142	67~149	69~156	72~162	74~169	76~176	78~183
10	82~128	86~134	89~141	92~148	96~154	99~161	103~167	106~174	110~180	113~187	117~193
	78~132	81~139	84~146	88~152	91~159	94~166	97~173	100~180	103~187	107~193	110~200
	74~136	77~143	79~151	82~158	85~165	88~172	91~179	93~187	96~194	99~201	102~208
	71~139	73~147	76~154	79~161	81~169	74~176	86~184	89~191	82~198	84~206	97~213

注：表头 $n_1 - n_2$

附表 11　检验相关显著性的临界值表

$$P(\,|\,r\,|\,>r_{\alpha/2})=\alpha$$

df	α				
	0.10	0.05	0.02	0.01	0.001
1	0.987 69	0.996 92	0.999 507	0.999 877	0.999 998 8
2	0.900 00	0.950 00	0.980 00	0.990 00	0.999 00
3	0.805 4	0.878 3	0.934 33	0.958 73	0.991 16
4	0.729 3	0.811 4	0.882 2	0.917 20	0.974 06
5	0.669 4	0.754 5	0.832 9	0.874 5	0.950 74
6	0.621 5	0.706 7	0.788 7	0.834 3	0.924 93
7	0.582 2	0.666 4	0.749 8	0.797 7	0.898 2
8	0.540 4	0.631 9	0.715 5	0.764 6	0.872 1
9	0.521 4	0.602 1	0.685 1	0.734 8	0.847 1
10	0.497 3	0.576 0	0.658 1	0.707 9	0.823 3
11	0.476 2	0.552 9	0.633 9	0.683 5	0.801 0
12	0.457 5	0.532 4	0.612 0	0.661 4	0.780 0
13	0.440 9	0.513 9	0.592 3	0.641 1	0.760 3
14	0.425 9	0.497 3	0.574 2	0.622 6	0.742 0
15	0.412 4	0.482 1	0.557 7	0.605 5	0.724 6
16	0.400 0	0.468 3	0.542 5	0.589 7	0.708 4
17	0.388 7	0.455 5	0.528 5	0.575 1	0.693 2
18	0.378 3	0.443 8	0.515 5	0.561 4	0.678 7
19	0.368 7	0.432 9	0.500 4	0.548 7	0.665 2
20	0.359 8	0.422 7	0.492 1	0.536 8	0.652 4
25	0.323 3	0.380 9	0.445 1	0.486 9	0.597 4
30	0.296 0	0.349 4	0.409 3	0.448 7	0.554 1
35	0.274 6	0.324 6	0.381 0	0.418 2	0.518 9
40	0.257 3	0.304 4	0.357 8	0.393 2	0.489 8
45	0.242 8	0.297 5	0.338 4	0.372 1	0.464 8
50	0.230 6	0.273 2	0.321 8	0.354 1	0.443 3
60	0.210 8	0.250 0	0.294 8	0.324 8	0.407 8
70	0.195 4	0.231 9	0.273 7	0.301 7	0.379 9
80	0.182 9	0.217 2	0.256 5	0.283 0	0.356 8
90	0.172 6	0.205 0	0.242 2	0.267 3	0.337 5
100	0.163 8	0.194 6	0.230 1	0.254 0	0.321 1

$df=n-2$

附表 12　正交表

（1）$m=2$ 的情形

$L_4(2^3)$

试验号	列号		
	1	2	3
1	1	1	1
2	1	2	2
3	2	1	2
4	2	2	1

$L_8(2^7)$

试验号	列号						
	1	2	3	4	5	6	7
1	1	1	1	1	1	1	1
2	1	1	1	2	2	2	2
3	1	2	2	1	1	2	2
4	1	2	2	2	2	1	1
5	2	1	2	1	2	1	2
6	2	1	2	2	1	2	1
7	2	2	1	1	2	2	1
8	2	2	1	2	1	1	2

$L_{12}(2^{11})$

试验号	列号										
	1	2	3	4	5	6	7	8	9	10	11
1	1	1	1	1	1	1	1	1	1	1	1
2	1	1	1	1	1	2	2	2	2	2	2
3	1	1	2	2	2	1	1	1	2	2	2
4	1	2	1	2	2	1	2	2	1	1	2
5	1	2	2	1	2	2	1	2	1	2	1
6	1	2	2	2	1	2	2	1	2	1	1
7	2	1	2	2	1	1	2	2	1	2	1
8	2	1	2	1	2	2	2	1	1	1	2
9	2	1	1	2	2	2	1	2	2	1	1
10	2	2	2	1	1	1	1	2	2	1	2
11	2	2	1	2	1	2	1	1	1	2	2
12	2	2	1	1	2	1	2	1	2	2	1

$$L_{16}(2^{15})$$

试验号	列号														
	1	2	3	4	5	6	7	8	9	10	11	12	13	14	15
1	1	1	1	1	1	1	1	1	1	1	1	1	1	1	1
2	1	1	1	1	1	1	1	2	2	2	2	2	2	2	2
3	1	1	1	2	2	2	2	1	1	1	1	2	2	2	2
4	1	1	1	2	2	2	2	2	2	2	2	1	1	1	1
5	1	2	2	1	1	2	2	1	1	2	2	1	1	2	2
6	1	2	2	1	1	2	2	2	2	1	1	2	2	1	1
7	1	2	2	2	2	1	1	1	1	2	2	2	2	1	1
8	1	2	2	2	2	1	1	2	2	1	1	1	1	2	2
9	2	1	2	1	2	1	2	1	2	1	2	1	2	1	2
10	2	1	2	1	2	1	2	2	1	2	1	2	1	2	1
11	2	1	2	2	1	2	1	1	2	1	2	2	1	2	1
12	2	1	2	2	1	2	1	2	1	2	1	1	2	1	2
13	2	2	1	1	2	2	1	1	2	2	1	1	2	2	1
14	2	2	1	1	2	2	1	2	1	1	2	2	1	1	2
15	2	2	1	2	1	1	2	1	2	2	1	2	1	1	2
16	2	2	1	2	1	1	2	2	1	1	2	1	2	2	1

（2）$m=3$ 的情形

$$L_9(3^4)$$

试验号	列号			
	1	2	3	4
1	1	1	1	1
2	1	2	2	2
3	1	3	3	3
4	2	1	2	3
5	2	2	3	1
6	2	3	1	2
7	3	1	3	2
8	3	2	1	3
9	3	3	2	1

$$L_{18}(3^7)$$

试验号	列号						
	1	2	3	4	5	6	7
1	1	1	1	1	1	1	1
2	1	2	2	2	2	2	2
3	1	3	3	3	3	3	3
4	2	1	1	2	2	3	3
5	2	2	2	3	3	1	1
6	2	3	3	1	1	2	2
7	3	1	2	1	3	2	1
8	3	2	3	2	1	3	1
9	3	3	1	3	2	1	2
10	1	1	3	3	2	2	1
11	1	2	1	1	3	3	2
12	1	3	2	2	1	1	3
13	2	1	2	3	1	3	2
14	2	2	3	1	2	1	3
15	2	3	1	2	3	2	1
16	3	1	3	2	3	1	2
17	3	2	1	3	1	2	3
18	3	3	2	1	2	3	1

$$L_{27}(3^{13})$$

试验号	列号												
	1	2	3	4	5	6	7	8	9	10	11	12	13
1	1	1	1	1	1	1	1	1	1	1	1	1	1
2	1	1	1	1	2	2	2	2	2	2	2	2	2
3	1	1	1	1	3	3	3	3	3	3	3	3	3
4	1	2	2	2	1	1	1	2	2	2	3	3	3
5	1	2	2	2	2	2	2	3	3	3	1	1	1
6	1	2	2	2	3	3	3	1	1	1	2	2	2
7	1	3	3	3	1	1	1	3	3	3	2	2	2
8	1	3	3	3	2	2	2	1	1	1	3	3	3
9	1	3	3	3	3	3	3	2	2	2	1	1	1
10	2	1	2	3	1	2	3	1	2	3	1	2	3
11	2	1	2	3	2	3	1	2	3	1	2	3	1
12	2	1	2	3	3	1	2	3	1	2	3	1	2
13	2	2	3	1	1	2	3	2	3	1	3	1	2
14	2	2	3	1	2	3	1	3	1	2	1	2	3
15	2	2	3	1	3	1	2	1	2	3	2	3	1
16	2	3	1	2	1	2	3	3	1	2	2	3	1
17	2	3	1	2	2	3	1	1	2	3	3	1	2
18	2	3	1	2	3	1	2	2	3	1	1	2	3
19	3	1	3	2	1	3	2	1	3	2	1	3	2
20	3	1	3	2	2	1	3	2	1	3	2	1	3
21	3	1	3	2	3	2	1	3	2	1	3	2	1
22	3	2	1	3	1	3	2	2	1	3	3	2	1
23	3	2	1	3	2	1	3	3	2	1	1	3	2
24	3	2	1	3	3	2	1	1	3	2	2	1	3
25	3	3	2	1	1	3	2	3	2	1	2	1	3
26	3	3	2	1	2	1	3	1	3	2	3	2	1
27	3	3	2	1	3	2	1	2	1	3	1	3	2

（3）$m = 4$ 的情形

$$L_{18}(4^5)$$

试验号	列号				
	1	2	3	4	5
1	1	1	1	1	1
2	1	2	2	2	2
3	1	3	3	3	3
4	1	4	4	4	4
5	2	1	2	3	4
6	2	2	1	4	3
7	2	3	4	1	2
8	2	4	3	2	1
9	3	1	3	4	2
10	3	2	4	3	1
11	3	3	1	2	4
12	3	4	2	1	3
13	4	1	4	2	3
14	4	2	3	1	4
15	4	3	2	4	1
16	4	4	1	3	2

$$L_{32}(4^9)$$

试验号	列号								
	1	2	3	4	5	6	7	8	9
1	1	1	1	1	1	1	1	1	1
2	1	2	2	2	2	2	2	2	2
3	1	3	3	3	3	3	3	3	3
4	1	4	4	4	4	4	4	4	4
5	2	1	1	2	2	3	3	4	4
6	2	2	2	1	1	4	4	3	3
7	2	3	3	4	4	1	1	2	2
8	2	4	4	3	3	2	2	1	1
9	3	1	2	3	4	1	2	3	4
10	3	2	1	4	3	2	1	4	3
11	3	3	4	1	2	3	4	1	2
12	3	4	3	2	1	4	3	2	1
13	4	1	2	4	3	3	4	2	1
14	4	2	1	3	4	4	3	1	2
15	4	3	4	2	1	1	2	4	3
16	4	4	3	1	2	2	1	3	4
17	1	1	4	1	4	2	3	2	3
18	1	2	3	2	3	1	4	1	4
19	1	3	2	3	2	4	1	4	1
20	1	4	1	4	1	3	2	3	2
21	2	1	4	2	3	4	1	3	2
22	2	2	3	1	4	3	2	4	1
23	2	3	2	4	1	2	3	1	4
24	2	4	1	3	2	1	4	2	3
25	3	1	3	3	1	2	4	4	2
26	3	2	4	4	2	1	3	3	1
27	3	3	1	1	3	4	2	2	4
28	3	4	2	2	4	3	1	1	3
29	4	1	3	4	2	4	2	1	3
30	4	2	4	3	1	3	1	2	4
31	4	3	1	2	4	2	4	3	1
32	4	4	2	1	3	1	3	4	2

（4）混合型情形

$$L_6(4 \times 2^4)$$

试验号	列号				
	1	2	3	4	5
1	1	1	1	1	1
2	1	2	2	2	2
3	2	1	1	2	2
4	2	2	2	1	1
5	3	1	2	1	2
6	3	2	1	2	1
7	4	1	2	2	1
8	4	2	1	1	2

$$L_{12}(3 \times 2^3)$$

试验号	列号			
	1	2	3	4
1	1	1	1	1
2	1	2	1	2
3	1	1	2	2
4	1	2	2	1
5	2	1	1	2
6	2	2	1	1
7	2	1	2	1
8	2	2	2	2
9	3	1	1	1
10	3	2	1	2
11	3	1	2	2
12	3	2	2	1

$$L_{18}(2 \times 3^7)$$

试验号	列号							
	1	2	3	4	5	6	7	8
1	1	1	1	1	1	1	1	1
2	1	1	2	2	2	2	2	2
3	1	1	3	3	3	3	3	3
4	1	2	1	1	2	2	3	3
5	1	2	2	2	3	3	1	1
6	1	2	3	3	1	1	2	2
7	1	3	1	2	1	3	2	3
8	1	3	2	3	2	1	3	1
9	1	3	3	1	3	2	1	2
10	2	1	1	3	3	2	2	1
11	2	1	2	1	1	3	3	2
12	2	1	3	2	2	1	1	3
13	2	2	1	2	3	1	3	2
14	2	2	2	3	1	2	1	3
15	2	2	3	1	2	3	2	1
16	2	3	1	3	2	3	1	2
17	2	3	2	1	3	1	2	3
18	2	3	3	2	1	2	3	1

附表 13   均匀设计表与使用表

$U_5(5^4)$ 表

试验号	列号			
	1	2	3	4
1	1	2	3	4
2	2	4	1	3
3	3	1	4	2
4	4	3	2	1
5	5	5	5	5

$U_5(5^4)$ 的使用表

因素数	列号		
2	1	2	
3	1	2	4

$U_7(7^6)$ 表

试验号	列号					
	1	2	3	4	5	6
1	1	2	3	4	5	6
2	2	4	6	1	3	5
3	3	6	2	5	1	4
4	4	1	5	2	6	3
5	5	3	1	6	4	2
6	6	5	4	3	2	1
7	7	7	7	7	7	7

$U_7(7^6)$ 的使用表

因素数	列号			
2	1	3		
3	1	2	3	
4	1	2	3	6

$U_9(9^6)$

试验号	列号					
	1	2	3	4	5	6
1	1	2	4	5	7	8
2	2	4	8	1	5	7
3	3	6	3	6	3	6
4	4	8	7	2	1	5
5	5	1	2	7	8	4
6	6	3	6	3	6	3
7	7	5	1	8	4	2
8	8	7	5	4	2	1
9	9	9	9	9	9	9

$U_9(9^6)$的使用表

因素数	列号			
2	1	3		
3	1	2	5	
4	1	2	3	5

$U_{11}(11^{10})$表

试验号	列号									
	1	2	3	4	5	6	7	8	9	10
1	1	2	3	4	2	6	7	8	9	10
2	2	4	6	8	10	1	3	5	7	9
3	3	6	9	1	4	7	10	2	5	8
4	4	8	1	5	9	2	6	10	3	7
5	5	10	4	9	3	8	2	7	1	6
6	6	1	7	2	8	3	9	4	10	5
7	7	3	10	6	2	9	5	1	8	4
8	8	5	2	10	7	4	1	9	6	3
9	9	7	5	3	1	10	8	6	4	2
10	10	9	8	7	6	5	4	3	2	1
11	11	11	11	11	11	11	11	11	11	11

$U_{11}(11^{10})$的使用表

因素数	列号					
2	1	7				
3	1	5	7			
4	1	2	5	7		
5	1	2	3	5	7	
6	1	2	3	5	7	10

$U_{13}(13^{12})$表

试验号	列号											
	1	2	3	4	5	6	7	8	9	10	11	12
1	1	2	3	4	5	6	7	8	9	10	11	12
2	2	4	6	8	10	12	1	3	5	7	9	11
3	3	6	9	12	2	5	8	11	1	4	7	10
4	4	8	12	3	7	11	2	6	10	1	5	9
5	5	10	2	7	12	4	9	1	6	11	3	8
6	6	12	5	11	4	10	3	9	2	8	1	7
7	7	1	8	2	9	3	10	4	11	5	12	6
8	8	3	11	6	1	9	4	12	7	2	10	5
9	9	5	1	10	6	2	11	7	3	12	8	4
10	10	7	4	1	11	8	5	2	12	9	6	3
11	11	9	7	5	3	1	12	10	8	6	4	2
12	12	11	10	9	8	7	6	5	4	3	2	1
13	13	13	13	13	13	13	13	13	13	13	13	13

$U_{13}(13^{12})$的使用表

因素数	列号						
2	1	5					
3	1	2	4				
4	1	6	8	10			
5	1	6	8	9	10		
6	1	2	6	8	9	10	
7	1	2	6	8	9	10	12

综合练习参考答案

综合练习一

一、填空题

1. 定类,定序,定量(或数值),定类,定序

2. 条形图、圆图;直方图、箱图、线图(或茎叶图)

3. SPSS,SAS

4. 均值、众数、中位数,均值,极差、方差、标准差、变异系数,方差、标准差

二、选择题

1. D;**2.** A;**3.** B

三、计算题

1. (1) 频数分布表如下:

转化率分组	频数	频率
90.5~91.0	1	0.025
91.0~91.5	0	0.00
91.5~92.0	3	0.075
92.0~92.5	11	0.275
92.5~93.0	9	0.225
93.0~93.5	7	0.175
93.5~94.0	7	0.175
94.0~94.5	2	0.05
合计	40	1.000

(2) 92.825;0.764 2

2. (1) 均值 98.54,中位数 96.8,方差 132.267,标准差 11.501,极差 3.5,标准误 3.637,变异系数 11.67%

3. (1) $\bar{x} = 687.3$(元),$S = 229.06$(元)(提示:1 000 及以上组的组中值是 1 100)

(2) 均为 500~800 这一组

四、上机实训题

略

综合练习二

一、填空题

1. (1) 0.72,0.42;(2) 0.9,0.6;(3) 0.6,0.3

2. 0.09

二、选择题

1. D;**2.** D;**3.** A;**4.** C;**5.** B

三、计算题

1. (1) $A\bar{B}\bar{C}$;(2) $AB\bar{C}$;(3) ABC;

(4) $A\bar{B}\bar{C}+\bar{A}B\bar{C}+\bar{A}\bar{B}C+AB\bar{C}+A\bar{B}C+\bar{A}BC+ABC$ 或 $A+B+C$ 或 $\Omega-\bar{A}\bar{B}\bar{C}$;

(5) $AB\bar{C}+A\bar{B}C+\bar{A}BC+ABC$;(6) $\bar{A}\bar{B}\bar{C}$ 或 $\Omega-(A+B+C)$ 或 $\overline{A+B+C}$;

(7) $A\bar{B}\bar{C}+\bar{A}B\bar{C}+\bar{A}\bar{B}C$;(8) $A\bar{B}\bar{C}+\bar{A}B\bar{C}+\bar{A}\bar{B}C+\bar{A}\bar{B}\bar{C}$;

(9) $\bar{A}\bar{B}\bar{C}+A\bar{B}\bar{C}+\bar{A}B\bar{C}+\bar{A}\bar{B}C+AB\bar{C}+A\bar{B}C+\bar{A}BC$ 或 $\Omega-ABC$ 或 $\overline{ABC}$

2. 0.105 5

3. $11/130=0.084\ 6$

4. (1) $1/12$ 或 0.083 3;(2) $1/20$ 或 0.05

5. (1) 0.23;(2) 0.77

6. (1) 0.7;(2) 0.6

7. (1) 0.06;(2) 0.34;(3) 0.6;(4) 0.04;(5) 0.942 9

8. 0.5

9. 0.8

10. (1) 0.56;(2) 0.94;(3) 0.38

11. $n\geqslant 5.026$,至少需配置 6 门

综合练习三

一、填空题

1. $20,0.3$

2. $\int_a^b f(x)\mathrm{d}x,1$

3. 27

4. $a\mu+b,a^2\sigma^2$

二、选择题

1. C;**2.** C;**3.** C;**4.** D;**5.** D

三、计算题

1. (1) $C=0.1$;(2) $P(X\leqslant 2)=0.7$;(3) $E(X)=1.4$

2. (1) $C=2$;(2) $P(0.3<X<1.5)=0.91$;(3) $E(X)=2/3$

$\left(注意:P(0.3<X<1.5)=\int_{0.3}^{1.5}f(x)\mathrm{d}x=\int_{0.3}^1 2x\mathrm{d}x+\int_1^{1.5}0\mathrm{d}x=1-0.09=0.91\right)$

3. (1) $P=1-P(X=20)=1-0.8^{20}=0.988\ 5$

(2) $P(X=18)=\mathrm{C}_{20}^{18}0.8^{18}0.2^2=0.136\ 9$

(3) $P(X=k)=\mathrm{C}_{20}^k 0.8^k 0.2^{20-k},k=0,1,\cdots,20$

(4) $E(X)=np=20\times 0.8=16$

4. (1) 0.092 8;(2) 0.959 9;(3) 0.317 4;(4) 1.5

(5) $D(3X+6)=3^2 D(X)=36$

5. (1) 0.567;(2) 0.035 9;(3) 173 cm

6. (1) 8;(2) 0.181 1;(3) 11

7. 0.045 4

四、上机实训题

略

综合练习四

一、填空题

1. (1)(3)(4)(6)

2. $N\left(\mu,\dfrac{\sigma^2}{n}\right),N(0,1),t(n-1),\chi^2(n-1)$

3. $N\left(10,\dfrac{1}{20}\right),10,1/20=0.05;0.5$

4. 无偏,有效

5. 样本均值,样本方差

6. $\overline{X},S^2$

二、选择题

1. A; **2.** B; **3.** D; **4.** B

三、计算题

1. (1) 2.558,26.296

　　(2) $-1.533\,2,1.96$(近似值 $Z_{0.025}$)

　　(3) 5.26,0.4

2. 0.829 3

3. 4.667,21.467

4. (101.41,104.59)

5. (1) (6.797,8.563);(2) (6.67,8.69)

6. $n\geqslant 15.366\,4\dfrac{\sigma^2}{L^2}$

7. (0.552,0.662)

8. (0.099,0.651)

四、上机实训题

略

综合练习五

一、填空题

1. $t,T=\dfrac{\overline{X}-\mu}{S/\sqrt{n}};t_{0.05}(n-1),t>t_{0.05}(n-1)$

2. 拒绝

3. 样本容量 n

二、选择题

1. B; **2.** A; **3.** A; **4.** C

三、计算题

1. $|z|=3.75>2.58$,拒绝 H_0,有极显著性差异,不成立。

2. $|t|=0.504<t_{0.025}(4)=2.776$,接受 H_0,认为正确。

3. $|t|=3.651\,3>t_{0.025}(4)=2.776$,拒绝 H_0,认为有改变的作用。

4. 先检验 $H_0:\sigma_1^2=\sigma_2^2;H_1:\sigma_1^2\neq\sigma_2^2$。

　　$F=2.667<4.03$,接受 H_0,即认为两总体方差相等。

　　再检验 $H_0:\mu_1=\mu_2;H_1:\mu_1\neq\mu_2$。

$|t| = 3.034 > t_{0.025}(18) = 2.101$,拒绝 H_0,认为有显著影响。

5. 先检验 $H_0: \sigma_x^2 = \sigma_y^2$;$H_1: \sigma_x^2 \neq \sigma_y^2$。

$F = 0.51 < 3.30$,接受 H_0,即认为两总体方差相等。

再检验 $H_0: \mu_x = \mu_y$;$H_1: \mu_x \neq \mu_y$。

$|t| = 1.38 < t_{0.025}(27) = 2.052$,接受 H_0,认为 μ_x 与 μ_y 没有显著差异。

6. 单侧检验 $H_0: \mu_d = 0$;$H_1: \mu_d > 0$。

$t = 4.194 > t_a(9) = 1.833$,拒绝 H_0,接受 H_1,即认为治疗前后早搏次数减少,此药物确实有效。

7. 检验 $H_0: \sigma^2 = 0.048^2$;$H_1: \sigma^2 \neq 0.048^2$(双侧)

因为 $\chi^2 = 13.507 > \chi^2_{0.01}(4) = 13.277$,所以拒绝 H_0,认为含量的波动不正常。

8. 单侧检验 $H_0: P = 0.03$;$H_1: P > 0.03$。因为 $z = 4.103 > z_{0.10} = 1.282$,所以拒绝 H_0,接受 H_1,即认为该批产品次品率超过 3%,不能出厂。

四、上机实训题

略

综合练习六

一、填空题

1. 6

2. 四格表,1

3. 小于(或者 $<$)

二、选择题

1. A;**2.** B;**3.** C;**4.** B

三、计算题

1. $\chi^2 = 1.223 < 4.605$,接受 H_0,认为慢性气管炎与吸烟量没关联。

2. $\chi^2 = 26.55 > 3.841$,拒绝 H_0,认为 A 药的阴阳性与 B 药的阴阳性有关联。

3. $\chi^2 = 3.447 < 3.841$,接受 H_0,认为两个年级学生乙型肝炎表面抗原阳性率无差别。

4. $T = 1$ 落在 T 值范围外,拒绝 H_0,认为处理前后体重有显著差异。

5. $T = T_1 = 58.5 < 71$,超出 T 值范围,拒绝 H_0,认为两种饲料对雌鼠体重增加有显著影响。

四、上机实训题

略

综合练习七

一、填空题

1. 独立性,正态性,方差齐性

2. 组间均方或因素均方,组内均方或误差均方

3. 组间平方和或因素平方和,组内平方和或误差平方和

4. 完成下列单因素方差分析表:

方差来源	离差平方和 SS	自由度 df	均方 MS	F 值 F	临界值 F_a
因素 A	27.58	3	9.19	10.37	$F_{0.05}(3,8) = 4.07$
误差 E	7.09	8	0.886		
总变差	34.67	11		结论:应拒绝 H_0	

二、选择题

1. B;**2.** A;**3.** B;**4.** A

三、计算题

1. $F = 98.8 > F_{0.05}(3,12) = 3.49$,则拒绝 H_0,即 4 种方法的测量结果有显著差异。

2. $F = 12.842 > 5.29$,则拒绝 H_0,即认为 4 个药厂生产的阿司匹林片的平均释放程度有极显著差异。

四、上机实训题

略

综合练习八

一、填空题

1. $|r| \leqslant 1$

2. -6

3. $\dfrac{6}{7}$;$\hat{y} = -20 + 3x$

二、选择题

1. A;**2.** C;**3.** A;**4.** C

三、计算题

1. (1) 相关系数 $r = 0.999\,5$

    (2) 因为 $|r| = 0.999\,5 > 0.958\,7$,所以拒绝 H_0,即认为相关关系显著

2. (1) 相关系数 $r = 0.910\,2$

    (2) 回归方程为 $\hat{y} = -1.07 + 2.74x$

    (3) 因为 $F = 38.62 > F_a(1,8) = 5.32$,所以拒绝 H_0,认为回归方程显著

3. (1) 回归方程 $\hat{y} = 262.97 - 91.68x$

    (2) 因为 $F = 116.6 > 7.71$,所以拒绝 H_0,认为回归方程显著

四、上机实训题

略

综合练习九

一、填空题

1. 均匀性,正交性

2. 32,9,4

3. 11

二、选择题

1. B;**2.** D;**3.** B;**4.** B

三、计算题

1. 选用正交表 $L_{18}(2 \times 3^7)$ 表。

2. 因素的主次顺序是 A→C→B,最优方案是 $A_3B_2C_2$。

四、上机实训题

略

中英文词汇对照

χ^2 分布或卡方分布（chi-square distribution）

χ^2 检验或卡方检验（chi-square test）

F 分布（F distribution）

F 检验（F test）

Fisher 精确检验（Fisher's exact test）

Mann-Whitney U 检验（Mann-Whitney U test）

P 值法（P-value method）

t 分布（t distribution）

t 检验（t test）

U 检验（U test）

Venn 图（Venn graph）

Wilcoxon 符号秩检验（Wilcoxon signed rank test）

z 检验（z test）

一元回归分析（single regression）

二项分布（binomial distribution）

上四分位数（upper quartile）

上侧 α 分位数（upside α quantile）

上限（upper limit）

下四分位数（lower quartile）

下限（lower limit）

个体（individual）

小概率原理（small probability principle）

不可能事件（impossible event）

不相关（non-correlation）

中位数（median）

中位数检验（median test）

互不相容（mutually exclusive 或互斥）

分布函数（distribution function）

分布律（distribution law）

分位数（quantile）

区间估计（interval estimate）

双侧检验（two-side test）

方差（variance）

方差分析（analysis of variance，ANOVA）

方差分析表（analysis of variance table）

方差齐性检验（homogeneity test of variance）

无偏估计量（unbiased estimate）

水平（lever）

计量数据（measurement data）

计数数据（count data）

贝努里试验（Bernoulli trial）

主观概率（subjective probability）

古典概型（classical probability model）

古典概率（classical probability）

对立事件（complementary event 或逆事件）

对立假设（alternative hypothesis）

必然事件（certain event）

正交表（orthogonal table）

正交试验设计（orthogonal experiment design）

正态分布（normal distribution）

正态曲线（normal curve）

正相关（positive correlation）

四分位数（quartile）

四分位间距（quartile range）

四格表（fourfold table）

百分位数（percentile）

众数（mode）

名义数据（nominal data）

回归分析（regression analysis）

回归平方和（sum of squares of regression）

回归系数（coefficient of regression）

因变量（dependent variable）

因素（factor）

因素平方和（sum of square factor）

因素均方（mean square factor）

有效（effective）

列文检验（Levene test）

列联表（contingency table 或 cross table）

自由度（degree of freedom，df）

自变量（independent variable）

观察值（observation）

负相关（negative correlation）

两因素方差分析（two-way analysis of variance）

估计值（estimate value）

估计量（estimate）

均匀分布（uniform distribution）

均值（mean）

均值的标准差（standard deviation for mean）

拒绝域（region of rejection）

时间序列图（time sequence plot）

条件概率（conditional probability）

条形图（bar chart）

极差（range）

连续变量（continuous variable）

连续型随机变量（continuous random variable），

连续性校正（correction for continuity）

事件（event）

事件式（event expression）

单因素方差分析（one-way analysis of variance）

单因素试验（one factor trial）

单侧检验（one-side test）

参数（parameter）

参数估计（parameter estimation）

参数检验（parametric test）

备择假设（alternative hypothesis 或对立假设）

定序变量（ordinal variable）

定序数据（ordinal data）

定性数据（qualitative data）

定类变量（categorical variable）

定类数据（categorical data）

定量数据（quantitative data）

抽样分布（sampling distribution）

泊松分布（Poisson distribution）

直方图（histogram）

线图（line plot）

线性回归分析（linear regression）

线性回归方程（linear regression equation）

组中值（middle point value）

组内均方（mean square within groups）

组内离差平方和（sum of square of deviations within groups）

组间均方（mean square between groups）

组间离差平方和（sum of square of deviations between groups）

组距（class width）

试验（experiment）

试验设计（experimental design）

非参数检验（nonparametric test）

临界值（critical value）

临界值法（critical value method）

变异系数（coefficient of variation）

变量（variable）

变量值（variable value）

因变量（response variable）

复合表（combinative table）

总体（population）

总体率（population rate）

总体数据（population data）

总变差（total deviations）

总离差平方和（sum of square of total deviations）

指数分布（exponential distribution）

显著性水平（significance level）

标准正态分布（standard normal distribution）

标准差（standard deviation）

标准误（standard error）

点估计（point estimate）

独立（independence）

相关（correlation）

相关系数（correlation coefficient）

矩估计法（moment method of estimation）

统计图（statistical chart）

统计学（statistics）

统计表（statistical table）

统计规律性（statistical law）

统计量（statistic）

统计概率（statistical probability）

误差平方和（sum of square error）

原假设（null hypothesis 或零假设）

圆图（pie chart）

饼图（pie chart）

样本（sample）

样本方差（sample variance）

样本均值（sample mean）

样本空间（sample space）

样本标准差（sample standard deviation）

样本标准误（sample standard error）

样本点（sample point）

样本相关系数（sample correlation coefficient）

样本容量（sample size）

样本率（sample rate）

样本数据（sample data）

配对设计（paired design）

峰度（kurtosis）

秩（rank）

秩和检验（rank sum test）

离散变量（discrete variable）

离散型随机变量（discrete random variable）

预测（forecast）

假设检验（test of hypothesis）

基本事件（elemental event）

密度（density）

第一类错误（typy Ⅰerror）

第二类错误（typy Ⅱerror）

偏度（skewness）

累积频率（cumulative frequency）

累积频数（cumulative frequence）

累积频数（频率）折线图（cumulative frequency polygon）

随机事件（random event）

随机现象（random phenomena）

随机试验（random experiment）

随机变量（random variable）

残差平方和（sum of squares residual）

散点图（scatter diagram）

最小二乘法（method of least squares）

等级数据（rank data）

数字特征（numerical characteristic）

数学期望（mathematical expectation）

数值变量（numerical variable 或 scale variable）

数值数据（numerical data）

数据（data）

数理统计（mathematical statistics）

概率（probability）

概率论（probability）

概率密度函数（probability density function）

简单线性回归模型（simply linear regression model）

简单随机样本（simple random sample）

置信上限（confidence upper limit）

置信下限（confidence lower limit）

置信区间（confidence interval）

置信度（confidence level）

解释变量（explanatory variable）

频率（frequency 或 relative frequency）

频率的稳定性（stability of relative frequency）

频数（frequence 或 frequency）

频数分布曲线（frequency distribution curve）

频数分布表（frequency table）

频数折线图（frequency polygon）

算术平均值（arithmetic mean）

箱图（boxplot）

参考文献

［1］高祖新. 医药数理统计方法［M］.7 版. 北京：人民卫生出版社，2022.

［2］韩可勤，杨静化，张望松. 医药应用数理统计［M］.2 版. 南京：东南大学出版社，2009.

［3］高祖新. 医药数理统计［M］.4 版. 北京：中国医药科技出版社，2021.

［4］高祖新，尹勤. 医药数理统计［M］.4 版. 北京：科学出版社，2021.

［5］高祖新. 医药数理统计方法学习指导与习题集［M］.2 版. 北京：人民卫生出版社，2016.

［6］高祖新，韩可勤，言方荣. 医药应用概率统计［M］.3 版. 北京：科学出版社，2018.

［7］高祖新，言方荣. 概率论与数理统计［M］.2 版. 南京：南京大学出版社，2020.

［8］侯丽英. 医药数理统计［M］.3 版. 北京：人民卫生出版社，2018.

［9］祝国强. 医药数理统计方法［M］.3 版. 北京：高等教育出版社，2014.

［10］马志庆，周介南. 医药数理统计［M］.5 版. 北京：科学出版社，2016.

［11］李晓松. 医学统计学［M］.3 版. 北京：高等教育出版社，2014.

［12］方积乾. 卫生统计学［M］.7 版. 北京：人民卫生出版社，2013.

［13］韩明. 概率论与数理统计教程［M］.2 版. 上海：同济大学出版社，2018.

［14］贾俊平，何晓群，金勇进. 统计学［M］.5 版. 北京：中国人民大学出版社，2012.

［15］高祖新，言方荣，王菲. SPSS 医药统计教程［M］. 北京：人民卫生出版社，2019.

［16］高祖新，言方荣. 医药统计分析与 SPSS 软件应用［M］. 北京：人民卫生出版社，2018.

［17］薛薇. 统计分析与 SPSS 应用［M］.5 版. 北京：中国人民大学出版社，2017.

［18］维克托·迈尔·舍恩伯格. 大数据时代［M］. 盛杨燕，等译. 杭州：浙江大学出版社，2013.

［19］西内启. 看穿一切数字的统计学［M］. 朱悦玮，译. 北京：中信出版社，2013.

［20］戴维·萨尔斯伯格. 女士品茶：20 世纪统计怎样变革了科学［M］. 邱东，等译. 北京：中国统计出版社，2004.

［21］莫日达. 中国古代统计思想史［M］. 北京：中国统计出版社，2004.

［22］龚鉴尧. 世界统计名人传记［M］. 北京：中国统计出版社，2000.

［23］吴辉. 英汉统计词汇［M］. 北京：中国统计出版社，1987.